Stroke Rehabilitation
Guidelines for Exercise and Training to Optimize Motor Skill
Janet H Carr　Roberta B Shepherd

脳卒中の運動療法
エビデンスに基づく機能回復トレーニング

訳　潮見泰藏　杏林大学保健学部・教授
　　齋藤昭彦　杏林大学保健学部・教授

医学書院

[著者]

Janet H Carr EdD FACP
Honorary Associate Professor,
School of Physiotherapy,
Faculty of Health Sciences,
The University of Sydney, Australia

Roberta B Shepherd EdD FACP
Foundation Professor of Physiotherapy,
Honorary Professor,
School of Physiotherapy,
Faculty of Health Sciences,
The University of Sydney, Australia

Authorized translation of the original English language edition
"Stroke Rehabilitation Guidelines for Exercise and Training to Optimize Motor Skill"
first edition by Janet H. Carr and Roberta Shepherd
published by arrangement with Butterworth Heinemann
Copyright ©2003 Elsevier Science

©First Japanese edition 2004 by IGAKU-SHOIN Ltd.

Printed and bound in Japan

脳卒中の運動療法
エビデンスに基づく機能回復トレーニング

発　行　2004年10月1日　第1版第1刷
　　　　2013年11月15日　第1版第8刷
訳　者　潮見泰藏・齋藤昭彦
発行者　株式会社　医学書院
　　　　代表取締役　金原　優
　　　　〒113-8719　東京都文京区本郷1-28-23
　　　　電話　03-3817-5600（社内案内）
組　版　椎野企画
印刷・製本　三美印刷

本書の複製権・翻訳権・上映権・譲渡権・公衆送信権（送信可能化権を含む）は㈱医学書院が保有します．

ISBN978-4-260-24433-6

本書を無断で複製する行為（複写，スキャン，デジタルデータ化など）は，「私的使用のための複製」など著作権法上の限られた例外を除き禁じられています．大学，病院，診療所，企業などにおいて，業務上使用する目的（診療，研究活動を含む）で上記の行為を行うことは，その使用範囲が内部的であっても，私的使用には該当せず，違法です．また私的使用に該当する場合であっても，代行業者等の第三者に依頼して上記の行為を行うことは違法となります．

JCOPY 〈㈳出版者著作権管理機構　委託出版物〉
本書の無断複写は著作権法上での例外を除き禁じられています．複写される場合は，そのつど事前に，㈳出版者著作権管理機構（電話 03-3513-6969，FAX 03-3513-6979，info@jcopy.or.jp）の許諾を得てください．

訳者序

　本書は，脳卒中患者が機能的な動作能力を獲得するために必要な理学療法的介入に関するガイドラインである。わが国でも，課題指向的アプローチの重要性が認識されつつあるが，その具体的方法について紹介されたものはこれまで皆無であった。一方，「エビデンスに基づいた理学療法実践」という言葉も定着しつつある。ただし，残念なことに，このスローガンだけが先行し，その根拠を与えるだけの研究成果に乏しいのが現実である。

　著者らは，本書の序文の中で述べているように，過去に『A Motor Relearning Programme for Stroke』という本書の基となる著書を1982年に初版を，1987年に第2版をそれぞれ発行している。その著書の中で，著者らは具体的な運動課題を採りあげ，機能獲得のための理学療法の介入過程を詳細に解説している。当時としても，斬新かつ興味深い内容で，世界的にもこの2名の著者の名は知られている。なお，本邦では，原書第2版の翻訳書が横山巌氏の監訳により『脳卒中の運動訓練プログラム』という邦題で出版されている（1991年，医学書院）。

　原書の出版元では，本書をその改訂新版と位置づけているようであるが，内容は全面的に書き改められており，まったく別の書籍と考えるほうが妥当であろう。一読してわかることは，従来，経験的に行われてきた介入方法について，徹底して先行研究の知見にその根拠を求めており，特筆すべき点は，最新の豊富な脳科学の知見に基づいて書かれており，しかも，悉くその介入の内容についてエビデンスを求めている点である。「理論」という縦糸に，「実践」という横糸を丁寧に編み込むという地道な努力を通じてのみ真の経験が培われるということを私たちは改めて肝に銘じたい。

　本書は，21世紀の脳卒中リハビリテーションの方向性に大きな示唆を与えてくれるものと期待され，脳卒中患者の治療に取り組む，医師，理学療法士，作業療法士の皆様のお役に立つことを願って，訳者の言葉とさせていただく。

　おわりに，舌足らずの訳者の薦めを聞き入れて本書の邦訳を実現させてくださった医学書院と書籍編集部の坂口順一氏に深く感謝申し上げます。また，翻訳作業にご協力いただいた倉本アフジャ亜美氏ならびに今井樹氏に心よりお礼申し上げます。

2004年8月

潮見　泰藏
齋藤　昭彦

序

　本書は，脳卒中後の重要な動作，すなわち，歩行，リーチ動作と手の操作，座位および立位のバランス，起立動作と着座動作に関するトレーニングのためのガイドラインを記したものである。このガイドラインでは運動パフォーマンス，換言すれば，スキルを最大化することを企図している。まずはじめに動作に関連した科学的知見のまとめを付した一連のガイドラインを述べている。この点で，本ガイドラインは科学に基礎をおいたものといえる。すなわち，主要な生体力学的特徴や筋活動，機能障害や適応によってパフォーマンスにおこる変化に関する記述を含んでいる。

　脳卒中を用いたモデルであるため，パフォーマンスの加齢的変化についても掲載している。このガイドライン自体には，スキル，認知面の関与を強化するための環境的操作を最大化させるための運動制御に関する課題指向的トレーニングの方法をあげている。さらに，筋力，軟部組織の柔軟性，持久性やフィットネスを増大させる方法が含まれており，適切な測定方法に関する候補リストにもふれている。このガイドラインは臨床的な帰結研究による現時点で利用可能で，しかも限定されたエビデンスに基づいており，各トレーニングの章には特に臨床的に関心のある最近の臨床試験についての要約を収録している。さらに，介入の概要を明確に説明した。機能障害と適応やパフォーマンスに及ぼす影響，筋力トレーニングおよびコンディショニングの課題依存性，さらに脳卒中にかかった患者の早期ケアにおける理学療法の役割に関する概要を付録として収録した。

　科学と実践の間のギャップを埋めることは臨床家にとって計り知れない課題となっている。そして，臨床家は，臨床的な問題に介入するための情報をいかに利用し，解決するかということと同様に，幅広い患者にみられる現在までの科学的知見に遅れずについていくよう努力しなければならない。したがって，このギャップを埋めることこそが，この20年間にわたってテキストを書くうえでの重要な目的となっている。私どもが"A Motor Relearning Program"の第1版を出版し，その後1987年に最新版を出版して以来，20年が経過した。本書は臨床テストが可能となるような書き方で，課題指向的運動トレーニングのための合理的なガイドラインを明示する初めての試みである。私たちは20世紀半ばの名を冠したアプローチと競合するための別のアプローチではなくて，神経理学療法の新しい方向性とはどうあるべきかということについて実例を通して明確に提示することをねらいとした。この方向性は，科学的な理解の進展と臨床的な帰結試験に基づいた実践に対して現在行われつつある変化と関連がある。最近の書物はかなり充実してきているが，これは運動トレーニングに関連する題材の量が指数関数的に増大しており，どのような介入が効果的であり，何が効果はないかという根拠が明らかになりつつあるからである。有効性を肯定する証拠がなく，ほとんどエビデンスのない練習方法について再考することが必要となってきている。その結果，実践は大きな変化を生じ，今日では多くのリハビリテーション施設で行われる神経理学療法は，私たち専門職の先駆者にとっては認知できないも

のであろう。

　したがって，最近は，理学療法ではエビデンスに基づく実践のニードにかなり焦点が当てられている。Sackettら（2000）によると，「個々の患者のケアに関する意思決定の際に，最近の最良のエビデンスを良心的に，明白かつ思慮深く利用すること」と定義されている。彼らが指摘しているように，臨床の実践で常におこる疑問に対して答えを見いだすために協調した努力がなされるべきである。最も優れたエビデンスは，無作為化対照試験と系統的レビューによって得られる。しかし，臨床試行と系統的レビューは，試行自体の介入とデザインの基礎となる科学的合理性と同然である。

　私たちがまず科学的に合理的な実践を行わなければ，たとえば，エビデンスのある理学療法実践を開発することなど到底不可能である。仮説を設定することと，知識に関して整合性のある，しかも合理的な一連の知識というものが研究の重要な要素なのである。さらに，意義ある研究の知見では，検証された介入の詳細な性質（方法，強度，処方量）が明らかにされなくてはならない。標準化されたガイドラインとプロトコルが検証されれば，読者は何が有効で，何が有効でないかが明らかとなる。

　Herbettら（2001）は次のように指摘している。すなわち，根拠に基づいた臨床の実践とは，ある形式で根拠として行われてきた臨床経験が優先されるような実践の伝統的モデルとは異なる。臨床では改善度を測定することが不可欠になってきており，これに伴って，臨床家は実施された介入に対し，それを確認するための一助となるような一連の明確なガイドラインに従うことをこれまで以上に認めるようになってきている。

　他の保健専門職とともに，理学療法士は科学技術の急速な進展と伝達方法の大きな変化を経験している。本書が臨床家の一助となり，考える材料となることを願っている。

2003年

　　　　　　　　　　　　　　　　　　　　　　　　　　　　　　　　Janet Carr
　　　　　　　　　　　　　　　　　　　　　　　　　　　　　　　Roberta Shepherd

謝辞

　私たちは，何年にもわたって，刺激的な議論と私たちの仕事について継続的なコメントをいただいたシドニー大学の神経理学療法の教授陣（Louise Ada 博士，Colleen Canning 博士，Cath Dean 博士，Virginia Fowler ならびに Sharon Kilbreath 博士）に特に感謝したいと思います。数章にわたって初期の原案について議論していただいた Kilbreath 博士に格別の感謝の意を表します。また，本書のために写真を掲載することを快諾いただいた方々と，寛大な支援をいただいたシドニー病院の理学療法士（バンクスタウン‐リカム病院の Karl Schurr 氏，Simone Dorsch 氏と関係各位，プリンスヘンリー病院の Sarah Crompton 氏と関係各位，戦争記念病院の Lynne Olivetti 氏と関係各位，クイーンズランド大学の Ruth Barker 氏，クイーンズランド，イプスウィッチ病院理学療法部の Claire Lynch 氏，イラワラ地域保健サービス理学療法部の Fiona Mackey 氏に感謝いたします。

　写真を提供してくださった David Robinson 氏には，貴重な援助と助言をいただきました。シドニー大学理学療法学部学科長の Jack Crosbie 博士には，生体力学的データの収集で技術的な援助をいただきました。

　著者ならびに出版社は，本書に示された図の複製の許可をいただいたことに対し，感謝の意を表します。また，図 1-1，図 2-11b，図 3-17b，図 3-26，図 5-9b，図 5-12，図 5-19c の複製の許可をいただいた Austin, Tx, PRO-ED Inc に対し感謝いたします。

目次

訳者序 …… iii
序 …… v
謝辞 …… vii

第1部　総論

第1章　脳の再組織化，リハビリテーションの環境，帰結測定 ── 3

1. はじめに …… 3
2. 脳の再組織化と機能回復 …… 4
3. リハビリテーションの環境 …… 7
   練習環境の構築　8
   スキルの最適化　13
4. 測定法 …… 21
   運動パフォーマンスの測定指標　22
   機能的帰結　22
5. サーキットトレーニング：組織化の例 …… 23

第2部　トレーニングのガイドライン

第2章　バランス ── 31

1. はじめに …… 31
2. 生体力学的記述 …… 33
   立位における動作中のバランス　33
   座位における動作中のバランス　36
   身体の移動中のバランス　37
3. 加齢による変化 …… 40
4. 座位および立位における運動パフォーマンスの分析 …… 42
   研究による知見　42
   観察による分析　45
5. トレーニングのためのガイドライン …… 46
   座位バランス　48
   立位バランス　51
   軟部組織の伸張　61

　　　　筋力トレーニング　61
　6. 測定 …… 61
　　　　機能テスト　62
　　　　生体力学的テスト　63

第3章　歩行 ——————————————— 64

　1. はじめに …… 64
　2. 生体力学的記述 …… 65
　　　　運動学　67
　　　　運動力学　68
　　　　筋活動　69
　　　　さまざまな環境における歩行　71
　3. 加齢による変化 …… 72
　4. 運動パフォーマンスの分析 …… 73
　　　　研究による知見　73
　　　　観察による分析　74
　　　　典型的な運動学的偏倚と適応　77
　5. トレーニングのガイドライン …… 82
　　　　歩行練習　82
　　　　軟部組織の伸張　86
　　　　筋活動の誘発　88
　　　　筋力トレーニング　90
　　　　スキルの最大化　99
　6. 測定 …… 100
　　　　機能テスト　100
　　　　生体力学的テスト　101
　　　　下腿筋（腓腹筋）長テスト　101
　　　　生理学的テスト　101
　7. 注意点 …… 102
　　　　トレッドミルトレーニング　102
　　　　電気刺激　103
　　　　歩行補助具と装具　103

第4章　起立動作と着座動作 ——————————— 106

　1. はじめに …… 106
　2. 生体力学的記述 …… 107
　　　　起立動作　107
　　　　着座動作　113
　3. 加齢による変化 …… 113

4. 運動パフォーマンスの分析 …… 114
    研究による知見　114
    観察による分析　114
5. トレーニングのためのガイドライン …… 118
    起立および着座動作の練習　121
    軟部組織の伸張　122
    筋活動の誘発　123
    筋力トレーニング　125
    スキルの最大化　126
6. 測定 …… 127
    機能テスト　127
    生体力学的テスト　127
7. 注意点 …… 128
    付加的フィードバック　128

第5章　リーチングと手の操作 ──── 129
1. はじめに …… 129
2. 生体力学的記述 …… 131
    把持するためのリーチング　131
    手の操作　134
3. 脳卒中後の上肢の回復 …… 136
4. 運動パフォーマンスの分析 …… 138
    研究による知見　138
    観察による分析　140
    リーチング，把持，手の操作の重要な要素　140
5. トレーニングのためのガイドライン …… 143
    軟部組織の伸張　144
    筋活動の誘発　146
    単純な自動的エクササイズ　146
    リーチングとバランスの練習　151
    手の操作と技能の練習　152
    両手の練習　154
    筋力トレーニング　154
    肩の痛みの予防　156
6. 特別な方法に関する注意 …… 161
    強制的使用：強制誘発運動療法（constraint-induced movement therapy）　161
    コンピュータ支援トレーニング　164
    電気刺激　165
7. 測定 …… 167

第3部　付録

第6章　機能障害と適応 —————————— 171

1. はじめに …… 171
2. 運動機能障害 …… 172
   - 筋力低下　172
   - 器用さの欠如　175
   - 痙性　175
3. 適応的特徴 …… 181
   - 軟部組織における生理学的，機械的，機能的変化　181
   - 適応的運動パターン　183
4. 感覚機能障害 …… 184
   - 体性感覚機能障害　184
   - 視覚的機能障害　186
   - 知覚認知機能障害　186

第7章　筋力トレーニングと身体コンディショニング —————————— 190

1. はじめに …… 190
2. 筋力増強 …… 190
   - 運動のタイプ　193
   - 筋力トレーニングの特異性　196
   - 非常に弱化した筋の筋活動の誘発　198
   - 脳卒中後の筋力トレーニングの効果　198
   - 運動処方　200
   - スキルの最大化　201
   - 筋力の測定方法　202
3. 筋の長さと柔軟性の維持 …… 202
   - ストレッチング処方　204
   - 関節可動域の測定　205
4. 身体コンディショニング …… 205
   - 運動処方　207
   - 運動反応の測定　208
5. 結論 …… 209

第8章　まとめ —————————— 210

References —————————— 217
索引 —————————— 243

第1部 総論

第1章 脳の再組織化，リハビリテーションの環境，帰結測定　3

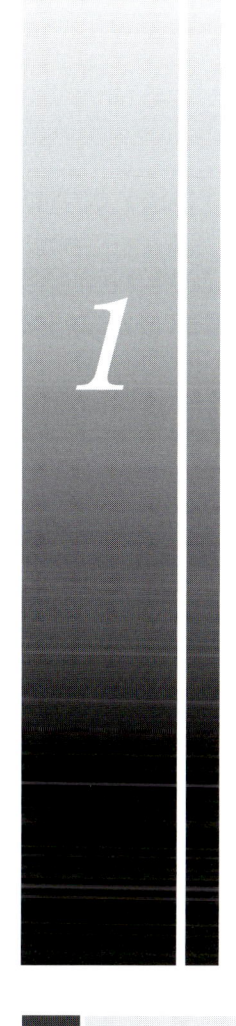

脳の再組織化，リハビリテーションの環境，帰結測定

1. はじめに 3
2. 脳の再組織化と機能回復 4
3. リハビリテーションの環境 7
   練習環境の構築 8
   スキルの最適化 13
4. 測定法 21
   運動パフォーマンスの測定指標 22
   機能的帰結 22
5. サーキットトレーニング：組織化の例 23

1 はじめに

　最適な機能の回復は，急性脳傷害後の神経リハビリテーションの究極的目標である．本書では，脳卒中を1つのモデルとして，機能回復プロセスへの理学療法の役割が主に述べられている．脳卒中後の患者のリハビリテーションの要因となる理学療法とはまさに，機能障害や代償，バイオメカニクス，運動学習，運動科学，および傷害後の脳の再組織化に影響を与える要因に関する最新の知識に基づいた運動制御トレーニングなのである．

　理学療法の主要な目的は，機能的な活動における運動パフォーマンスを最適化することにある．エビデンスならびに臨床研究に基づいて，ある特定の課題が課された運動や特定の状況における運動，および日常不可欠な作業に関するガイドラインの概略を第2章～第5章に述べられている．本章の正常な，あるいは傷害された運動パフォーマンスに関する説明の大半はバイオメカニクスや筋に関するデータに基づいている．上記のガイドラインでは効果的な機能的運動パフォーマンスのためのトレーニングを強調しており，そのトレーニングではスキル（技能）の獲得や筋力，耐久性あるいは体力増強を促す方法を用いている．

　バイオメカニクスは運動パフォーマンスを理解するための主要な基盤である．バイオメカニクスに関する知識がなければ，臨床家は運動パフォーマンスの分析やトレーニングの根拠としては観察のみに頼らなくてはならない．バイオメカニクスの特性に関する知識をもたずに複雑な活動を理解することは難しく，正確でないことは広く認識されている．バイオメカニクスはまた，臨床研究における運動パフォーマンスの測定方法を提供し，介入のしかたと検査を可能にしてくれる．

　理学療法の誕生以来，筋骨格の解剖は臨床家にとって重要な知識となっている．理学療法が始まった当初より解剖学と多分節の運動に関する動力学を組み合わせることは，神経リハビリテーションに

おける運動トレーニングで重要な役割を担う理学療法士にとって今や不可欠となっている。

神経リハビリテーションの発達の現段階では，エビデンスに基づいた臨床実践に対するニーズに焦点が当てられている。最近では，実践の内容には幅広いバリエーションがあり，使用されている方法に関しては論議が続けられている。ある程度，これはリハビリテーションセンターにおける帰結測定が不足していたり，標準化された治療指針やプロトコルが欠けているためといえる。その結果，介入の効果（効果のないこと）に関する進行中のフィードバックがほとんど行われていない。そのため，新しい情報に遅れないようにと実践方法を変えたり，微妙に適合させたりする必要性の認識を欠くことになる。

ガイドラインをまとめる目的の1つは患者の帰結を改善するプロセスにおける重要な段階を明示することである。すなわち，科学的知識や臨床的根拠を臨床実践に移すことである。今では，どの治療方法が有効であるかという根拠は十分にあるので，臨床家が治療方法を大きく変化させることも可能である。Rothstein（1997）が力説したように，いったん，エビデンスが認められたのならば，そのエビデンスが臨床の実践で利用されることが重要なのである。

調査やデータ収集を臨床の場で行う際に困難な問題の1つは，おのおのの治療を，その頻度や持続時間，強度，すなわち，処方と呼ばれるものに従ってカテゴリーに分類し，標準化することである。本書では，それぞれの介入をわれわれの経験から得られたデータに基づいて分類した。このガイドラインを支持するのに利用されるこれらのデータのどの部分が利用でき，どの部分が利用できないかというデータの信頼性については生物学的論証におかれる。

本章ではまず，脳傷害後の再組織化とリハビリテーションの過程との相互作用に関する簡単な検討から始めることにする。脳卒中後の神経に対する損傷ダメージの程度を持続的に減少させるために広く行われている医学的あるいは外科的治療というものが存在しないため，リハビリテーションがこれらの患者の帰結を改善する主役となっている。それほど重要な存在であるにもかかわらず，最近まで神経学的なレベルで脳卒中の回復過程に理学療法がどのような影響を及ぼすかということを理解するための研究はほとんど行われてこなかった。現在では，機能的脳イメージテクニックによって，脳卒中後の脳の可塑性や再組織化，および機能回復に対する理学療法の影響を生体内で研究することが可能となっている。

恵まれた環境における身体の活動が脳の再組織化を促進するという徴候があることから，本章では，典型的なリハビリテーション環境について検討し，より効果的で効率のよいサービスの提供方法と身体および精神活動，さらにスキルの獲得を促進する環境設定の方法を示している。このような環境のなかで，個人は集中的な運動やトレーニングの機会を与えられた積極的な学習者となりうるのである。

臨床では，妥当性と信頼性のあるテストを用いて客観的なデータを収集することが効果的な介入を開発するために重要である。妥当性と信頼性の高い運動パフォーマンスに関する機能テストは第2章〜第5章に掲載してある。この章ではQOLや自己効力感の測定に関する節も含まれている。これは，患者が自分自身の機能的能力や自己のライフスタイルをどうとらえているかということが将来のアフターケアやリハビリテーションの計画作成に対して非常に重要であると認識されているからである。

2 脳の再組織化と機能回復

新しい脳イメージ技術によって，生涯を通じてあるいは脳傷害後に，活動や行為のみかえりとしての経験や学習により，神経系が絶えず再構成されるということが明らかとなってきている（Jenkinsら1990，Johansson 2000，Nudoら2001）。神経皮質のシナプス結合が経験によって再構成する可能性があることは半世紀以上前にHebbらによって提案されている。ヒトおよびヒト以外の最近の大脳皮質地図

技法（mapping technique）によって，一次運動野の機能的組織は従来記述されていたものよりもはるかに複雑であることがわかっている。Nudoらはこの複雑な組織を要約し，運動地図内において個々の代表的な筋や関節の範囲の再現地図が再び形成され，代表的な筋の範囲が大きく重なっている部分を指摘した。そして個々の皮質脊髄ニューロンが多数の運動ニューロンプールに分岐していることや，水平線維が分布された再現領野に結合していることを指摘している。この複雑な組織化は運動皮質における機能的可塑性が基礎になっているというのが彼らの見解である（Nudoら2001）。

熟練した活動を行うヒトを対象にした研究結果によって，神経系内の変化は使用パターンに従っておこるという仮説が支持されている。たとえば，「感指で読み取る」感覚運動系皮質の再現地図が点字を利用する視覚障害者の間では大きく広がっており（Pascual-Leone, Torres 1993），読書活動の程度によって変動する（Pascual-Leoneら1995）。右利きの弦楽器奏者では，右手ではなくて，左手の指の屈筋と伸筋の皮質における再現領野が増大することが認められる。しかも，通常の演奏では上記筋の再現領野が拡大されたまま維持されるのである（Elbertら1995）。こうした研究は，積極的な反復トレーニングや練習，さらに活動を持続して練習することによって，誘発されるスキルの発達と関連した変化を反映している。

これに対して，固定（Lipertら1995）あるいは切断（例：Cohenら1991, Fuhrら1992）を原因とする活動の制限によっても皮質再現領野に変化をおこす。4～6週間にわたる一側の足首の固定後に，不活動による下肢の筋の皮質運動再現領野に有意な減少がみられ，固定期間が長引くほど，その影響はより明瞭となった（Liepertら1995）。一側上肢の一部の切断後に関する初期の研究によると，その上肢の残存筋に，障害のない上肢の同等筋より多くの下降結合を受けることが判明した（Hallら1990）。したがって，神経系には生来的に柔軟性や適応性があり，使用パターンを含む多くの要因に対して反応しているものと思われる。

神経科学者たちは脳損傷後の機能回復をおこす神経生理学的あるいは神経解剖学的根拠を見いだそうと努力してきた。1世紀もの間，運動系をつかさどる他の部分が損傷を受けた大脳皮質の機能を代償するものと考えられてきたが，機能が回復するための神経再生過程は十分に理解されていない（Nudo, Friel 1999）。しかし，過去10～15年にわたって，神経イメージ法や非侵襲的刺激による研究－ポジトロンエミッションCT（PET），機能的磁気共鳴画像（fMRI），経頭蓋磁気刺激（TMS）によって，大脳皮質が機能的かつ構造的しかも動的であること，神経の再組織化が脳卒中後のヒトの皮質でおこること，しかも神経活動パターンを変化させ，細胞内変化がこの機能的再組織化に影響を与えることがはっきりと確認された（Johansson 2000）。

大まかにいえば，片麻痺を伴う脳卒中の機能回復では，2つのタイプの回復過程がその基礎にあることが示唆されている。すなわち，傷害を受けた運動領域の再組織化と非傷害側の大脳半球における変化である。傷害後には皮質の広範囲の領域に数多くの生理学的，薬理学的，解剖学的変化が生じ，これは梗塞周辺の無傷の部分から，さらに離れた非傷害側の半球の皮質運動野まで拡がっている（Schieneら1996）。潜在的なメカニズムとして，細胞の興奮性の変化や新たなシナプス結合の発達，既存の結合のアンマスキング（unmasking），抑制の解除や活動依存的なシナプスの変化が含まれ，可塑的変化も皮質下の部位で証明されている。

傷害後の脳には適応する潜在的な能力があること，また使用あるいは非使用のパターンがこの再組織化に影響を与える可能性のあることを知っていることは，最適な脳卒中リハビリテーションをデザインするために必要である（Carr, Shepherd 1998, Shepered 2001）。脳傷害を受けた動物や人間の研究によって，機能回復の過程を理解することができ，それはそのまま神経の再組織化とリハビリテーション過程の間の関連性を反映することになる。大脳

皮質の手の運動領域に虚血性梗塞巣のあるリスザルを使った一連の研究では，梗塞後にリハビリテーションが行われなかったサルの場合には，傷害部位に隣接した領域では手の投射領野がさらに消失することがわかった（Nudo, Milliken 1996）。このことは，組織の喪失の進行は手を使用しないことによるものであり，その後の追跡研究によると，非障害側の手を使わないようにする一方で，障害を受けた手に対して技術を要する手仕事を行うというトレーニングを毎日繰り返し行った場合には，組織の喪失が抑えられるだけでなく，傷害部位に隣接した領域に手の投射領野が元の状態より10％増えることが確認された（Nudoら1996）。その後の研究では，非障害側の手は使わないようにし，そのうえトレーニングも行わない場合，手全体と手首および前腕の投射領野のサイズが減少することがわかった。このことは，非障害側の手を使わないようにすることだけでは残存した手の領域を保持するには不十分であることを示している（Friel, Nudo 1998）。これらの研究結果は大脳皮質の傷害によってダメージを受けた部位の付近に残存した無傷のニューロンを活かすためには，四肢を積極的に使用することが必要であることを指摘している。しかも，皮質が傷害を受けた後に手の残存領域を保持し，機能を回復させるには，繰り返しトレーニングを行わなければならない（Nudo, Friel 1999）。

ヒトの研究でも，課題指向的な反復運動を含む上肢の意味のある使用と関連し，脳卒中後の機能的可塑性に関するエビデンスが提供されている（Nellesら2001, Cramer, Bastings 2000）。TMSを用いた最近の研究結果では，脳卒中後数年経過した人における，理学療法的介入と大脳皮質の再組織化との間の関連性を示している（Liepertら2000）。この著者らは，非障害側の手の使用を制限したうえでの障害側のトレーニングを含む拘束誘発療法（Constraint-induced therapy）後，傷害側の大脳半球における短母指外転筋の表出部位を検討している。彼らは障害側の手の運動パフォーマンスの改善とともにこの領域のサイズが有意に拡大したことを報告している。これらの変化は6か月後も続き，傷害を受けた半球の皮質投射領野の面積は非傷害側とほぼ同等であった。他の研究結果においても，脳卒中後の成人の大脳皮質における「使用依存的」な機能の再組織化に対する可能性についてはかなりの支持が得られている（Weillerら1992, Cramerら1997, Koppら1999）。

脳卒中直後の運動皮質の興奮性は低下しており，皮質の投射領野は減少している。これは，おそらく，遠隔効果の結果としておこるものと考えられる（Nudoら2001）。脳卒中後の初期におこる機能回復とは梗塞巣周囲領域の修復過程のことなのである。これは浮腫や壊死組織の吸収，あるいは傷害を受けた領域への側副血行路の開通など，局所原因が解決されたことで，これは，おそらく3〜4週間の比較的短期間におこると考えられている（Lee, van Donkelaar 1995）。しかし，直後の修復段階を過ぎた機能回復の鍵を握る主要な過程というのは，神経メカニズムの使用依存的再組織化であろう。確かなことは，急性脳損傷後の適応化は必ずおこり，リハビリテーションはそれに影響を与え，正か負のどちらかの結果をももたらす可能性があるということである。

脳卒中後の現実の生活課題を通して，運動やトレーニングを反復することは残存した脳組織内に新しい，またはより多くの効果的な機能的結合をもたらすうえで重要な刺激となるという仮説を立てるのは合理的である。運動学習や再学習を促進するような方法を用いてトレーニングや練習をすることは新たな機能的結合を形成するのに不可欠となる。長期増強や新たなシナプスの形成という形で，現存する神経回路のシナプス（伝達）効率の増加が運動学習の初期段階におこるのだろう（Asanuma, Keller 1991）。最近の研究で明らかにされたことは，もしリハビリテーションが機能回復を最大限に可能にするのに効果的であるとすれば，トレッドミル歩行や麻痺側上肢の拘束的トレーニングなどの特定の介入を取り入れた，機能的に関連のある運動やトレーニングを通じて，麻痺側の手足を強制的に使

用する方法をより重視すべきであるということである。

本書で，あるいは他の文献に掲載された研究は多くの複雑な問題を提示している。しかし，皮質傷害後に十分に刺激があり強化された環境で行動学的に関連のある課題を集中的にトレーニングすることの重要性に関しては誰も疑う余地のないほど明らかである。確かなことは，脳は傷害を受けた後に再組織化されるということである。しかし，その変化というのは機能という意味では適応または適応不良のどちらにでもなりうる。脳の再組織化の判別的・状況依存的効果を根拠にすると，脳の再組織化がどのようにおこるかということは，インプットされたものと，必要に応じてアウトプットされたものに依存するという仮説を立てることが可能である。帰結データがどの程度機能的画像のデータに対応するかということについてはさらなる評価が必要である（Nelles ら 1999）。その基礎にある過程や，脳の再組織化とトレーニング，運動学習の間の相互作用が理解できれば，リハビリテーションは正常な組織がダメージを受けた機能を代償するという神経生物学的な原理に基づいてデザインできることになる。

使用パターンが脳の再組織化に影響を及ぼすことを示し，脳の再組織化と機能回復の間の関係を裏づける山のように多くの証拠があるにもかかわらず，特定のリハビリテーションの方法と機能回復の間に関係があるということについては医学的にも，あるいは理学療法を行ううえでも一般にまだ認められていない。多くの臨床家は脳卒中後のリハビリテーションは重要だといっているが，一歩踏み込んで，機能回復に影響を与えるものはリハビリテーションそのものであり，その過程であり，その方法であり，使用される方法のなかには時間の無駄遣いや，回復を妨げるものもあるのだということを口に出す人は少ない。

要約すると，脳卒中後の脳には再組織化の可能性を示す十分な証拠があるということである。その正確なメカニズムはいまだ不明であるが，動物や人間に対する研究結果によると，傷害を受けた脳の回復に影響を及ぼす実質的な基質が存在するということを示している。組織の消失の大きさは帰結に一致しているが，Johansson（2000）は，「これは，残存したニューロンの数によるのではなく，残ったニューロンがどう機能し，ニューロン同士がどのような結合をつくれるのかによるのである」と述べている。

3　リハビリテーションの環境

もし脳の再組織化と脳傷害後の機能回復が使用と活動に依存するものとするならば，リハビリテーションを行う環境は患者の帰結に重要な役割を果たすことになる。

リハビリテーションの環境は以下のようなものからなっている。

1. 物理的もしくは構築された環境（物理的環境）
2. リハビリテーションを提供するために利用される方法
3. スタッフ，その知識，技能，態度（姿勢）

本節では，物理的環境が集中的かつ有意義な運動とトレーニングの可能性を提供してくれることを強調している。すなわち，リハビリテーションの方法はさまざまであり，セラピストの監督下での1対1のリハビリテーションやグループリハビリテーション，または患者自身が1人で行うリハビリテーションが含まれる。しかし，どのような場合でもセラピストが運動学習の主たるファシリテーターでなければならない。

動物実験による証拠によって，社会的相互作用と身体活動の機会を提供するとともに，環境の性質とその物理的構造は傷害後の帰結に影響を及ぼしうる。ラットの場合脳傷害後に環境を向上させることによって，皮質の厚さやタンパク濃度，樹状分枝化，樹状突起の数やシナプス接合部のサイズを増加させることができる（Kolb, Gibb 1991, Pritzel,

Huston 1991, Will, Kelche 1992)。逆に，脳の可塑性のメカニズムはまた貧弱な環境にも影響を受ける。環境が豊かであることが器官の全般的な適応能力や，さまざまな状況や一般的な問題に対処する能力などに影響を与えるとされている。

動物実験では，特定の環境に暴露されることで日常的な経験の機会が拡大，あるいは制限されることが明らかとなっている。身体的な活動や他のラットとの交流の機会が豊富に設けられた環境におかれたラットは，単独で置かれ，興味ある活動の機会のない標準的な研究室環境におかれたラットと比べて運動課題について有意に高いパフォーマンスを示した（Held ら 1985, Ohlsson, Johansson 1995）。

動物による研究では，行動の強化因子としてみなされている豊かな環境の要素とは，社会的刺激や身体活動を可能にするものとの接触があり（Bennett 1976），覚醒レベルが高いことにある（Walsh, Cummins 1975）。したがって，次のように考えると興味深い。典型的なリハビリテーションの環境が人間の行動にどういう効果をもたらすのかを考えることは興味深く，リハビリテーション場面の観察研究はある洞察を与えてくれる。それは，環境のみでは身体や精神活動または社会的交流を促すには十分ではなく，リハビリテーション場面は学習的な環境として機能しないということを示している（Ada ら 1991）。

脳卒中患者がどのように自分の時間を過ごすか調査した研究によると，1日の大半を身体的活動よりも受動的な娯楽を行って過ごしていたことがわかった。平日と比べて，週末に行われる身体活動はさらに少なく，自分で行う運動もほとんどないということだった。他の人を見たり，窓の外を眺めながら，患者は長時間1人で安静にしていることが記されている。身体的活動が行われるのは療法室内だが，理学療法は1日の数パーセントの割合しか占めていない（Keith 1980, Keith, Cowell 1987, Licoln ら 1989, Tinson 1989, Mackey ら 1996, Esmonde ら 1997）。残念なことに，これらの研究は過去約20年間にわたるものであるが，この間，総時間数に対する身体的活動の占める割合にはほとんど変化がない。

▶ 練習環境の構築

理学療法の目標は，個人が機能的活動における最大限の技能パフォーマンスを再獲得し，筋力や耐久力あるいはフィットネスの水準を高めることである。健常者や障害者にとって，練習することがこうした目的を達成するための方法であると認識されている。

運動課題を遂行するスキルは，筋力，耐久力あるいはフィットネスと同様，"練習の量とタイプ"の関数として増加する。練習の量は重要であり，練習は多いほうが少ないよりもよいが，最近の運動学習や筋力トレーニングに関する研究では，練習の量がパフォーマンスの改善に影響する唯一の変数でないことを示唆している。単に治療に多くの時間を費やしても，必ずしも帰結を改善することにはならないという臨床的なエビデンスがある（例：Parry ら 1999a）。おそらく，脳傷害後の大脳皮質を再形成するのは，単に練習の頻度よりもむしろその"方法"であろう（Small, Solodkin 1998）。

運動課題の練習やその内容をどうすればよいかということとともに，身体活動にどの程度の時間を費やせばよいかということはリハビリテーションにとって重要な問題である。患者が1日をどのように過ごすかという観察的研究結果から，典型的なリハビリテーション環境下で十分な刺激が与えられ，集約的で有意義なトレーニングや運動の機会が提供できるのだろうかという疑問がわく。

換言すれば，物理的構造や組織，態度（姿勢）が，患者の積極的な参加や運動，自己練習や学習を促すために必要であるのかということになる。もし，そうでないならば，スタッフの態度や業務手順を変えることを考慮する必要がある。

帰結を改善するためにリハビリテーションに費やす時間を増やすのであれば，リハビリテーションで患者が実際に行っていることは，それ自体が有効でなければならない。どの方法が有効であるかという

エビデンスも増えている．また，患者が割り当てられた時間以外にトレーニングや練習を行うことは，帰結に有意な影響をもたらす傾向がある．たとえば，非障害側を使用した車いすの片手駆動は，障害側の筋力やコントロールを強化するという治療目標に見合っていない（Esmondeら 1997）．障害側の強化エクササイズに患者の時間をより多く費やすようであれば，その帰結は容易に想定できる．

理学療法の実施

リハビリテーション環境に関する研究から明らかなことは，練習やトレーニングに割けるのは1日のわずかな部分にすぎないということである．ある程度，このことは業務手順を反映している．セラピストがトレーニングや練習の量を増やす1つの方法は，セラピストと患者が1対1となる個別のセラピーから，セラピストの直接的な監視から少し離れたグループセラピーへと患者自身がプログラムをこなしていくモデルに移行していくことである（図 1-1）．1～2名のセラピストが1名のPTアシスタントの協力を得て，患者の親戚や友人が付き添っている場合には数人の患者をみることができる．そのようにすればPTアシスタントの仕事量をそれほど増やさずに患者の練習量を増やすことができ，集中的な入院患者のためのリハビリテーションに割り当てられた限られた時間を有効に使うことができる（図 1-2）．

グループトレーニングでは，特定の運動課題を練習したり，また筋力やスキルを向上させるために機器や他の道具を使用するために設けられた特別に計画されたワークステーションで，1人あるいは他の患者と一緒に運動することができる．ワークステーションによって練習すべき動作のビデオテープもしくは写真，よくおこる問題のリスト，さらに患者が何をすべきかという情報を提供する．

グループトレーニングエクササイズは，1つのサーキットクラスとして編成してもよい（p.23を参照）．健常者のサーキットトレーニングは2人で行われることが多く，1名は運動を行う側に，もう1名はそれを見る側にまわる．パートナーとの交互練習は，1人で練習を行うよりも効果的である（Sheaら 1999）．交流をはかりながら練習を行う方法は，練習状況に競争的な，しかも協力的な要素が加わることによって学習者の動機づけを高めることになる（McNevinら 2000）．しかも，ある課題を学習している別の人を観察することによって得られる利点がある（Herbert, Landin 1994）．

別の人と一緒に作業を行うことによって，特にトレーニングが身体的にきつい場合には休息時間が得られることにもなる．しかし，自分のパートナーを支援するために集中したままでいなければならない．サーキットクラスで，課題の1セットから別のセットに移ることも集中力や興味を保つ方法である．

これらの実施方法は，リハビリテーションにおける運動やトレーニングモデルによく適合している．グループトレーニングがセラピストによって行われているクリニックでも（図 1-3），運動クラスやサーキットトレーニングが有効かつ実行可能であるというエビデンスに基づいて（Taubら 1993, Deanら 2000, Teixeria-Salmelaら 1999, 2001），セラピストによる監視は必要となるものの，患者は仲間同士の経験やお互いに助け合うことによって得ているものがあるのである（McNevinら 2000）．

同じような障害をもった他の患者の存在と助言によって，患者はもっとうまく行えるようになろうと思うようになる．最近の研究では，グループによる運動クラスを導入することによって，1日を通しての社会的交流のレベルが高まることがわかった（De Weerdtら 2001）．こうした一部監視の必要な練習によって，病院や自宅での個々の練習と非監視下の練習の間のギャップを埋めることができる．セラピストを情報提供者としてとらえ，自分のリハビリテーションプログラムを自分で管理する権限を患者に与えることによって，彼らの問題解決能力を支援することにもなる（McNevinら 2000）．

積極的に患者にかかわりをもたせ，自らの運動やトレーニングプログラムに責任感を与えることによって，患者は日々の出来事を処理できるようになる．患者の障害の程度によって可能な1つひとつ

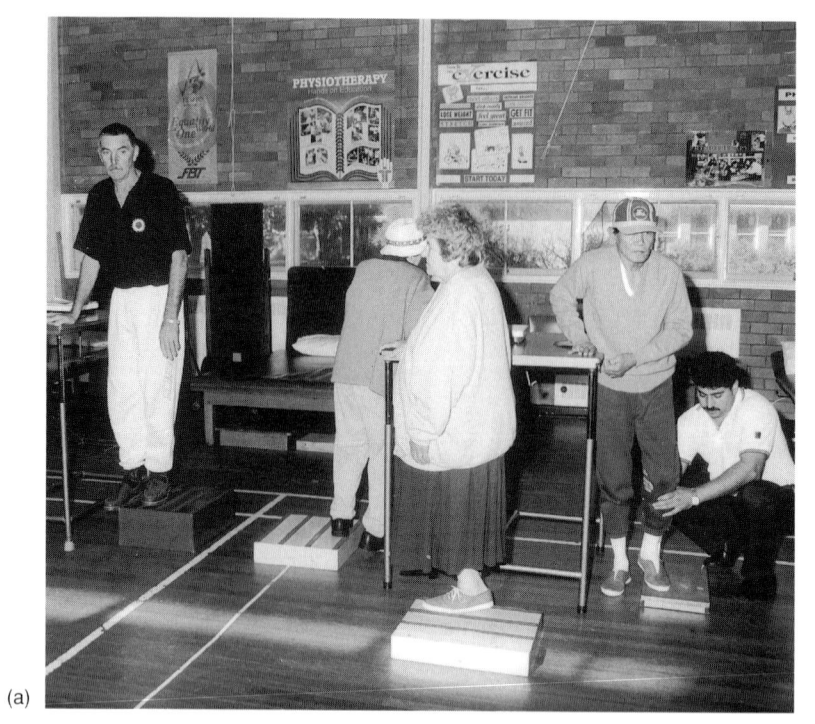

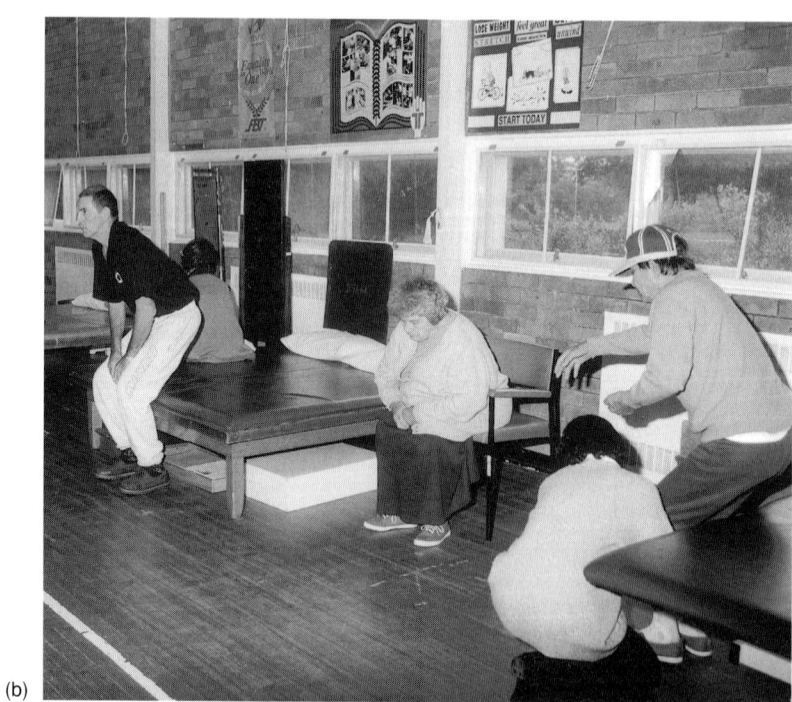

図1-1 グループトレーニング
(a) step-up エクササイズクラス：必要に応じて，傍らの高いテーブルを支えにすることで，1人で安全に練習が行える。
(b) standing up and sitting down クラス：いすの高さは各自の下肢長に合わせる。

第1章 脳の再組織化，リハビリテーションの環境，帰結測定　11

(a)

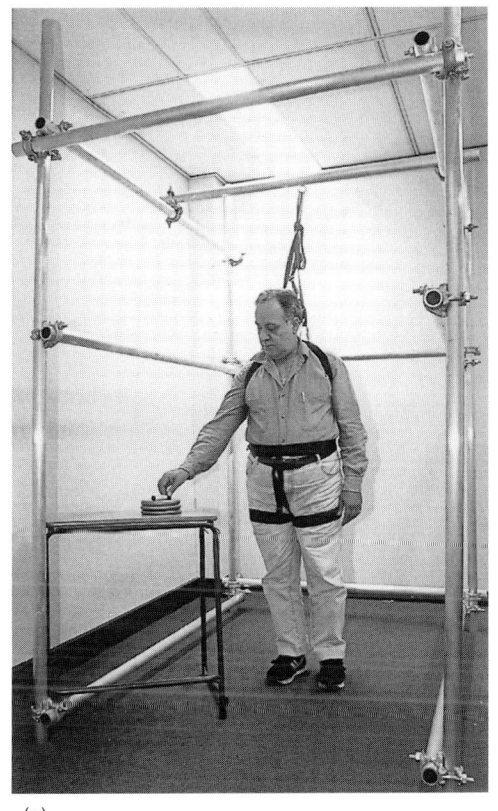

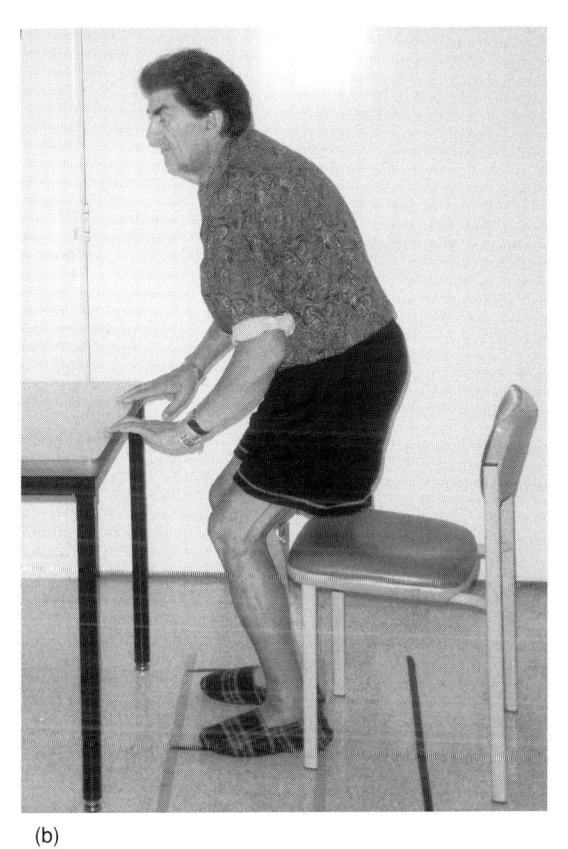

(b)

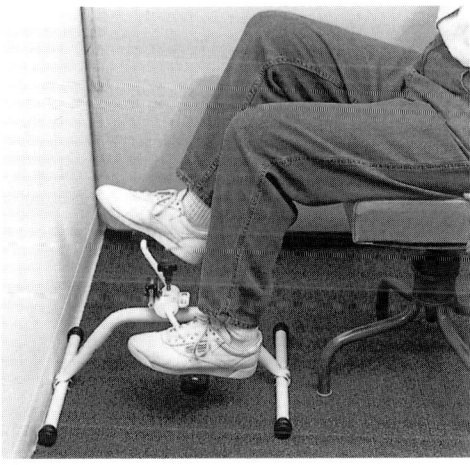

(c)

図1-2　間接的な監視
(a)ハーネスを用いた単純なリーチ課題から交互に置かれた足部の位置でのリーチや，さらにリーチするために足を踏み出すことへと進めていく。
(b)起立と着座の反復練習
(c)ペダルマシンによる下肢の運動の反復。必要ならば，麻痺側足部をペダルに包帯で固定しておく。

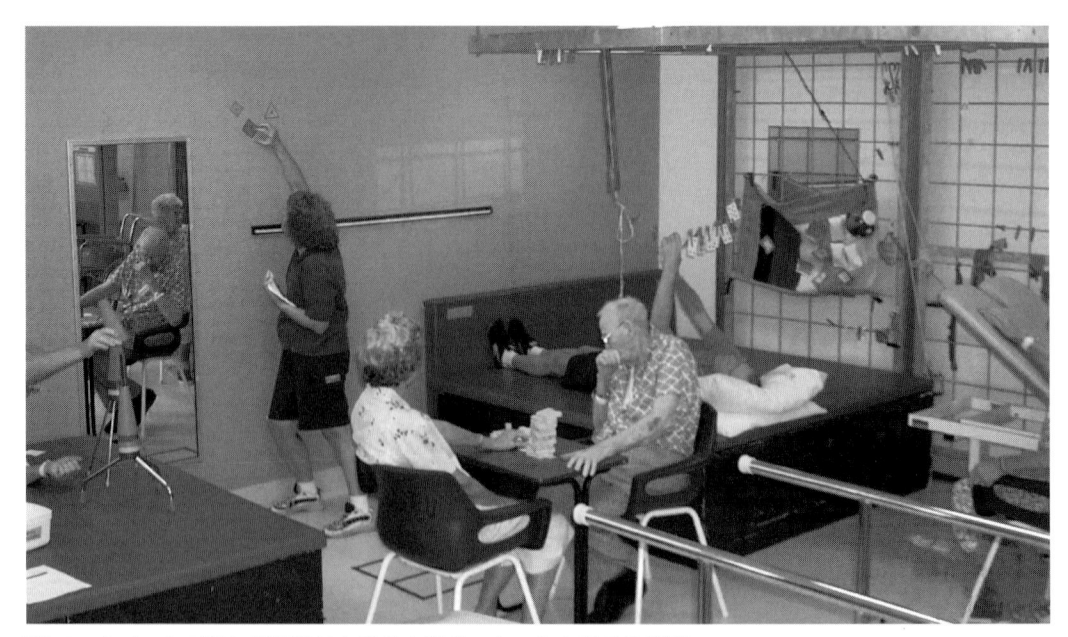

図1-3 クイーンズランド病院における上肢サーキットクラスの概観
このワークステーションでは，壁に手を高く伸ばしてシールを貼り付けたり，一直線上にトランプを洗濯ばさみでとめたり，手で支えながら豆の入った袋をテーブルの端へ押したり，相手とゲームをしたりする。
（イプスウィッチ病院，理学療法部門，Lynch 氏のご厚意による）

の練習が決まるが，一度，セラピストと患者でどの程度の練習量をこなせるかを決定してしまえば，それをどうやれば始められるかに考えをめぐらせる。コンピュータに保存された個々の練習に関する図が付された短い運動リストが，当人に適切な形で印刷される。望ましい活動水準に達成しているか否かを決定するためにきちんと監視を行い，単純なチェックリスト式の個人の作業ブックを作成することによって，どのようなプログラムを，1日あるいは1週間にどのくらいの時間行ったらよいか，その根拠を提供してくれる。患者の立場からみた報告によれば，運動を行うことが難しい理由として，正のフィードバックに欠け，運動内容が自分の生活状況や日課と合っていないということが挙げられる。担当のセラピストが自分の進歩に十分満足していると報告する患者は，セラピストが自分の努力を評価しているか否か知らない患者よりも運動に積極的である（Sluijs ら 1993）。

セラピストのなかには，患者が正しく運動を行えないからと，個別の治療を減らし，半監視下あるいは非監視下の運動を多くすることに不安を訴える者もいる。しかし，自分自身で練習する機会をもたなければ，ある特定の行動を学習できないことはよく知られている。個人が試みた行動がうまくいくかどうかを知るには，自らの意志でゴールを達成しようと行動をおこしてみるしかないのである。学習者が練習中に失敗をしてはならない状況では，動機づけは低くなることが知られている。換言すれば，学習には一種の試行錯誤の要素が必要となるということである。練習状況は筋力低下や手足のコントロールの不十分な患者であっても，行動の練習が可能となるように準備すればよい。たとえば，部分荷重でのトレッドミル歩行は，患者が間違った方法で練習する（例：誤りをおかす）ことを避けるために歩行練習を制限するよりも，歩行の改善には有効であることが明らかにされている（Hesse ら 1995）。

脳卒中リハビリテーションでは筋力トレーニングやエクササイズの重要性に関する理解が高まってきている。しかし，特に患者が高齢者であったり，容易に疲労を自覚するようであれば，パフォーマンスを改善するために必要な集中的な反復練習は促すことはできない。疲労はさらなる筋力強化や耐久力

向上の必要性を示しているのではなく，それは禁忌で，休息が必要なのだとみなされる．過去10年で，脳卒中後の運動と身体コンディショニング調整プログラムの安全性を再確認できるデータが蓄積されている（第7章）．このようなプログラムがもたらす有益な効果には，生理学的反応の改善だけでなく，機能的な運動パフォーマンスの改善が含まれる．老年期であっても，運動耐容能や持久性を高める簡単な方法には，運動の速度や反復回数を増加するような目的を設定することが行われる．その結果はグラフに示し，患者にフィードバックとしての情報や動機づけを与えることができる．

従来の治療法の正当性を疑うことは臨床家にとって困難である．なぜなら治療プログラムは長年にわたる伝統や信念，また最近まで効果の実証を要求されたことがなかった文化に基づいたものであるからである．治療を実施する重要な方法がより正常な運動を促すために1対1で，患者をセラピストが身体的に操作（ハンドリング）することを強調して行うという意識は，患者は積極的な学習者であり，セラピストは教師やコーチであるとする最近の考え方とはうまく相容れない．臨床研究の数が多くなるにつれて，さらにさまざまな実施方法の利用や積極的な介入方法が支持されることになる．

▶ スキルの最適化

スキルは「より系統立った，しかも練習の結果として，より効果的となった何らかの活動」と定義されている（Annett 1971）．そして，「努力を伴って，絶えず目標を達成する能力である（Gentile 1987）」．いすから立ち上がるような明らかに単純な活動でも運動スキルを構成している．それは適切な時間的・空間的順序において，ともに連結した分節的な運動から形成される複雑な活動なのである．神経障害後に運動障害をもった人は，身体運動の空間的構成（配置）と時間的順序が効果的な活動をもたらす，つまり個人の到達目標を最小のエネルギー消費で達成するように分節的な運動をいかにコントロールするかということを再学習する必要がある．そのコントロールを得るにはある課題をこなすトレーニングが必須である．しかし，運動コントロールを再獲得しようとする場合，筋力低下があまりにも著明なために，ごく初期には患者は特異的な筋群における活動を活性化し，維持するための運動を行わなければならないかもしれない．

スキルの獲得の1つの重要な特徴は，学習が重複した段階でおこるということである．提案されている2つのモデルは，臨床の場に有用な見識を与えている．初期の研究では3つの学習の段階：初期段階（認知段階），中間段階（連合段階），最終段階（自動段階）について述べられている（Fitts, Posner 1967）．学習段階は，まず第一にその運動がどういうものか知り，次に環境の要求に応じて運動パターンを適合させる能力を育てることである（Gentaile 1987）．いずれの場合も，初期の段階は認知である．

脳卒中後の初期に，システムの障害をもった患者では，毎日の活動と同様，単純な運動でも，どのように遂行するかを再学習しようとして必死に努力する．彼らは，自分が（再）学習する行動がどういうものであるか理解するために繰り返し練習し，効果的なパフォーマンスに必要な神経の協調性をトレーニングすることが必要である．筋力が得られコントロールがよくなれば，行動を遂行することへの注意が減少し，目標とそれに関連する環境の手がかりに対して多くの注意が向けられるようになる．

運動制御とスキルが発達するにつれて，さまざまなレベルで変化がおこる．たとえば，体節間の制御が多くなると，自由度が「凍結」する傾向はほとんどなくなる．またエネルギー消費も減少し，注意の焦点が移行する．歩行では，視覚の注意の焦点が両足から周囲の環境へ移行する．すなわち，"エキスパート気取り"で，立ち上がる際に両足の配置と体幹の回旋の速度から水の入ったコップをしっかり持ったまま，起立する．セラピストは各段階の特徴を認識することによって，パフォーマンスを最適化するための適切な練習条件を提供することができるようになる．

運動をより自動化するには，耐久性を高めるために，異なる環境で行動を適応させる練習の機会とともに集中的な練習が必要になる。たとえば，さまざまな環境で歩行する，一度に2つのことを同時進行させる，などである。

注意の集中

日常的に機能するために必要となる注意能力には，課題に集中して注意を払い，集中を持続し，また別に，課題に関連したものが現れた場合にはそちらに注意を向け，気を散らすような課題に関係のないものは無視する能力を含んでいる。こうした点を克服するためのトレーニング技術には，患者の注意を向けさせるような課題を強調し，課題とそれに関連する手がかりに対して注意を持続させ，環境に対し気を散らすものを加えたり，そうした「ノイズの除去」を強化することが含まれる（Adams 1990）。

運動スキルの学習には，特に初期の段階では2つの重要な要素が含まれる。
1. 何を学習すべきなのか決定すること
2. 目標を達成する方法を理解すること

人の注意の集中が運動パフォーマンスや学習に決定的な影響をもつことは最近の研究の多くが証明している（Wulfら 1999a）。練習中に患者が何に注意を払うべきか決定することが重要である。注意の焦点を向ける2つの方法は，演示すること（実演と記録されたもの）と口頭による指示を与えることである。

演示（demonstration）：演示，もしくは，行動のモデル化によって，セラピストは行動の主要な構成要素を示す機会が得られる。演示は患者が空間的・時間的特性の概念，すなわち，"Shape 形態"あるいは運動のトポロジーを理解するのに役立つ（図1-4）。

指示（instructions）：学習の初期段階では，不必要な言葉を省き，指示は短く行うべきである。指示は，患者を行動に関する1つないしは2つの重要な特徴に集中させる手がかりを与えるものであるべきであろう（図1-5）。

たとえば，起立練習では，患者は両足を後方に置き，股関節を中心に上体を前方に動かすように繰り返し練習し，練習中にこの順序を言葉にすることができる。線画を描くことによって，主要な要素を強調することができる。メンタルリハーサルとして，患者にどんな手がかりに集中しなくてはならないかをリストアップしてもらうことによって，指示と演示から患者に何が得られたかということをセラピストは判断できる。患者は次第にこうした内容を習得し，さらに複雑な環境で練習する間に，その行動の目標（たとえば，立ち上がって，別のいすに向かって歩く）についてより多くのことを考えるようになる。

この後期段階では，患者に自分のパフォーマンスの細部に集中するよう指示することが，実際には弊害をもたらすことがある。それよりも学習者に，たとえば，目標が達成されたかどうかなど，自分の運動の効果を告げることは，運動それ自体を行うことよりももっと効果的であるというエビデンスが多くなっている（Singerら 1993，Wulfら 1999a）。同様に，学習のこの段階では，口頭による指示は特定の環境特性や出来事に注意を向けさせるのに用いられる。

練習中にどんな点に注意を払ったらよいかという疑問に対する典型的なアプローチとしては，学習者に対して，運動の"感触"に注意を払って自分が行っていることを理解すればよいと答えることである（Singerら 1993）。これは，臨床でも行われている一般的なアプローチである。Singerら（1993）は投てき課題の遂行と学習を行う際に，意識的に運動に注意を払った場合（認識的ストラテジー）もしくはある場面の手がかりに集中する場合と運動を無視した場合（非認識的ストラテジー）を比較している。この研究成果によると，健常者（体の丈夫な者）では，非認識的ストラテジーは認識的ストラテジーよりも高い成績をもたらすことを示している。最近の研究でも同様の結果が報告されている（Wulfら 1999b 参照）。したがって，「さあ，とりあえずや

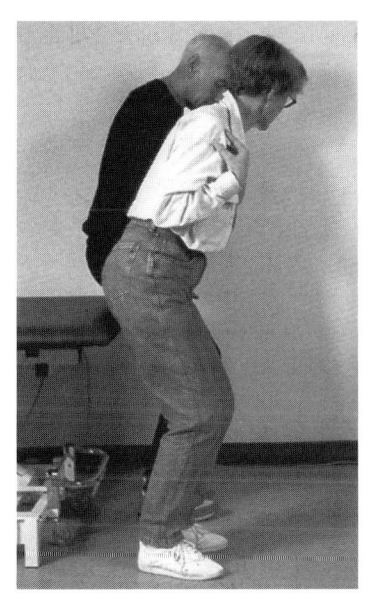

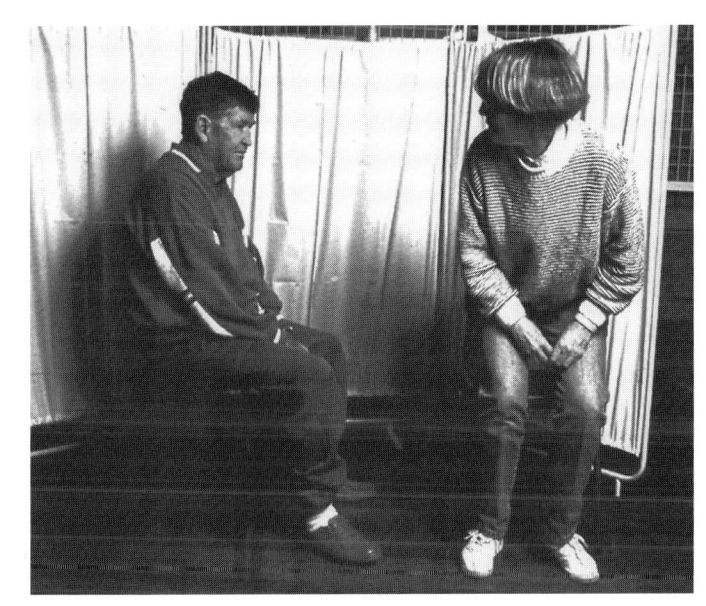

図1-4 立ち上がりの際に，股関節における体幹屈曲の程度を演示する
 (a) 患者の両肩がセラピストの両肩と一列になるように患者の傍に立つ。
 (b) 両肩をどの程度前方に動かしたらよいか，矢状面で示す。

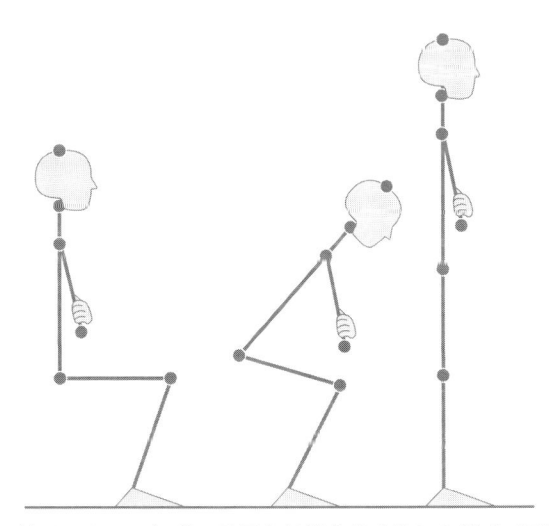

図1-5 線画によって行動の重要な特徴を簡略化した様式で図示する

ってください。」と言って，たった1つの手がかりに集中させることは時にはセラピストの役に立つのかもしれない。

目標設定：達成すべき目標は意味のあるものであり，しかも，個人にとって価値のあるもので，適度にやりがいがあり，しかも到達可能なものでなければならない。目標によっては，他の目標よりも容易に行動をおこしやすくするものがある。一例として，環境に直面した状況（具体的課題）において，物や人との身体的相互作用を左右するような目標をもった課題は，自分自身のための運動に向けられた目標（抽象的課題）よりも有意義であり動機づけが高いと思われる。具体的な目標のほうがパフォーマンスの改善に著しい効果があることが示されている。この具体的課題の促進的効果はいくつかの臨床研究で証明されており，そのなかには傷害の結果，肘や肩の可動域に制限をもった成人に関するもの（Leont'ev, Zaporozhets 1960）のほかに，脳性麻痺児に関するものもある（van der Weel ら 1991）。さらに，運動学的分析によって，関連する目標なしに課題が遂行された場合には異なった運動特性がはっきりと証明された（Mathiowetz, Wade 1995, Wu ら 2000）。Wu ら（2000）は脳卒中後の患者群と健常者群で，硬貨を使ったグループと硬貨を使わなかったグループで，テーブルからの硬貨を拾い上げる実験を行った。双方のグループで，実際にテーブルに硬貨があるグループのほうが，硬貨のないテーブルにリーチ（手を伸ばす）するグループよりもすばやい動きを示した。データによると，ピーク速度のおこる範囲に到達した割合が大きく，より滑らかで，直線的な運動を示し，協調のとれた十分に学習された運動の現れであることを示していた。

これらの結果に対しては，いくつかの説明が考えられる。抽象的な課題と具体的な課題は，単に手足を動かすこととは異なり，動作が目標物との身体的な相互作用をコントロールする方向に向けられる程度で異なる。ある目標物の存在は，パフォーマンスと帰結に関するフィードバックを与えることと同様に，運動を開始する前に明確な視覚的情報を与えてくれる。馴染みのある機能的課題もまた，抽象的な課題よりも効果的なパフォーマンスを生ずる傾向がある。比較的獲得困難であるが，達成可能な課題は，より患者を動機づけ，成功するためのやる気をおこさせる。

理学療法では，患者がある目標物に対して側方にリーチしたり，あるいは片足を1段踏み出すような，より具体的で意味のある課題よりも立位で側方に体重移動のような具体性を欠く（抽象的な）運動を実施させることが，一般的な慣行となっていた。後者の場合，患者が目標に達成したか否かに関するセラピストのフィードバックを"信用"しなければならない。前者の場合には，観察可能な帰結である。機能的パフォーマンスを改善するための具体的な目標を与える例を第2章～第5章に掲げている。

フィードバック

スキルを獲得するのに不可欠な側面は，学習者が動作のパフォーマンスに関して受けるフィードバックである。フィードバックには次のような2つの主要な方法がある。すなわち，内的フィードバック，これは自然に利用可能な感覚フィードバック（視覚，固有受容器感覚，触覚）で，動作の一部としておこる。付加的フィードバックは，動作の結果に関する知識（knowledge of the results of the action；KR）とパフォーマンス自体に関する知識（knowledge of the performance itself；KP）を与えるものである。付加的フィードバックではセラピストや指導者のような外部の要因から生じ，内的フィードバックに付加するか，これを増強する。増強されたフィードバックは正または負に働く場合があり，質的なものや量的なものがあり，学習者が目標に向けて努力し続けるような影響を与えることができれば，それは動機づけにもなる。

付加的フィードバックのなかで最も一般的に用いられている様式は，セラピストや教師による口頭によるフィードバックである。フィードバックには計

測が含まれ，ビデオテープの再生や運動学（身体部位の軌跡，関節角度の変位）や運動力学（垂直分力の振幅やタイミング）による描写（表示）など，パフォーマンスのある側面に関する情報を提供する手段として利用される。筋電図（EMG）フィードバックは，動作の基礎をなす生理学的過程に関する情報を提供するのに通常用いられる方法である。

　付加的フィードバックは，どのような情報がどのように与えられ，スキルがどのように学習されるかによって，スキルのパフォーマンスにさまざまな影響を及ぼす。パフォーマンスに関するフィードバックを与える場合，セラピストが問題にすべきことは，パフォーマンスのどの機能がフィードバックの適切な対象であるかを選択することである。したがって，フィードバックが運動の重要な特性に限定されるように生体力学的構成要素を優先することが重要である。患者の注意は次の試みで改善するために修正すべき動作に向けられる。パフォーマンスのスキルが向上するにつれて，フィードバックは初期段階の指示的なものから後期において適切な観察に基づく記述的なものへと変化する。

　個人が誤りをおかしたり，誤りを正すという経験は，スキル学習の一部である。すべての試みが完全である必要はない。誤りや正しいパフォーマンスの側面を強調すべきか否かということに関する付加的フィードバックの役割については依然として議論がなされている。Magill（1988）は次のように記している。「（誤りを指摘する情報として）付加的フィードバックは，情報的役割として機能し，スキルの改善を促進することと関連している。個人が何を正しく実行したかに関するフィードバックは高い動機づけの役割をもつが，特に初期の段階では最適な学習を実現するには十分ではないかもしれない」（Magill 2001）。

　もし練習条件が付加的フィードバックに依存するようになれば，個人のパフォーマンスは低下し，フィードバックを止めてしまうと学習は止まってしまう（Magill 2001）。個人は課題に関連した手がかりに注意を向ける代わりに，セラピストあるいは道具に指針を求めるようになる（Sideway ら 2001）。こうした道具を使用したフィードバック（instrumented feedback）に対する依存性や，その結果生ずるフィードバックが取り除かれた場合のパフォーマンスの低下に関しては，臨床的な研究による根拠がある（Engardt 1994, Fowler, Carr 1996）。instrumented feedback に関する多くの臨床研究の曖昧な結果は，その大半がこの撤退（途中で中止すること）の問題によるものであるとも考えられる。患者が動作自体にさらに注目することで，付加的フィードバックに依存しないよう促されれば，フィードバックへの過度の依存が避けられるのかもしれない。たとえば，目標は容易に，かつ迅速に達成されたか？もし，そうでなければ，その理由は何か？などに焦点を当てることである。

　付与されるフィードバックの回数を減らすことは毎回のフィードバックよりも良好な学習の結果を生むことが多い。各試行後にフィードバックを提供するよりも，患者自身が自分のためになると感じるときにフィードバックを求めるように奨励するほうが有用だとするエビデンスもある（Janelle ら 1997）。最近まで，学習者の積極的な役割というものはフィードバックに関する研究では無視されてきた。学習者にある程度の責任を与え，学習状況を管理することで，自らがより効果的な学習方略を行うようになり，自信と動機づけを高めることになる（Janelle ら 1977）。

　最近の研究では，Tlvitie（2000）は治療中のセラピストと患者のやりとりをビデオテープに録画し，計画的に観察し，フィードバックの与え方に注目した。この著者は次のように報告している。セラピストは話しかけの大半を行っており，患者はめったに対話にはかかわることはなく，情報のフィードバックの場面はめったに現れず，口頭や身体的な誘導が視覚的な手がかりよりも頻回に与えられていた。この研究の方法論は，セラピスト自身が患者とのやりとりに関するフィードバックを得るのに有用な方法を与えてくれる。治療上の関係は権威者としてのセラピスト，または患者とのより対等な関係に基

づいている。後者は対話に基づいており，より良好な関係を形成するのに役立っている（Lundvikら1999）。

"視覚"は運動学習において主要な役割を演じており，運動課題を遂行するうえでの情報フィードバックの方法として最も広く用いられている。視覚は環境のなかで，個人の相対的な位置を判断するために，強力な内的フィードバックや環境条件に関する情報，さらには外固有受容器による情報を供給している（Lee, Aronson 1974）。

脳卒中後の早期には，患者は概して自分の視覚的な注意を環境による手がかりに向けることが困難なので，セラピストは視覚を適切な手がかりに向けさせる必要がある。ある目標物に手を伸ばす（リーチを行う）場合，目標物を見るように注意を促す。すなわち，混雑した廊下を歩く場合，視覚は足元や床に向けられるのではなく，十分前方に向けられる。スキルが向上するにつれて，目標達成のために最も有益な情報をもたらす環境のなかの重要な特徴に視覚を向け，注意を払い，さらに，適切な逃避的行動をとるために潜在的な危険を予測することができるようになる。

学習の転移

早期のリハビリテーションは，通常，その大半がリハビリテーション場面でおこる。しかし，筋力トレーニングとリハビリテーションにおける課題練習のいずれの目的も，日常的なそれまでにない新しい状況のなかで必要とされる活動を遂行する患者の能力を高めることである。したがって，ファシリテーターおよび教師としてのセラピストの主要な目標は，患者がトレーニング（学習）を練習環境（リハビリテーション場面）から他の環境へと転移するのを援助することである。

あるパフォーマンス状況から別の状況へ学習を転移することは，スキル学習にとって不可欠な部分である（Magill 2001）。この考え方は運動学習を理解するうえでの根幹であり，行動は，それが実行される環境と分離できないことを認識するところにある。

私たちがどのように動くかということは，その課題とその課題が行われる環境の総量である。Gentile（1987）による「運動スキルの分類」は特定の運動課題を異なった環境のなかに取り入れることを促すための骨格である。この分類では，運動スキルを環境背景に従って分けている。閉鎖運動スキル（closed motor skill）は環境が安定しているなかでのスキルである。環境が変わりやすい場合には，スキルは開放（open）として分類される。パフォーマンスが規定される条件は，静止している（階段を1段上がる）か，運動中であるか（自動ドアを通る）のいずれかである。すなわち，試行間の変動がない（きちんと片づけられた部屋の中を歩く）か，ある（ボール投げをする）かのいずれかである。環境による制約は動作のバイオメカニクスと処理されるべき情報量を変動させる。パフォーマンスが外部のタイミングに左右される場合，情報処理の需要は増大する。これは未来の出来事を予測できるかが成功のカギとなるからである。たとえば，道路，それも信号機のついたところを横断する必要性を考えてみてほしい。パフォーマンスは空間的な関係によっても変化する。平らな路面，滑りやすい路面を歩く，あるいはカーブに近づくかどうかによって，歩行は変化する。

患者は理学療法の行われる閉じた環境で歩行を学習するが，より開放的で複雑な状況で練習する機会が与えられなければ，屋外を歩くことはできないかもしれない。運動スキルを分類化することによって，セラピストは関連のあるさまざまな状況や個人個人が現実の社会に対して準備するためのトレーニングに挑戦する機会を患者に提供できる練習条件を設定する根拠を得ることができる。環境の状況の側面が変化することで練習が多様化されると，発達する運動スキルはフレキシブルで，生産的であり，運動に関する問題解決能力の形成が促される。Huxam（2001）らは，機能とGentileの分類を用いて，機能と物理的環境に関連するバランスの評価とトレーニングについて明確な例をあげている。

もう1つ興味深い点は，「筋力トレーニングから

ある特定の行動のパフォーマンスへの転移」の問題である。数年前に，Thorndike は転移とはまったく同じ要素がある課題から別の課題に移った結果だと示唆した。その後，健常者に関する運動学習と運動科学に関する文献は，転移は同じ動的な特性に伴う課題間でおこるというエビデンスが与えられた（Oxendine 1984, Gottlieb ら 1988）。臨床的文献では，これは障害者でもおこることが示されている（Nugent ら 1994, Sherrington, Lord 1997）。この問題は第 7 章で論じている。

練習

運動学習に関する文献から，一般的に，獲得すべき動作はその全体（課題特異的練習）を練習すべきであることは明らかである。これは動作のある構成要素は往々にしてそれに先行する構成要素に依存しているためである。歩行に関するいくつかの研究によると，立脚終期の push off 時における足底屈筋のパワーの発生がステップ長の点から後続の遊脚相にとって重要であることが証明されている。歩行周期の一部として，足の底屈筋における力の発生は，歩行速度にも影響を与え，効率のよいエネルギー交換の方法を保障する（Winter 1983, Olney ら 1986）。これらのメカニズムは歩行それ自体の練習を通じて最適化されるようになる。筋力トレーニングの文献でも，ある活動に特異的な筋力が閾値以上であれば，エクササイズは獲得すべき動作にできるだけ近似していることが必要であるということが明らかにされている。

なぜ，ある動作のパフォーマンスにおける機能的改善が，動作そのものを行うことに依存するかということについては，数多くの理由がある。にもかかわらず，リハビリテーションでは，患者が部分的な練習，たとえば下位の課題を練習することに時間をかけることが必要な場合もある。1 つの重要な問題は，動作のどの構成要素の一部を個別に練習するか決定することである。患者が，足の底屈筋を push off 時に必要な力と適切なタイミングで活動させることができない場合には，これらの筋を強化するために反復抵抗運動が必要となる。そして，こうした下位の課題の練習はトレーニング中の歩行に組み込まれている。

個人が筋力低下によってある動作の遂行が困難で，非常に非効率的な代償を用いなければその動作を練習できない場合，課題あるいは環境を修正することが課題の困難さを軽くする 1 つの方法である。このように修正することによって，動作を単純化した形式で練習することが可能となる。いすの高さを上げることによって，必要な下肢筋力を減少させ，麻痺側下肢にある程度体重をかけ，あるいは両下肢に均等に体重をかけて起立・着座することが可能となる。すなわち，筋力がきわめて弱い患者でも部分的に体重を支持し，トレッドミル上を歩行することで，遊脚相に介助が与えられれば早期に歩行練習が可能となる。また，スプリントやストラップを用いて機械的に不適切な運動を制約することによって，膝の過伸展をおこすような制御を失うことなく下肢への体重負荷練習が可能となる（図 1-6）。

筋力トレーニングの場合もスキルの発達の場合も，"反復すること" が練習の 1 つの重要な側面である。運動や動作の練習を反復することによって，関与する筋の収縮を促進し，健常者の場合であっても，障害者の場合にもパフォーマンスは改善する（Asanuma, Keller 1991, Butefisch ら 1995, Dean, Shepherd 1997）。患者がある動作を遂行する最適な方法を発達させるには，何千回もの反復が必要な場合もある（Bernstein in Latash, Latash 1994）。伝統的な理学療法では，スキルの獲得に関する反復的な要素は無視されるが，これは運動リハビリテーションでは本質的に欠くことのできない要素なのである（Butefisch ら 1995）。

リハビリテーションの初期の段階では，ある運動や動作の一部を反復練習することが筋力を増強し，分節的な結合を行う筋の共同作用による協調性を鍛えるのに必要となる。反復練習中は，セラピストは患者の動機づけを維持すべきである。この場合，たとえば，反復回数を数えたり（カウンターを準備して），あるいは筋力や速度の増加について，練習

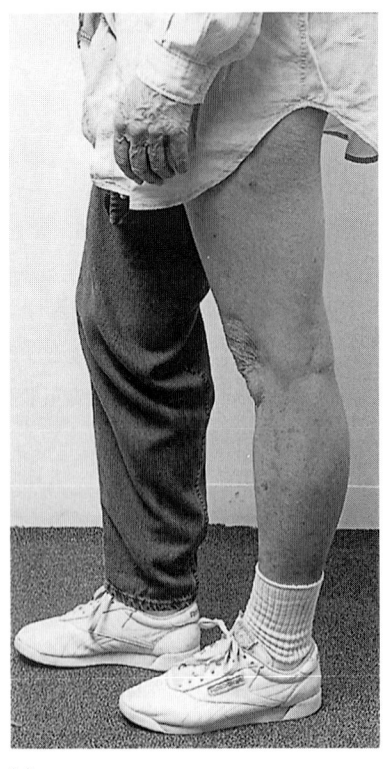

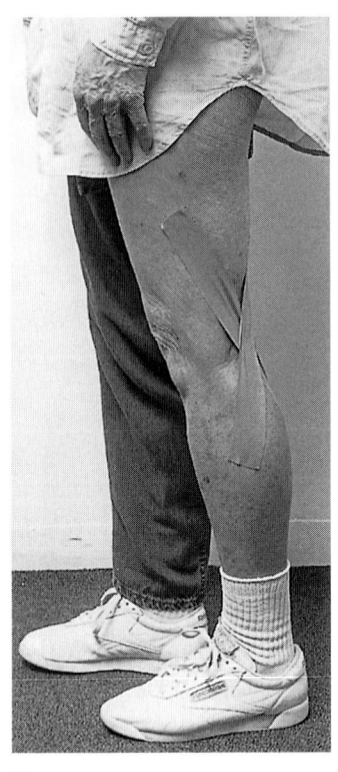

図1-6 (a) 膝が過伸展をおこす傾向が膝の後面を横断するストラップを貼ることによって抑えられる。
(b) このようにして，大腿と下腿が一直線上になって下肢に体重を負荷できるようになる。その結果，下肢の伸筋の活動が促進される。

の効果に関する具体的なフィードバックを与えることである。筋疲労によってパフォーマンスが低下しても，学習は持続していることを患者に説明することが有用であろう。休息や容易な課題や別の課題に移行した後ではパフォーマンスは明らかに改善する。

スキルの獲得には反復したり，集約したりするだけでなく，工夫したり，進歩したりすることも含まれる（Whiting 1980）。すなわち，ある特定のタイプの"反復を伴わない反復"である（Bernstein 1967）。このように，スキルの獲得には環境からもたらされる運動の問題を解決する能力が含まれる。患者は異なった課題や環境で運動を練習する機会がこの柔軟性を発達させるために必要となる。

練習はスペクトルの一方では明らかな身体的練習から，他方では暗に示した（隠在的）あるいはメンタルプラクティスまでの1つの連続体と考えることができる。"メンタルプラクティス"は，体や手足の目に見えてわかる運動を伴わない身体的動作を精神的にリハーサルを行うために想像を利用する1つの技術である。健常者におけるメンタルプラクティスの効果に関するメタアナリシスによる研究によると，一般に，報告された効果は一定ではないものの，メンタルプラクティスはそれをまったく行わないよりは有効である。メンタルプラクティスは，個人がいったん運動のトポロジー効果（位相）に関する基本的理解が進み，身体的練習と組み合わせた場合に最も効果的となる傾向をもつ。健常者ではメンタルプラクティスが適切な筋や神経ネットワークを活性化し，適切な協調性パターンを定着させ

かつ強化するのに役立っているという経験的に立証された根拠がいくつかある（Magill 2001）。

リハビリテーションにおけるメンタルプラクティスは，コミュニケーションや認知障害がなく，その意味を理解できる患者にのみ適しているとも考えられる。患者が頭の中でリハーサルすべき運動の詳細を理解していることを確認できるだけの時間をとるべきである。動作のデモンストレーション（演示）を観察することによって，患者は行うべき動作の像を頭の中に描きやすくなる。患者は自分が何をイメージしているか，繰り返し思いおこすことができ，参考のために動作の写真や描画をもつことができる。記憶を想起するためのステップとして利用されるリストや録音テープも利用すべきである。また，メンタルプラクティスは，患者の筋活動がきわめてわずかな場合に運動トレーニングに果たすべき役割をもっている。それはスケジュールに組み込まれたトレーニングセッション以外の時間を最大限に有効利用する手段でもある（Van Leeuwen, Inglis 1998, Pageら 2001）。

要約すると，経験や使用依存的トレーニングが脳の再組織化を肯定的，あるいは否定的に促進するとすれば，リハビリテーションユニットは次のような点を与えてくれる。
- 社会的交流や積極的な参加を促進する刺激的で，やる気をおこさせるような環境
- 運動パフォーマンスとスキルを最大化するための集中的で，特定の状況に合ったエクササイズやトレーニングのための施設
- 治療の多様な供給のしかた，すなわち，運動器具や電気補助具を用いた集団やサーキットトレーニングなど

運動学習理論や，さらに詳細な研究についてはレビューを参照のこと（例：Gentile 2000, Magill 2001）。

4 測定法

脳卒中後の患者のリハビリテーションはヘルスケアシステムに対して大きな課題を残している。人道的な関心と同等に，もしくはそれ以上に，脳卒中リハビリテーションにおける費用—便益の関係から，ヘルスケアコミュニティが提供するサービスに対して自ら責任を負う必要性が増大している（Keith 1995）。

脳卒中に焦点を合わせたリハビリテーションの有用性に関しては継続して議論されているものの，このプログラムを行った患者が一般的なプログラムで行った場合よりも優れた効果を明確に示すものはない。この議論にかかわった人々の間では治療のエビデンスだけではなく，脳卒中リハビリテーションの利点を提示する必要があるという点で一致している（Mauritz 1990）。

臨床的なリハビリテーション研究における主要な問題は，使用された測定指標が一致しないこと，および患者群と介入群の両群における異質性の量である。異なる研究，施設や国々から有益なデータの比較を行うことは困難である。いくつかの十分なエビデンスのある帰結測定（outcome measures）をまとめることによって，脳卒中リハビリテーションの有用性と，妥当性と信頼性のある測定指標を確認する既存のテキストを検討する際に役立つであろう。リハビリテーション研究の有用性の根拠は行われた治療の詳細と，リハビリテーションで用いられる方法と機能的帰結を連結するために患者群を含めることにかかっている。

エビデンスに基づいた実践（Herbertら 2001 参照）は「われわれの患者に最も実行可能なケアを供与することの倫理的な要請に応える」（Sherringtonら 2001）ための1つの重要な方略である。質的および量的研究では，測定が重要な役割を演じ，エビデンスに基づく臨床実践を発展させることに大きく寄与する。介入効果に関する最も高いエビデンスは，無作為化対照試験と系統的レビューによって得られる[1]。The Physiotherapy Evidence Database[2]

---

[1] www.cochranelibrary.net
[2] ptwww.fhs.usyd.edu.au /pedro

は，理学療法に関連したあらゆる無作為化対照試験と系統的レビューのインターネット上のデータベースである。理学療法の臨床家は確実にエビデンスを実践することがきわめて重要であると指摘するSherringtonら（2001）に賛同している。さらに臨床家の責務は客観的なデータを収集することである。理学療法が主として，個人の動作のパフォーマンスを改善するためのトレーニングと関連することから，運動パフォーマンスが測定の中心となる。

▶ 運動パフォーマンスの測定指標

　患者の経過を記録し，よりよい帰結に導くために，介入の効果を体系的に検討することが，日々の臨床実践では不可欠である。多くの理学療法士は自分の治療方法を体系的に評価することはせず，その結果，自分の仕事に関する客観的なフィードバックを得ることもないことを事例研究は示している。

　カナダの理学療法士に関する最近の追跡調査による興味深い知見が得られている（Kayら2001）。測定方法に関する継続教育を受けた後には，調査されたセラピストは前回よりも帰結の測定の複雑さに意識が向けられていた（1992）。しかし，臨床実践を測定するのに必要な自信やスキル（技能）が不足していると彼らは報告している。信頼醸成に加えてスキルのトレーニングは臨床家が新しい行動を試み，障害に直面したときに耐えられるかどうかの主要な決定因子であるという医学的文献によるいくつかのエビデンスがある。標準化された測定方法を実施するにはトレーニングと練習が必要であることは十分理解されていないのかもしれない。

　個人の日々不可欠な動作における運動パフォーマンスの正確かつ客観的なデータ（例；測定に基づいたもの）や具体的な介入の記録を収集することが，最善の実践を展開するうえで大いに役立つ。しかし，介入の詳細な記録のない帰結の測定では，妥当性は限定されたものとなる。

　客観的な情報はトレーニングプログラムの計画や進行中の修正やバリエーションにとって重要である。収集された情報は適切なエクササイズや練習を計画するのに必要となる知識を提供し，施設内や施設間，あるいは国家間の特定な患者群に関するデータとの比較に利用できる。このような情報を収集することは最善の実践を確立するだけでなく，より効果的な介入方法が開発された場合に手法を変更する重要な手段でもある。

　使用する測定手段には，機能的な検査や実験室の検査の両者が含まれ，いずれも取り組んでいる問題や検査装置の有用性や技術的な専門知識がどれだけ利用できるかということにもよる。データは理学療法開始時，リハビリテーションの間，退院時，さらにフォローアップ時に収集される。リハビリテーションから退院後の習得したことの保持や，個人が家庭や地域でどの程度機能しているかというようなフォローアップ時の測定は，真の帰結に関する情報を提供するために必要となる。健康ニーズや健康状態に関する適切な測定指標は以下に記載してある。

　機能的パフォーマンスにおける変化を評価するための妥当性と信頼性のある測定指標が数多くある。これらの指標は各章にガイドラインの後に記載してある。感覚，筋力テスト，心血管系の反応や可動域も含まれている。検査の導入方法に関する標準化されたプロトコルが初期の検査で遵守され，その後も繰り返し実施されなければならない。テストの特性を知るうえで類似の検査は，天井効果や床効果における運動パフォーマンスの変化を追っていく臨床的に有用な測定指標の中心となるグループを将来選択するのに役立つ（例：Bernhardtら1998）。

▶ 機能的帰結

包括的指標

　機能的帰結は通常，Berthel Index（Mahoney, Barthel 1965, Wade 1992）やFunctional Independence Measure（FIM）（Grangerら1986）のような包括的指標で測定される。これらの指標は，主として自立度（例；介助の必要性）に焦点を当てたものであり，社会的側面や情緒的側面，あるいは患者の主観的QOLは含まれない。これらの要素は軽視

QOL（生活の質）

Sickness Impact Profile（SIP）（Bergnerら1981）はQOLを評価するための最も広く利用される測定指標の1つである。原法では136項目が含まれる。短い，脳卒中に特化した，30項目版（SA-SIP30）は最近になって開発されたもので，脳卒中後の患者中心的帰結を評価するための実用性が高く，妥当性のある測定指標であることがわかっている（van Stratenら1997）。下位の区分には，身体ケアと運動，社会的交流，動作，コミュニケーション，情緒的行為，家事の管理，行動の変容，移動が含まれる。Nottingham Health Profileは，健康上のニーズや帰結に関するもう1つの短く，簡便な測定指標である（Huntら1985）。

Human Activity Profile（HAP）は高い活動水準（例：休憩を入れて5分間カーペットに掃除機をかける；立ち止まらずに2マイル歩行する）から広範囲にわたるエネルギー必要量（例：介助なしによるいすやベッドからの出入り）にわたって，94の活動についてサンプリングを行っている。この項目は代謝当量の予測値に基づいており，活動水準の変化の迅速にかつ有意義な測定を可能にしている。回答者は次の3つの答えから1つを各項目について答える。「活動を現在も行っている」「この活動を中止した」「この活動は行ったことがない」（Fix, Daughton 1988）。

自己効力感

患者の満足度（自己効力感）もこれまでリハビリテーションではほとんど注目されなかった。患者からのインプットは，リハビリテーション中の患者の期待や経験などのような問題について求められる。匿名ですべての項目に記入された質問紙を参考にし，運動やトレーニングプログラムのようなリハビリテーションの諸側面の価値に関する個人の認識の指標を引き出すことができる。患者はリハビリテーション中の自分の経験を評価するように問われることはめったにないが，脳卒中で生存した個人によって書かれた洞察に満ちた出版物がある（例：Brodal 1973, Hewson 1996, McCrum 1998, Smits, Smith-Boone 2000）。

結論として，臨床家は自分たちが最新の知識をもっており，現在最善と考えられている治療を行うにあたって，患者の達成限界を伸ばすことにかかわっていくのだと決心をしていれば，満足感を覚えるはずである。これはすべて，組織化された体系的な治療計画と，客観的なデータの収集によって可能となる。この結果はより情報に富んだものであり，主観的でバイアスを受けやすい観察よりも満足のいくものである。理学療法介入の内容，頻度，処方量や強度とともに運動パラメータにおける量的な変化を記録しているより多くの臨床調査に目を通すことで自信が与えられる。

5　サーキットトレーニング：組織化の例

図1-7はニューサウスウェールズ病院の理学療法部門において現在行われている下肢に対する，外来サーキットクラスである。ワークステーションには，横歩き，立位バランス，ステップアップ（段）への踏み出し，階段昇降が含まれる。図1-8～1-10はそれぞれ，特定のステーションにおける作業を行っている。彼らは，6週間クラスに参加し，プログラムへの参加開始時，終了時に加えて6か月と12か月のフォローアップ期間にも機能的パフォーマンスが測定される（図1-11）。クラスに関する詳細が載った小冊子（図1-12）と，家で練習すべき運動の図表の入った指示や頻度の説明書，および患者が実施したことを記録する用紙の入ったフォルダーが参加者に配られる。写真はイラワラ地域保健サービスのF. Mackey氏とその同僚の方々のご好意によって提供していただいた。

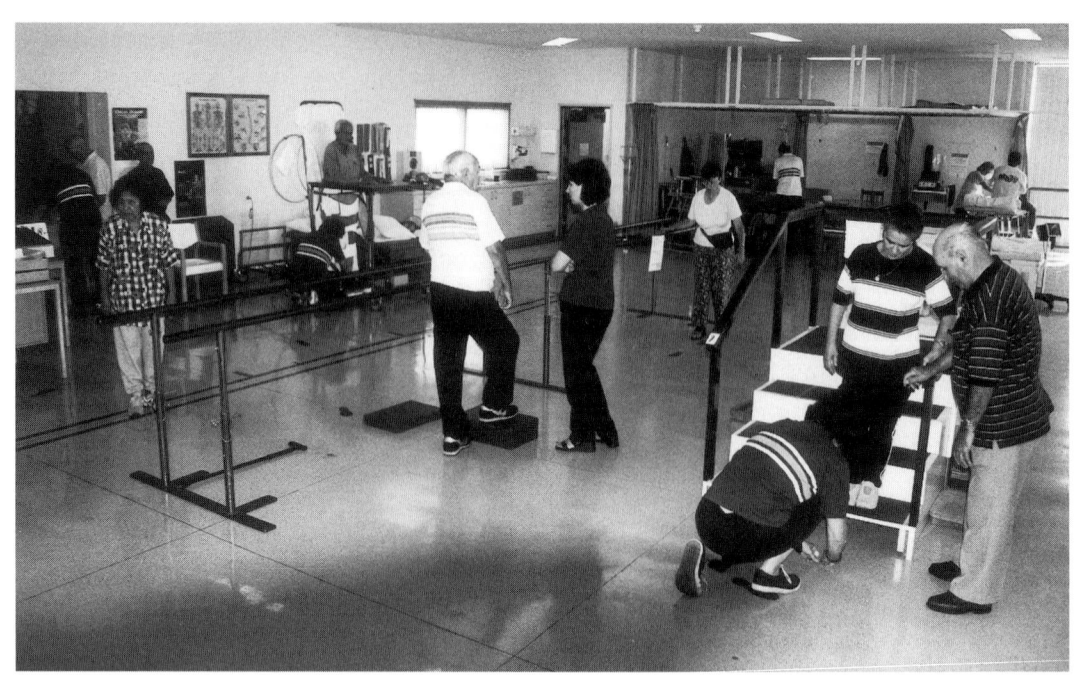

図1-7 下肢サーキットクラスの概観

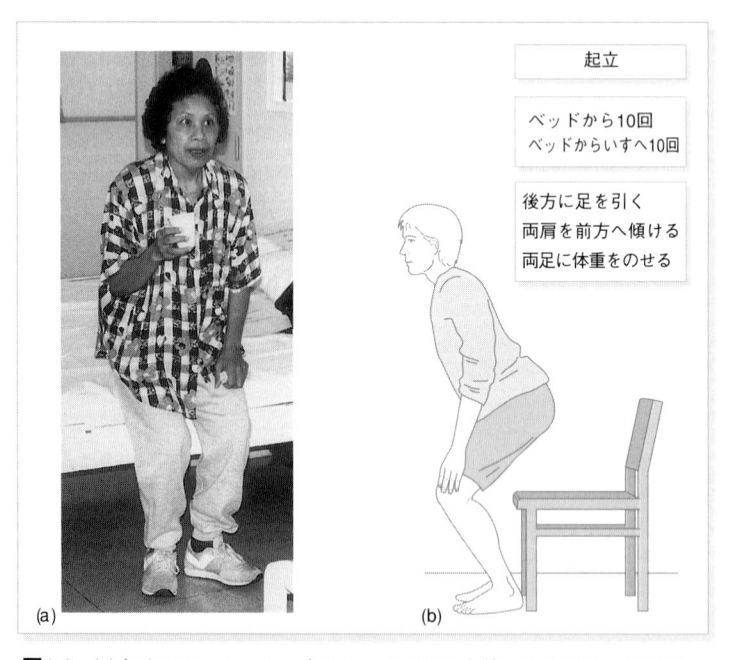

図1-8 (a)起立ステーション：水の入ったグラスを持つことによってバランスへのニードを強化する。
(b)枠内は行うべき動作と反復回数を図示している。

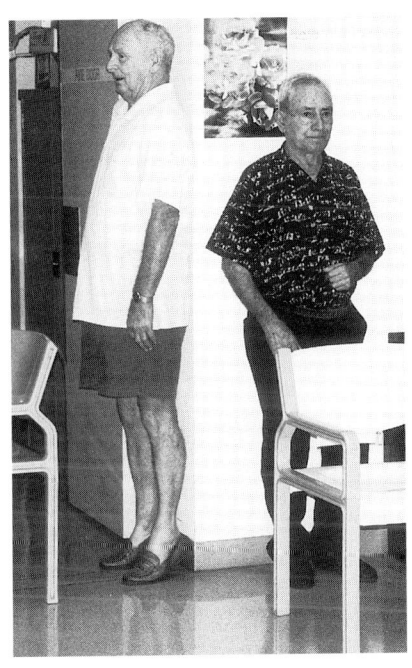

図1-9 別の2つのステーション
　左：壁に背中を付け，踵を上げ下げする
　右：壁に対して修正したスクワット

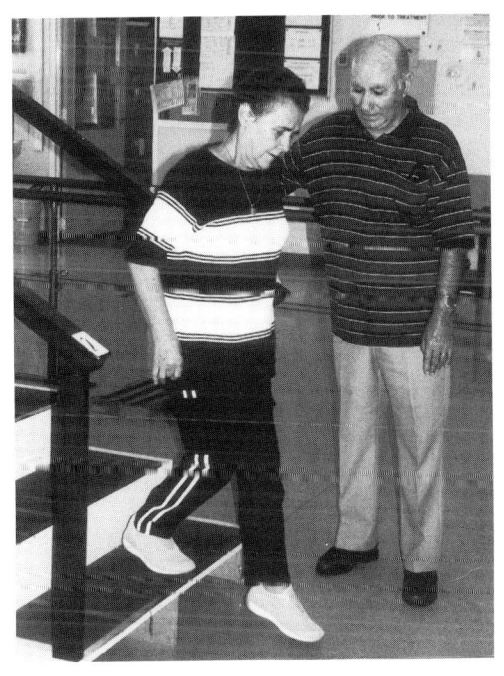

図1-10 階段ステーションで，参加者の夫が練習を監督している。

```
┌─────────────────────────────────────────────────────────┐
│             下肢サーキットクラス―評価                    │
│ ┌─────────────────────────────────────────────────────┐ │
│ │ 日付                                                │ │
│ ├─────────────────────────────────────────────────────┤ │
│ │ 1. 診断名                                           │ │
│ │ 2. 発症日              1回目の脳卒中発作   有・無   │ │
│ │ 3. 使用薬物                                         │ │
│ │ 4. 関連する病歴／注意事項                           │ │
│ │                                                     │ │
│ │ 5. 生年月日                                         │ │
│ │ 6. 性                                               │ │
│ │ 7. 国籍              通訳の必要の有無     有・無    │ │
│ │ 8. 住所／郵便番号                                   │ │
│ │ 9. 一般診療医                                       │ │
│ │ 10. 10 m歩行（歩行補助具あり）（歩行補助具なし）    │ │
│ │ 11. Timed Up and Go test                            │ │
│ │ 12. 10回のstep  昇り                                │ │
│ │               降り                                  │ │
│ │ 13. 6分間歩行                                       │ │
│ │ 14. ステップテスト  （左）    （右）                │ │
│ │ 署名                                                │ │
│ │ 氏名（活字体）                                      │ │
│ └─────────────────────────────────────────────────────┘ │
│            下肢サーキットクラス―再評価                  │
│ ┌─────────────────────────────────────────────────────┐ │
│ │ 日付              セッション番号                    │ │
│ ├─────────────────────────────────────────────────────┤ │
│ │ 1. 10 m歩行（歩行補助具あり）（歩行補助具なし）     │ │
│ │ 2. Timed Up and Go test                             │ │
│ │ 3. 10回のstep  昇り                                 │ │
│ │              降り                                   │ │
│ │ 4. 6分間歩行                                        │ │
│ │ 5. ステップテスト  （左）    （右）                 │ │
│ │ 6か月後              12か月後                       │ │
│ │ 署名                                                │ │
│ │ 氏名（活字体）                                      │ │
│ └─────────────────────────────────────────────────────┘ │
└─────────────────────────────────────────────────────────┘
```

図1-11　データ収集の用紙
　　　（理学療法部のF. Mackey氏のご厚意による）

下肢のサーキットクラスとは何ですか？
これは運動クラスの1つで次のことを目的としています。
　a）立ち上がり，バランスや歩行の能力を改善すること
　b）階段の昇り降りの能力を改善すること
　c）フィットネスと長い距離を歩く能力を改善すること

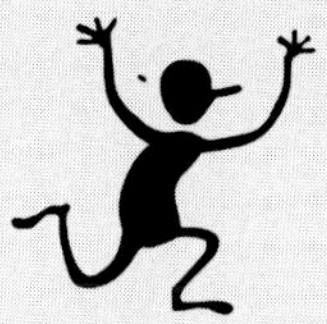

何をしたらよいですか？
・ウオーミングアップのため，5〜6分快適なペースで歩きます。
・下腿（ふくらはぎ）の筋をストレッチします。
・一連の8か所のワークステーションや運動を行います。1か所のワークステーションでは3〜5分間運動を行い，次のワークステーションに進み，8か所すべてのワークステーションが完了するまで続けます。
・そして最後に屋内や屋外の歩行，坂道や階段や草の上を歩きます。

このクラスはいつ行われるのですか？
クラスは月曜と木曜の午前9時から，6週間にわたって行われます。

このクラスには何名の人がいるのですか？
各クラスにおよそ4〜8名の参加者がいて，2名のスタッフがついてグループの指導にあたります。

自分自身で運動するのですか？
はい。2名のスタッフのセラピストが何をしたらよいか，アドバイスいたします。各ステーションで何をしたらよいか図表がありますし，セラピストがついて，あるいはつかずに各ワークステーションで時間が過ごせます。半監視型の練習が重要で，どのように家で練習し続けるかということを学ぶのに役立つものと私どもは考えています。

パートナーも一緒に参加できますか？
はい。皆さんが各セッションを終了するのを援助することに関心がある方が参加されるのは歓迎いたします。これは皆さんが自宅で練習する場合にも役立ちます。パートナーに出席いただかずに練習する場合も時々あります。

パートナーが参加できなければ，不利になりますか？
いいえ，私たちは皆さんに各ワークステーションで何を行えばよいか理解していただき，またご自宅で安全に練習していただけるように努めています。

何を着たらよいですか？
快適な服装と靴を着用してください。通常，ショートパンツかスポーツウェア，Tシャツ，ウオーキングシューズ，外出する場合に防寒着の着用をおすすめします。

病院で送迎してくれますか？
当院のバスで一部の方の送迎をさせていただくことができます。多くの場合，可能であれば，代替の送迎方法を探すよう努めております。

自宅で練習する必要がありますか？
はい。最大限に回復するために自宅で練習しなくてはなりません。
どんな運動であれば，自宅で安全に続けられるか，セラピストがお話しいたします。このクラスが終了しても，行ってきた運動を自宅で継続することが重要です。

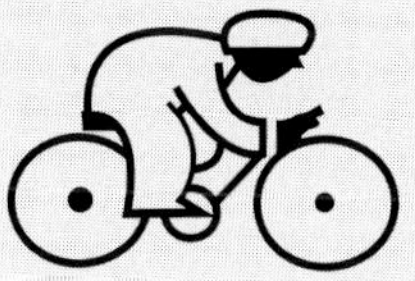

通訳を利用できますか？
はい。ほとんどの言語の通訳が利用できます。

理学療法についてのお願い
1．約束の時間通りにお越しください。
2．約束した時間通りに来ることが難しい場合や欠席される場合には，理学療法部までご連絡ください（電話＊＊＊＊＊）。<u>2回参加されませんと，自動的に退会となり，紹介した医師に連絡が行きます</u>。

プログラムに何か不明な点がございましたら，セラピストにご相談ください。

図1-12 説明用の小冊子
　　　（理学療法部のF. Mackey氏のご厚意による）

第2部 トレーニングのガイドライン

第2章　バランス　31
第3章　歩行　64
第4章　起立動作と着座動作　106
第5章　リーチングと手の操作　129

2 バランス

1. はじめに　31
2. 生体力学的記述　33
    立位における動作中のバランス　33
    座位における動作中のバランス　36
    身体の移動中のバランス　37
3. 加齢による変化　40
4. 座位および立位における運動パフォーマンスの分析　42
    研究による知見　42
    観察による分析　45
5. トレーニングのためのガイドライン　46
    座位バランス　48
    立位バランス　51
    軟部組織の伸張　61
    筋力トレーニング　61
6. 測定　61
    機能テスト　62
    生体力学的テスト　63

1 はじめに

　バランスの障害，特に立位におけるそれは脳卒中の壊滅的な結果である。これは，さまざまな課題や環境条件のもとで，支持基底面上に身体のバランスをとる能力が日常生活のなかで最も重要な運動制御因子の1つであるからである。バランスをとるための運動をトレーニングすることはリハビリテーションの最も重要な部分であるともいえる。

　バランスには，関節や支持基底面を支持したうえで，連結した身体の分節の運動を制御することが含まれる（MacKinnon, Winter 1993）。日常の動作を効果的かつ効率的に遂行することを可能にしているのは，支持基底面に関連した身体のバランスをとる能力によるものである。このような動作の多くには，立位または座位時のリーチの際や課題遂行時に，両下肢で身体を支持したり，移動させたりすること，また立ち上がるために身体を上げ下ろしすること，あるいは，歩行時にある場所からある場所へ身体を移動させることが含まれる。時には私たちはじっと立ったままでいることもある。しかし，呼吸したり，振り向いたりするような単純な動作でさえ，通常は足の関節や股関節で，筋活動や，ほとんど検出できないほど小さな運動によって対抗する重心線上の振動によって特徴づけられる（Bouisset, Duchenne 1994, Vandevoort 1999）。バランスをとったり，安定した姿勢を維持したりする能力は，運動スキルの実行を統合することであり，遂行された動作やそれが実行されている環境と分離することはできない（Carr, Shepherd 1998）。

　1つの分節上を他の分節が動くように結合した分節間の動的な相互作用を制御することはバランス制御の重要な役割の1つである（Nashner, McCollum 1985, Yangら）。特に私たちが自由に動き回る際にバランスを維持するというおのおのの分節は順番に作用しあうので，バランス能力の維持に関するメカニカルな問題は中枢神経系（central nervous system；CNS）にとっては特に難問である。Ghez

(1991) は姿勢を維持したり，動くためには必要な一連の調節というものがあり，それには次の3つの目標があると述べている．
- 重力や他の外部の力に抗して身体を支持すること
- 支持基底面上に正しいアライメントがとれ，しかもバランスのとれた身体の質量中心を維持すること
- 他の部分を動かしながら，身体の各部を固定すること

バランスを保持したり，取り直すために，これらの姿勢調節は筋活動や分節の運動によって生じる．これは内部のメカニズムに関するもの（例：筋力，視覚，触覚，固有受容感覚，前庭感覚入力）と動作がおこるその環境に関するものとの両者の結果である（Slobounov, Newell 1993）．立位では，身体の質量中心（centre of body mass；CBM）を安定限界内すなわち支持基底面内に保持するよう中枢神経系が機能し，支持基底面の境界を越えてしまうと一歩踏み出すなどして新たな基底面をつくらなければバランスを保つことができずに転倒してしまう．私たちが足を一歩踏み出すかどうかは，支持基底面に対応した身体の質量中心の位置だけでなく，支持基底面を越えて身体を動かす際の質量中心の水平速度にもよると思われる（Pai, Patton 1997）．私たちがバランスに対して恐怖を感じたり，視覚入力を誤って解釈したり，恐怖や不安を経験したりすれば，私たちが認識している安定限界は実際とは異なっているのかもしれない．

感覚入力の役割は意見の分かれるところであるが，状況を理解するために重要な感覚情報というものは，ある行動や環境に対して調節されているということは明らかである．感覚系における冗長性によって，あるシステムが機能障害をおこした場合に代償が可能となる（Winter ら 1990）．しかし，視覚入力はバランス制御に特に重要であり，私たちが関係している外界に関する情報を与えてくれ，近づきつつある外乱を予測することが可能になる．たとえば，視覚によっては，私たちがカーブに近づいたことを判断し，歩幅を適切な位置に調節するタイミングを判断できる（Patla 1997）．視覚は私たち自身が垂直方向に姿勢を維持するために必要で，支持基底面が小さい場合やスキルの水準が低い場合に特に重要となる（Slobounov, Newell 1993）．両足の足底からの皮膚感覚入力は，私たちが立位をとったり，ステップ動作を制御するのに重要である（Do ら 1990）．

関連する情報に注意を払うこともまた重要であり，特にバランスをとることが難しい課題である場合にはそうである（Gentile 2000）．もし注意を2つの課題に払うとなると，高齢者や（Chen ら 1996）脳卒中後のバランスの不良な者にとって問題となる．1つの課題に対して注意を維持したり，注意が損なわれるのを避ける能力は脳卒中後のバランス能力と関連があると考えられる（Stapleton ら 2001）．

私たちが日常活動を続けるうえで，姿勢システム（postural system）は3つの主要な課題を満たさなくてはならない．すなわち，安定した姿勢を維持すること，目標指向的な運動を行ううえで必要かつ，その運動状況によって適応がきくような姿勢調節を働かせること，さらに，突然の，あるいは予期せぬ出来事によってバランスを崩しそうになった場合に，迅速かつ適切に反応することである．日常生活で私たちがかかわる機能的な動作は，常に自分たちがおかれている（身体のアライメントの）位置や課題の要求に従って，分節的な連結に対してさまざまなメカニカルでしかも機能的な要求を課している．外部から加えられた不安定性をおこす力に反応すること（移動する歩道に立つ，雑踏の中で押される）や，ある場所から別の場所に身体を移動する（歩行，立ち上がり）によって，さまざまな要求がおこる．そのため，筋活動のパターンや分節的運動（どのような関節運動がおこるか，どの筋が主動筋あるいは共同筋として作用するか）もまた異なる．言い換えると，姿勢調節は課題と背景に特異的であり，これは多くの研究室や臨床研究で繰り返し得られた所見である（Dietz ら 1984, Horak, Nashner 1986, Do ら 1990, Eng ら 1992）．

私たちがスキルを必要とするすべての活動を通じて，スキルの一部としてバランスを保持している。私たちが転倒するのは予期せぬ出来事がおこり，目に入らなかったり気づかなかった障害物につまずいて迅速に反応できなかった場合，あるいは，パフォーマンス能力の限界まで無理してバランスを崩した場合である。転倒の可能性は，虚弱な者や神経筋や感覚系に影響を与えるような機能障害が存在することで増大する。これは，このような条件のもとでは，本来遂行される活動がもはや効果的に遂行されないためである。

良好なバランスのための主要な必要条件は，バランスがとれているという正確な感覚と，適切なタイミングですばやく力を発揮する筋力（特に下肢筋力），そして伸展可能な筋，すなわち，こわばりや短縮のない筋である。関与するこのシステムは適応的でなければならない。これはバランスコントロールには内部および外部環境の両者による変化に私たちの運動を適合させる能力が必要となるからである。

バランスを保持するために私たちが行う調整は柔軟で，変化に富んでいる。したがって，"平衡反応（equilibrium reactions）"，"バランス反応（balance reactions）"，"姿勢反射（postural reflexes）"という用語は，半世紀前から科学論文上で理学療法に使われ，バランステストや理学療法の目標として現在も利用されている（de Weerdt, Spaepen 1999）が，これらがスキルの高い，目的をもった運動中のバランス制御について説明できないことは明らかである。姿勢バランス調節の特異性を反映しているこれらの用語は，バランス反応が外乱に対する反応としてのみではなく，随意運動の事前準備をしている時や運動中にも行われているという事実から，本質的には反射に基づいた，しかも反作用的なものであるという古い考え方を反映している。患者は日常生活で遭遇する種々の条件のもとでバランスを保持する相当なスキルを再獲得する必要があり，その大部分に四肢や身体の意図的な運動が含まれる。

神経の傷害後に機能的な動作を遂行する能力を再獲得することは，そのほとんどが支持基底面上で身体の分節のバランスをとるための学習であるといえる。しかし，集中的かつ多様なバランストレーニングは臨床では必ずしも優先すべきであるとはとらえられていない。これまで明らかにされてきたように，患者が改善するのは，日常の生活でおこる条件のもとで一通りの動作を練習し，安定性の限界の拡大に挑戦する場合であろう。これまでの研究によっても，下肢の筋が非常に弱く，身体を支持したり身体運動をコントロールできない場合には，トレーニングに集中的な下肢の筋力強化運動を含めることが重要である。

2　生体力学的記述

バランスを乱す力は，重力の影響ならびに私たちが動く際に発生する分節間の相互作用に由来する。そのため，重力および加速力は，姿勢や平衡を維持するためには制御されなければならない。以下は立位や座位，歩行中，起立，着座におけるバランスに関する調査による主要な知見を端的に記述したものである。

▶ 立位における動作中のバランス

静止立位では，身体の小さな運動がおこり，姿勢動揺（postural sway）と呼ばれるものを生じさせる。動揺の範囲や方向は両足の力の動きを計算することによって支持面で測定され，圧中心（centre of pressure；COP）で示される。静止立位における身体動揺の大きさは，足の位置や支持基底面の幅のような要因に影響を受ける（Kirbyら1987, Dayら1993, Gatevら1999）。

姿勢動揺を測定しても支持基底面上の分節的な結合内でおこる運動に関する情報は得られない（Kuo, Zajac 1993）。姿勢動揺は臨床上，バランスの評価として利用されることがあるが，姿勢動揺は機能的な姿勢の安定性に関する測定法として十分とはいえないということは記しておかなければならない（Horak 1997, Massion 1992）。バレエダンサーや

(A) 被検者はハンドルを引く　(B) 肩を固定してハンドルを引く　(C) 肩を固定してハンドルを引く　(D) プラットフォーム（床面）が前方に動く

腓腹筋

上腕二頭筋

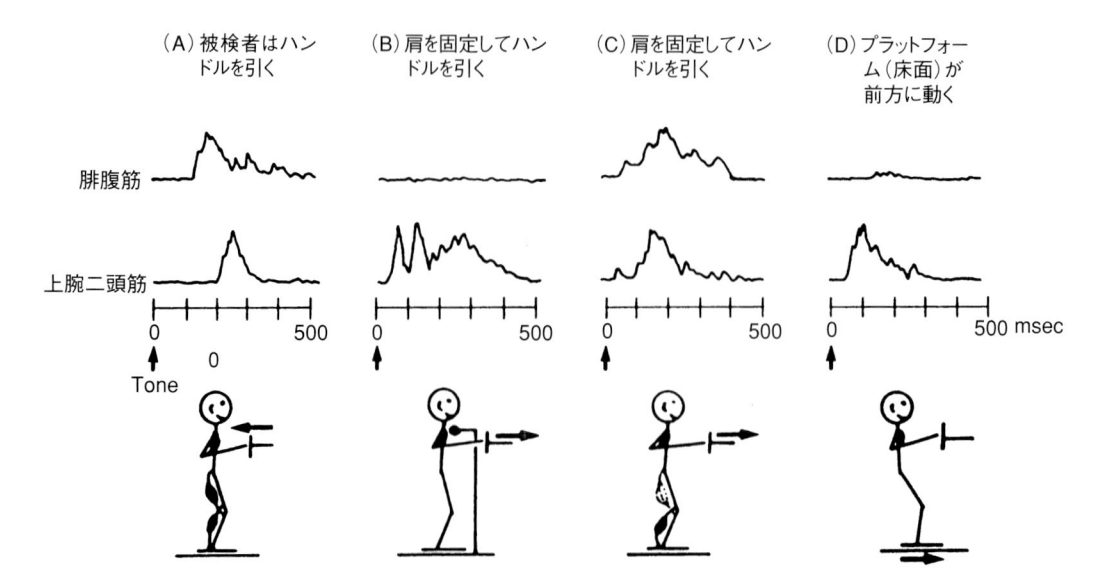

Tone

図2-1 ハンドルを握った被検者が，異なった課題を行う際の，課題および状況に特異的な上肢（上腕二頭筋）と下肢（腓腹筋）の間の協調性
(A) 被検者はハンドルを引く。(B) 胸で支持され，ハンドルが被検者から不意に離れるような運動。(C) Bと同様であるが，被検者は支持なしで立っている。(D) 不意にプラットフォームが前方に動く。
(Nashner 1983より許可を得て引用)

スポーツ選手などの健常者では，比較的大きな動揺範囲を示すが，高度に熟練したピストル競技者では引き金を引くときの動揺の程度は最小となる（Arutyunyanら1969）。

課題および環境がバランスメカニズムに及ぼす影響

立位での腕による自己開始運動に関する研究では，姿勢調節は運動中と同様，動作前におこっている（Engら1992）。こうした先行する，あるいは先を見越した姿勢調節（筋電図，フォースプレート，動作分析により確認される）は，行うべき動作によっておきると予想される身体の不安定化を最小にとどめる（Zattara, Bouisset 1988）。運動開始前の予測的，そして運動中の姿勢調節によって，身体の質量中心は支持基底面内にとどまる。上肢挙上課題では，上肢を前方に屈曲することによっておこる身体の質量中心を不安定にする潜在的な影響が，適切な下肢筋の活動によって帳消しになるという点は特筆に値する（Belenkiiら1967, Lee 1980, Cordo, Nashner 1982, Horakら1984, Nardone, Schieppati 1988）。これらの所見は分節的な連結内でおこる相互作用的な影響を明らかにしている。

姿勢調節はある動作の統合された一部であり，これは初期の身体の位置（Cordo, Nashner 1982）や支持条件（Nashner 1982），速度や運動の振幅（Horakら1984, Aruin, Latash 1996）のような要因にきわめて特異的である。**図2-1**に示された実験によって，筋活動の特異性が明らかにされ，外部からの支持の強い影響を説明している。被検者は，4つの異なった方法でハンドルを操作する（Nashner 1982）。すなわち，(A) 支持のない立位で，被検者はハンドルを引く。このバランスに対する課題によって，引く動作に先行して，上肢の筋（上腕二頭筋）の活動がおこる前に姿勢下肢筋（腓腹筋）の活動がおこる。(B) 胸の高さで支持した場合には，ハンドルが被検者から不意に引き離された場合には，最小の筋活動がおこる。これは積極的にバランスのとれた位置を保持する必要がないためである。(C) この支持が取り除かれると，下腿の筋の活動が再び明らかになる。

立位におけるバランス保持の役割を演じているの

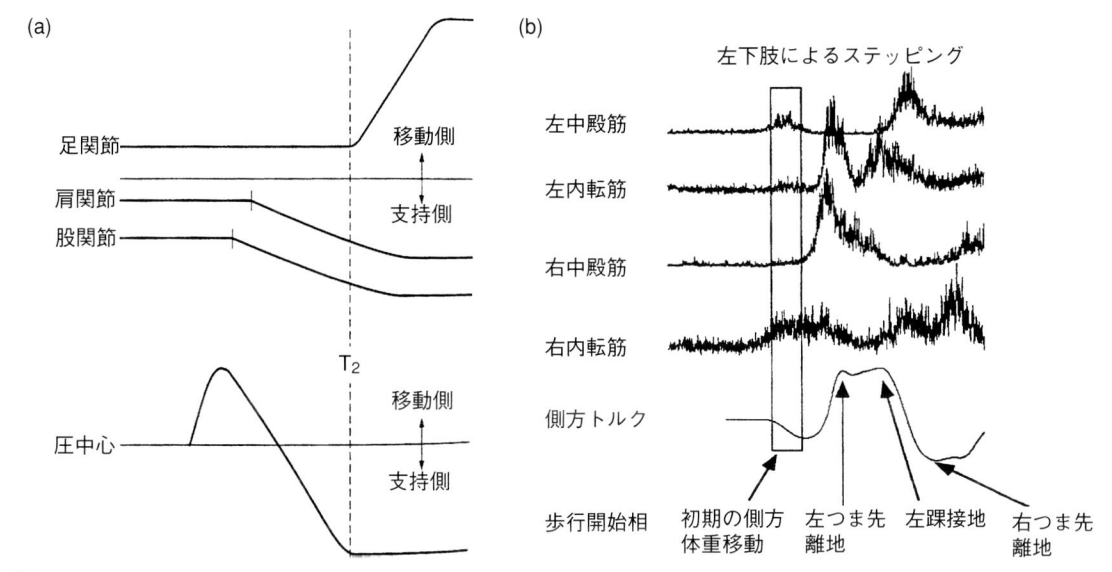

図2-2 (a) 被検者はフォースプレート上に立位をとり，右下肢を側方に持ち上げる。重心（centre of gravity ; COG）を支持脚の左下肢に移動するために，圧中心（COP）をまず右下肢（上側のピーク）の前方に動かす。次に，COP を支持側下肢へ移動する。さらに COP を支持脚の左下肢（下側のピーク）に移動させる。COP がその左下肢への運動を完了すると（グラフ上のT_2），足部が側方に持ち上がることに注目せよ（Lee ら 1995 より許可を得て引用）。

(b) 健常者の歩行開始時における左下肢によるステッピング時の EMG の可算平均。左下肢によるステッピングの前に，左の中殿筋と右の内転筋によって左下肢でステップし，体重を右へ移動させる。体重が左下肢へ移るにつれて，右の中殿筋と左の内転筋の活動はピークとなる（Kirker ら 2000 より許可を得て引用）。

は必ずしも下肢の筋だけではない。被検者が固定され，安定したハンドルにつかまっており，支持面が不意に前方に動く場合（D），下肢のわずかな収縮の前に上肢の筋の活動が始まる。すなわち，手が安定性を提供する唯一の対象物をつかんでいるため上肢の筋活動はバランスが失われることを予防するのに非常に重要である。被検者が指一本で手すりに触れているときも下肢筋の振幅が著しく低下することもまた注目される。同様の結果は，つま先を引き上げることに関する研究で報告されており（Nardone, Schieppati 1988），被検者が両側のハンドルを握ると，下肢の筋活動は減少する。

一側の下肢を支持から自由にするために身体質量が移行することに関する一群の活動が研究されてきた。そのエビデンスによると，こうした活動には似通った生体力学的特性があるように思われる。それらすべての活動に立位で一側下肢を挙上すること（Rogers, Pai 1990），歩行の開始（Kirker ら 2000），一歩を踏み出すために一側の足を上げる（Mercer,

Sahrmann 1999）ことが含まれている。これらの活動では，身体の質量中心は立脚下肢の上で側方に移動し，他側の足を持ち上げられるようにしている。この前額面上の運動はそれ自体，複雑である。このデータは，身体の質量中心が一側の支持脚の方向へ移動する何千分の1秒前に，足を持ち上げるように足圧中心が下肢を前方に移動させることを示している（**図 2-2a**）。このことは，反対側の下肢の筋活動によっても，体重が支持脚に移動することを示している（**図 2-2b**）。注目すべき点は，両下肢が側方に体重を移動することに関与しているということである（Jenner ら 1997, Holt ら 2000）。この活動には体重を側方に移動させる推進力と安定限界を超えて動かないようにするための制動力が必要となる（Rogers ら 1993）。体重を側方へ運動することに関与する姿勢調節は，主に下腿―足部（回内筋，回外筋），および大腿―骨盤（外転筋，内転筋）の連結でおこる（Winter 1995）。**図 2-2b** は左下肢におけるステップ運動時の股関節外転筋と内

転筋の活動を示している（Kirkerら2000）。

　筋活動は主要な運動を発揮することと同様，バランスの役割を演じている。特にそれは筋活動が課題や状況に特有の性質をもった運動コントロールであるということで，運動が十分にコントロールされている場合には筋同士の役割は互いに融合される。立位で行われる機能的課題について調査している別の研究グループは，この制御の複雑さを証明している。前方および後方へ体幹を屈曲させること（Thorstenssonら1985, Crennaら1987），つま先を上げること（Lipshitsら1981, Nardone, Schieppati 1988），異なった重さの箱を体を屈めて拾うこと（Commissarisら2001）に関する研究によって，予測的な姿勢調節というものが明らかにされ，それが主要な運動に先行して正常な位置に戻したり，身体の質量中心を安定させることに役立つ，明らかに動作そのものの一部であることがわかった。

　つま先立ちに関する研究によると（Lipshiftsら1981, Nardone, Schieppati 1988），前脛骨筋が身体の前方への移動にかかわる踵の挙上に先立って準備活動を行うこと，次にヒラメ筋，腓腹筋，大腿四頭筋が収縮することが示されている。下腿三頭筋が収縮することで踵が上がる。四頭筋の収縮が二関節の腓腹筋の膝に対する作用による屈曲への力に対抗し，膝を伸転位に保持する。これらの研究は比較的単純にみえる活動における複雑な筋の共同活動を示している。

　被検者は床から箱を拾い上げるために下肢を屈曲させる場合，前後方向の床反力（ground reaction forces；GRFs）の検査では，持ち上げることに先行しておこるこの調節は，持ち上げる物の重さを考慮し，リフテリィング相を最適化するよう調節される（Commissarisら2001）。このような知見は，運動制御系によって，いかにして課題や背景によって強いられるさまざまな制約に対して適応（調整）していくかということを明らかにし，また，トレーニングプロトコルにおけるさまざまな制約を伴った多様な活動を含む必要性を指摘している。

予期せぬ動揺に対する姿勢反応

　これらは，現代生活で遭遇することが多くなっている支持面の動揺について研究されてきている。このような研究や，歩行中のよろめきを検討した他の研究によって，私たちのもつ予測システムが機能しない場合に緊急のバックアップシステムを形成するバランス反応のメカニズムに関する情報を与えてくれる（Patla 1995, Huxhamら2001）。示されたのは，予期せぬ床面の動揺に対するすばやい反応である。それは方向に特異的で，下腿と足部を結合する遠位の筋が重要な役割を担っている。こうした迅速な反応でさえも状況に適応したものであるということである。

　片手，または両手を出すことはバランスが失われたときの典型的な反応の1つである。しかし，立位では，足を一歩踏み出すことが，私たちが転倒の危険を感じた場合に安定性を保証する一手段として用いられる（Maki, McIlroy 1997）。この代償によるステッピングはバランスの喪失に対しての反応としておこるだけではなく，動揺が比較的小さい場合にでも優先的におこるものと思われる（Maki, McIlroy 1998）。ステッピングはきわめて迅速に開始されるもので，正確にしかも十分にすばやくステップできないと，バランスの自信を喪失したり，リスクのある人の転倒の大きな原因となる。高齢者に関する最近のある研究によると，ステッピングの速度が遅いことに加えて，支持している下肢の中殿筋の活動の開始が遅れることによって，転倒の可能性を予測できると報告している（Brauerら2000）。

▶ 座位における動作中のバランス

　座位では，身体の質量中心は支持基底面により近く，これは立位に比べて比較的大きい。対象物へ手を伸ばすこと（リーチ）のような動作の効果的なパフォーマンスには，さまざまな大きさの座面上で座位を維持する能力だけでなく，前額面や矢状面でさまざまな動作を行いながら，通常は腕の長さ以上に両下肢の上に体重をのせバランスをとることが含まれる。下肢は体幹や骨盤を固定するのに重

要な役割を果たしている（Son ら 1988）。座位バランスに関する研究はほとんど行われていないが，明らかに，立位と同様，姿勢調節（バランスメカニズム）は，課題や環境条件に非常に特異的に行われる。

　座位で体重を支持したり，バランスをとる際の下肢の大きな役割は，速い速度と遅い速度で，腕の長さを超えたリーチに関する実験的研究から明らかである（Crosbie ら 1995, Dean ら 1999a, b）。下肢の筋は先行し，進行中の，しかも反応による姿勢調節に関係している。すばやい腕の運動に先行して，しかもその最中に，前脛骨筋が活動し，両下肢を通じて床反力が生じる。下腿（ヒラメ筋）および膝の筋活動（外側広筋，大腿二頭筋）はリーチ動作終了につれて体重の前方にブレーキをかける（Crosbie ら 1995）。リーチが自分のペースで腕の長さの範囲内で行われる場合には，下腿筋や大腿筋の積極的な役割は比較的少ない（Dean ら 1999a, b）。

　一般に，体幹筋は上肢を含む座位における運動中の姿勢安定筋として作用する。しかし，リーチ動作のように，手を目標物まで移動するために腕の長さを超えて動かす場合には，体幹はリーチ可能距離を延長するうえでの役割をも演じる。すなわち，股関節の屈曲や伸展による体幹の運動はリーチ動作に欠くことのできない部分である（Kaminski ら 1995, Dean ら 1999a, b）。私たちの到達可能な距離は大腿の支持がどのくらいあるかということに影響を受ける（Dean ら 1999b）。

　前額面における側方へのリーチ動作は，矢状面における前方へのリーチ動作よりもさらに不安定になるものと思われる。これは，支持基底面の境界に早期に到達してしまうからである。しかし，この方向における運動に関する研究はみられない。

　ベッドの端に座り両足を自由に下げている場合の上半身の動きは，床に足をつけている場合に比べて少ない。すなわち，安定の限界は両足で支持している場合と比べて，両足を支持しない場合のほうが，はるかに速やかに到達するからである。そのため，両足を支持しない場合には活発な活動ができる可能性が小さい（Chari, Kirby 1986）。この位置では，大腿と骨盤を連結している筋（例：腸腰筋，大腿直筋，大殿筋）が重要になる。両足が床に接しているかどうかにかかわらず，骨盤と体幹を連結している筋（脊柱の屈曲と伸展）が，座位で行われる活動中の体幹と頭部の適切なアライメントと安定性を保証する。

▶ 身体の移動中のバランス

歩行

　課題および環境の背景における変化は歩行中のバランス機構に影響を与える。たとえば，バランスは暗い部屋を歩いたり，通りを横断したりする場合により問題になる（Huxham ら 2001）。砂の上や氷の上，あるいは動く路面を歩く場合にバランスを失わないようにしなければならない。視覚は環境の特性に関する入力を与える際に特に重要な役割を演じており，これには環境内でおこる変化が含まれ，予測的調整や回避戦略を立てるのに不可欠である。

　姿勢調節の特異性を考えると，歩行中のバランス制御が立位におけるバランス制御とは異なることは驚くにあたらない。立位では目標が支持基底面内に重心（centre of gravity；COG）を維持することであるが，歩行は本質的に制御された不安定性である。重心はそれぞれの足の内側縁に沿って前方に移動し，両側に2cm以内の振幅で行ったり来たりし，身体はずっと片脚支持で不安定な状況にあることになる（Mackinnon, Winter 1993）（p.66 図3-1）。両下肢支持期は特に安定しているわけではない。これは両足がいずれも地面に平らに接地しているわけではないためである（Winter ら 1990）。足の接地後に足の位置をコントロールすることが安定性のために重要である（MacKinnon, Winter 1993）。

　立位の間に上肢の動的バランスを制御し，遊脚相（つま先離れと足部の接地）の間に安全に足を運ぶことは，中枢神経系にとって特別な課題となる。大きな上半身（頭部，上肢，体幹）は体全体の2/3を構成し，身体の質量中心は地面から身長

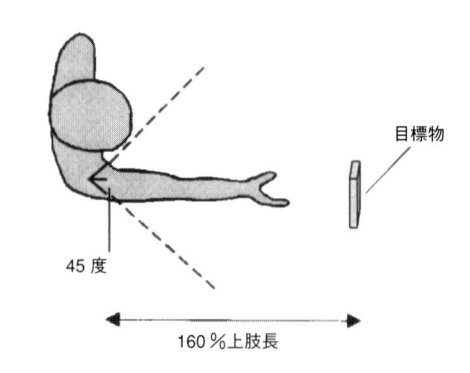

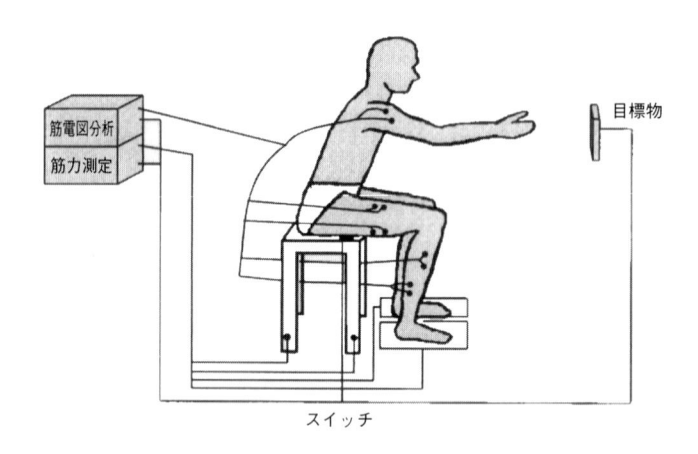

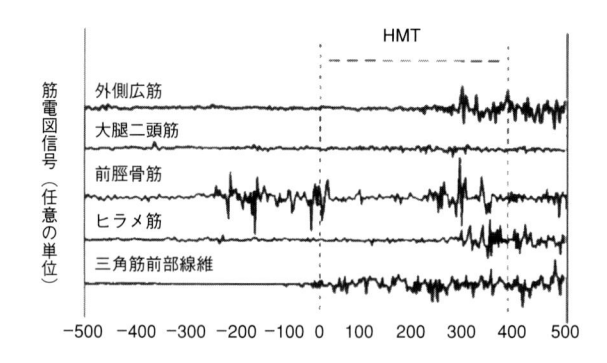

図2-3 右腕で目標物にすばやく手を伸ばす。1名の被検者の試行による、典型的な前方リーチにおける外側広筋、大腿二頭筋、前脛骨筋、ヒラメ筋、三角筋前部線維のEMG波形を示す。

の約2/3の高さに位置している。したがって，歩行では両支持脚上で体全体の運動を複雑に制御することが要求される。バランスは障害物を越えて足を踏み出す場合に特に問題となる。これは前に出した足と後に続く足のつま先離れを通常の歩行よりも大きくしなければならないからである。

片脚支持相の間の支持面は狭いので，特に前額面のバランスは正確な制御が要求される（MacKinnon, Winter 1993）。体重負荷している股関節上で上半身のバランスをとることは，股関節の骨盤部分を制御すること，特に骨盤に作用する股関節の外転運動に大きく依存しており（MacKinnon, Winter 1993），しかも骨盤と体幹の間の協調性もまた要求される。矢状面では，股関節屈筋および伸筋の密接な連結および片脚および両脚支持の間の膝の筋によって，両下肢の上で上半身のバランスをとるのに役立っている。バランスの必要性と同様，下肢もまた体重を支持する必要がある。したがって，重力の影響によって，1つないしは2つの関節が屈曲している場合でも，膝折れのため崩れ落ちないように，身体を支える基本的な伸筋の活動が存在する（Winter 1995）。

バランスの喪失は，足を踏み出す際によろめいたり，つまずいたり，滑ったりする，あるいは向きを変える際のふらつきなどの要因によって，しかも速度が速くなるとおこる（Tinetti ら 1986）。つま先離れが約1～2cmあれば足を振り出すことができ，さらに立位および下肢の振り出しにかかわるすべての分節のコントロールができていれば，私たちはめったにつまずくことはない。向きを変える過程は，前方の運動を減速し，体を一側の足を中心に回転するか，足を踏み出すことによって回旋し，新たな方向へ踏み出し，もしバランスが制御されなければ，ふらつきをおこす運動からなっている（Hase, Stein 1999）。

起立と着座

起立（Standing up；STS）では，特に水平方向で，身体の直線的なモーメントの制御が動的な安定性に重要な役割を演じており，加速的および減速的な筋の活性化の間の複雑な相互作用が要求される。健常高齢者では，筋力低下やバランスコントロールのための運動量を減少させるために起立の速度を減少させているとするエビデンスがある。身体の水平モーメントを制御するために重要な筋群には四頭筋や特に腓腹筋すなわちヒラメ筋が含まれる。これは脛骨に対するこれらの筋の活動が前方への運動に対し抑制効果をもつためである（Crosbie ら 1995, Scarborough ら 1999）。

バランスの喪失による転倒は，高齢者の起立時や着座時によくみられると報告されている（Tinetti ら 1988）。この動作はバランスを保持しながら，体重を1つの支持基底面から別の基底面に移動させるために身体の分節の複雑な協調性が要求される。下肢の伸筋の筋力低下や運動制御に障害をもつ患者では，起立全体にわたってバランスの障害を経験する。たとえば，大腿の離地に先立って，あるいは着座中のいずれの場合にも身体の水平モーメントをコントロールすることが障害されてしまうのである。

結論として，これまでのエビデンスから明らかなことは，姿勢調節は課題（目標物に手を伸ばすこと，部屋を歩くこと，立ち上がること）と背景（身体の位置，環境の特性）に特異的である。課題や条件におけるわずかな変化であっても，筋活動のパターンに著しい変化を生ずるのである（Mercer, Sahrmann 1999）。この特異性は，ある課題におけるバランストレーニングから機械的に異なったパフォーマンスへの転移可能性が明らかに欠けることが根底にある。たとえば，立位における側方への体重移動を改善させるトレーニングによって，必ずしも歩行の安定性が改善されるわけではないということである（Winstein ら 1989）。

脳卒中は機能障害をもたらし，筋が力を発生する能力や運動の制御，さらに一通りの異なった動作のパフォーマンスに影響を及ぼす。これまでの科学的研究から，ある程度満足のいくレベルのスキルは，下肢に対する機能的に特異的な筋力強化運動と通常の環境における動作のトレーニングによってのみ再獲得されると考えることができる。バランス

能力は各動作の統合された要素としてトレーニングされ，動作のパフォーマンスを通じて身体のバランスをとることを練習するものである。その結果，個人がパフォーマンスを最適化し，スキルを再獲得することが可能になる。

3 加齢による変化

バランスに対する加齢の影響は複雑であり，不明である。高齢者に関する研究結果は，対象者が中枢神経系または筋骨格系の問題，またはその両方を有する場合には一致していない。高齢者は転倒のリスクが高く，バランスの障害は重大な原因であると推定される。高齢者における姿勢の不安定性と転倒しやすい傾向は，末梢の感覚低下を含む視覚の低下や，前庭機能障害，筋反応時間の遅延と関係があり（Stelmach, Worringham 1985, Woollacott ら 1988, Lord ら 1991），その筋としては両側の前脛骨筋（Woollacott ら 1986）と中殿筋（Brauer ら 2000）が報告されている。Woollacottとその共同研究者ら（1988）は，バランスの障害に適応性を有する若年者に比べて老年者では下肢の関節をこわばらせるような共同収縮が増大することを報告している。さらに，老年者では神経筋・骨格系の変性を加速する病状が進行するリスクがある（Horak ら 1989）。

姿勢の安定性は筋骨格系の柔軟性や筋力の低下に関連した生体力学的な要因によって制限される。30〜80歳の間に下肢の筋力は40%，上肢の筋力は30%それぞれ低下すると報告されている（Asmussen 1980）。70歳以上の年齢では，筋萎縮が加速すると考えられている（Danneskiold-Samsoe ら 1984）。こうした筋力の低下は立位や歩行，あるいは階段を昇るときや起立のバランスに悪影響を及ぼす。通常，認められる転倒のリスクファクター（危険因子）は筋力や柔軟性の低下（Gehlsen, Whaley 1990），特に大腿四頭筋の低下である（Scarborough ら 1999）。転倒の既往と足の底屈筋および背屈筋の筋力低下の間には関連性があり（Whipple ら 1987），このことは下腿の分節を支持基底面（すなわち足部）に連結させるうえで筋が重要な役割を演じていることを示している。転倒の既往のある者では，閉眼および両眼で片脚立位を保持する能力が有意に低下していることが明らかにされており（Johansson, Jarnlo 1991），しかも非転倒者に比べて下肢の伸筋群が有意に低下していた（Gehlsen, Whaley 1990, Scarborough ら 1999）。

足の関節の可動性が制限されると，つまずきや転倒をおこしやすい。可動性の低下は，軟部組織における弾性要素の他動的な抵抗の増大（Vandervoort 1999）や筋の短縮（Mecagni ら 2000）によっておこりうる。高齢者に関する研究において特に女性で明らかなことは，足に関連した可動性の低下であり，結合組織のこわばりと背屈筋および底屈筋の筋力低下である（Vandervoort ら 1992）。伸張や運動プログラムは，足関節の柔軟性に効果的であり，しかも筋力を増大させ，こわばりを減少させることが示されている（Vandervoort 1999）。

高齢者では，静止立位で身体動揺の振幅が増大することが一般に報告されているが，これと機能的な関連性については明らかではない。立位での動揺検査は機能的な姿勢の安定性に関する直接的な測定ではない（Horak 1997）。しかし，姿勢動揺に関するある研究結果によると，高齢者は頭部の向きを変えると立位のバランスを維持するのが困難になることを示している（**図 2-4**）（Koceja ら 1999）。さまざまな理由で入院中の後期高齢者のうち，立位のバランスが不良な者では，常に後方のバランスを失うことが報告されている（Bohannon 1999）。これは一定期間ベッド上に臥床後の高齢者ではよくみられるもので，直立位をとらなくなったことによる認知（知覚）的なバイアスを反映しており，これは背臥位によっておこるものと考えられる。高齢者では，ステップ運動時にバランスを取り直す際に顕著であり，側方の安定性を制御することも困難である。これは股関節の骨折と関連があり，高齢者にとって特にリスクとなる（Maki, McIlroy 1997, 1998）。

下肢の筋力強化運動プログラムが高齢者にとっ

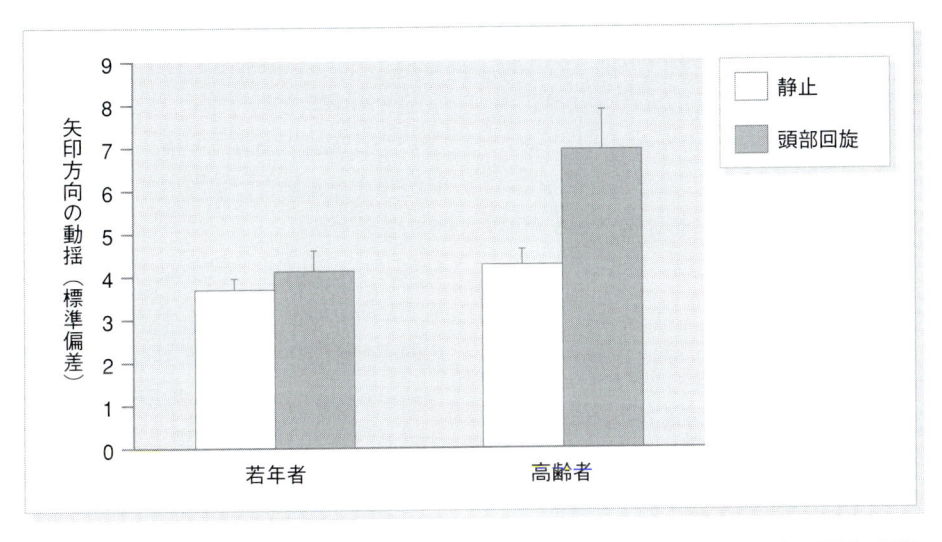

図2-4 若年者と比較した高齢者群における開眼による静止立位および随意的な頭部の回旋時の姿勢動揺（矢印方向の平均動揺）

て，筋力やバランス，あるいは歩行に有効とするエビデンスがある（Fiataroneら 1990, 1994, Johansson, Jarnlo 1991, Lord, Castell 1994, Meansら 1996, Campbellら 1997, Krebsら 1998, Hortobagyiら 2001）。さらに，筋力とバランス運動プログラムがバランスを含む他の運動機能を改善し，その結果，後期高齢者の転倒を減少させるというエビデンスもある（Shumway-Cookら 1997）。ある女性群を対象とした研究（Campbellら 1997）によると，開放連鎖（足に重りのついたカフを装着して）による下肢筋力強化運動にバランス運動を加えることによって，6か月の時点でその女性群は対照群に比べて，バランスおよび起立動作能力は有意に改善したとしている。その運動は少なくとも週3回30分間実施され，そのプログラムには足を交差させた立位や歩行，つま先や踵による歩行，後ろ向き歩行，側方にさらに向きを変える，目標物を踏みこえる，体を屈めて床の目標物を拾う，階段昇降としゃがむ動作が含まれていた。1年後に運動実施群は対照群よりも転倒率が減少し，それらのうちの42％が週3回以上運動プログラムを実施していた。しかし，対照群では活動性は低下し，転倒の恐怖は増大していた。

頻回で，集中的，かつ刺激的で楽しい筋力やバランスのトレーニング教室は高齢脳卒中患者に信頼と活動を維持する必要性を理解させるのに役立つ。これまでのエビデンスから，運動プログラムを数週間継続し，個人が達成した利得を維持するために運動を続けることが必要なのは明らかである（vandervoort 1999）。

感覚機能を強調した他の運動プログラム（Telianら 1990, Ledinら 1991, Hu, Woollacott 1994）は片脚で立つ能力のようなバランスの側面を改善することに成功している。Tai Chi Chuan（太極拳）によるトレーニングは，身体の質量中心の大きな運動を制御することを強調しているが，これもまた機能的なバランスに有効であり，転倒の恐怖感や転倒の頻度を減少させることが明らかにされている（Tse, Bailey 1991, Wolfら 1997, Wongら 2001）。このトレーニングはゆっくりとした，しかも軽い運動を相互に取り入れて組み合わせたものであり，片脚からもう一方の脚をゆっくりと踏み出し，ゆっくりと足を下ろすようにする（Kirsteinsら 1991）。

身体の不活動状態は筋力や安定性，心血管系フィットネスおよび関節の柔軟性の喪失という高齢者にとってきわめて重大な後遺症をもたらすことが，研究結果より明らかにされている。脳卒中後の理

学療法がこのような人々に果たすべき責務として大きな課題は，廃用による影響が脳卒中によって生ずる機能的な問題を悪化させることがないようにすることである。脳卒中を経験した人々は，バランスの低下や自信の喪失および転倒への恐怖をもっていることが多い。これは発症前に筋骨格系の廃用による影響を受けた，特に虚弱高齢女性が該当する。(Tinetti ら 1994)。

4 座位および立位における運動パフォーマンスの分析

脳卒中後の感覚ならびに運動の障害はバランスに大きな影響を与えるが，これには筋力低下や軟部組織の柔軟性の低下，運動制御の障害や感覚の障害が含まれる。運動制御の障害による機能的帰結は協調性の喪失，正確なバランス感覚の喪失であり，その結果，転倒のリスクが増大する。バランスの異常に加えて，姿勢（ある特定の分節の関係を開始し，これを維持する能力）も患者によっては影響されるかもしれない。適切な姿勢（分節のアライメント）をとったり，維持することが難しくなるのは，患者が座位あるいは立位になろうとしたり，これらの肢位を保持しようとしたとき，あるいは垂直位への身体感覚の障害をもつ者に顕著となる。

特に下肢筋力の低下は，身体を支持し，移動させ，バランスをとる能力に影響を与える。しかし，それは適切な力を発生させる能力の低下だけでなく，筋力の発生を開始させたり，力のタイミングや順序を図ったり，その力を維持し，バランスをとる能力に影響を与えるようにすばやく筋力を発揮させることも困難にさせるのである（di Fabio 1997）。こうした機能障害の要素は，進行中の姿勢筋活動だけでなく，予測的な姿勢筋活動に影響を及ぼし，健常者に比べて筋活動は遅延する（Viallet ら 1992, Diener ら 1993）。筋活動が遅延したり，力の増加が緩徐であると，安定性を脅かす差し迫った外乱に対する準備とバランスの喪失に対する反応速度の両者に影響を与える。たとえば，不安定な状況に先行した準備的な筋活動や関節運動がおこらない場合に，立位で上肢を挙上することによっておこる不安定化の影響を考えてみていただきたい。多くの患者で特に困難となることは，立位や歩行時に転倒の危険がある場合に足を一歩踏み出す能力が低下することである。

長さやこわばりの変化のような二次的な筋の適応もまた筋活動やバランスに重大な影響を及ぼす。足の関節の可動性を制限する軟部組織の柔軟性の低下や筋の短縮は，高齢者によくみられるように，脳卒中後に特に大きな影響がある（Vandervoort 1999）。感覚系ならびに知覚認知の障害もまた特に脳卒中後の初期の段階における座位や立位のバランスに負の影響を与える。これには，体性感覚，迷路および視覚の障害や半側空間無視のような知覚認知的障害も含まれる。高齢者にとって，一歩足を踏み出すことが困難な原因の1つに，足底面の皮膚感覚の低下がある。

これまで転倒は，脳卒中後の患者の間では病院から退院後に，特に60歳以上の患者にしばしばおこることが報告されている。ある報告によると，研究対象となった108名のうち，73%が退院後6か月以内で転倒があったといわれている。108名のうち，21%は脳卒中以前にも転倒があったと報告されている。転倒の多くは，歩行や立ち上がりや手を遠くに伸ばしすぎたリーチのような日常の活動やバランスに問題のある者にとっては困難な課題を行う際におこる。多くの人は転倒すると床からおき上がることが困難となり，理学療法士にそのような場合にどうしたらよいかトレーニングを受けてきた者も含まれていた。少なくとも2回以上転倒した経験のある者はうつ傾向にあり，社会的な活動レベルも低下していた（Forster, Young 1995）。

▶ 研究による知見

脳卒中後の立位におけるバランス機能の障害に関する生体力学的分析は，支持面が動いたり，側方から押されるような予期せぬ動揺に対する反応に関する実験室内での研究に焦点が当てられてきた。

支持面の運動に関する研究によると，姿勢制御の協調性の異常が明らかにされており（Horak ら 1984, di Fabio, Badke 1990, di Fabio 1997），非麻痺肢にみられる姿勢筋の反応の潜時や筋によっては反応が完全に欠如するなどの反応の大きさの減少や主動筋—拮抗筋の協調不全が含まれる。

脳卒中患者の両股関節に側方から加えられた力に抵抗する能力に関する研究によると，筋活動が遅延し，変位に対して抵抗する筋の力を維持したり，加えられた力が緩められたりした場合に対処することも困難であることが証明されている（Lee ら 1988, Wing rt al. 1993, Holt ら 2000, Kirker ら 2000）。これらの研究では，個人が強力な筋を用いることによって，重度の筋力低下に適応しようとする方法を示している。たとえば，立位で側方から押される間，麻痺側の外転筋のリクルートメントが減少し，遅延するのを代償するために，より強力な下肢の内転筋の活動が増大する（Jenner ら 1997）。

脳卒中後に静止立位時の姿勢動揺に関するフォースプラットフォーム研究によると，動揺が増大する場合と減少する場合の両方が証明されている（Mizrahi ら 1989）。これらの結果の関連性については不明である。姿勢動揺の尺度は転倒傾向の大きさや個人の安定性に関する認識とは必ずしも関連してはおらず（Horak 1997），姿勢動揺は歩行のような動的な動作と関連が低く（Gill-Body, Krebs 1994, Colle 1995），しかも身体の動揺を制限しても，必ずしも安定性は改善しない。

脳傷害をもった患者に関する帰結研究では，姿勢動揺の減少と機能的な得点あるいは他のバランステストの得点の間の関係は明らかではない（Fishman ら 1997）。体を硬くしたまま保つことは，脳傷害後のバランス低下や転倒の恐怖感に対してよく観察される適応の1つである（Carr, Shepherd 1998）。したがって，姿勢動揺が最小である高齢者や神経障害をもつ者は不安定で，転倒しやすい。数名の著者が指摘しているように（Horak 1997），不動（固定）（すなわち，動揺の減少）を安定性と混同してはならない。臨床的な介入では，姿勢動揺ではなく，バランスを失わずに自由に動ける能力を再獲得することに焦点を当てるべきである。

体重負荷の特徴に関するフォースプラットフォームを用いた研究によって，立位で麻痺側下肢に体重がほとんどかかっておらず，その下肢の前方への運動が最小であるという臨床的な観察結果が確証されている（Dickstein ら 1984, Goldie ら 1996a）。患者のさまざまな方向に体重を慎重にかける能力に関する研究では，後方および前方の両方向に重心が移動することに制約があり，非麻痺側の下肢に過度なバランス活動を強いている（Dettman ら 1987, di Fabio, Badke 1990, Goldie ら 1996b, Turnbull 1996）。

一側の下肢から他方の下肢に体重を移動させることが困難なことは，足を一歩踏み出すことあるいは一側の下肢を挙上することに関する研究で特に明らかである。この所見は普通の，もしくは速いスピードで動くかどうかにかかわらずに，体重を両側（の下肢）に分配させることができない，あるいはうまくできないことを典型的に示している（Rogers ら 1993, Pai ら 1994, Laufer ら 2000）。たとえば，一側の下肢をすばやく挙上する場合，麻痺側下肢では運動開始時に変化する床反力が遅延することで，体重を側方に移動させるために積極的に発揮される水平分力の比率が低下することが明らかになっている（Rogers ら 1993）。障害物を横切る動作に関する研究では，患者が障害物を乗り越える間に片脚でバランスをとることが困難であることを示している（Said ら 1999）。

座位でバランスをとることが困難なことが，脳卒中後の機能的帰結が不良であることと関連があることが明らかにされている（Loewen, Anderson 1990, Sandin, Smith 1990）。脳卒中後1年以上経過した患者に関する研究によると，バランスをとるために麻痺側の下肢を使用できないことによってリーチできる距離やリーチ運動の速度が制限されることが例証されている（Dean, Shepherd 1997）。図 2-5 はトレーニングを受けた後の垂直床反力におこる変化を図示したものである。

図2-5 1名の脳卒中患者による3つの異なった方向へのリーチについてトレーニング前後の垂直床反力（ground reaction forces；GRF）（体重比）のパターン
太線は麻痺側下肢を，細線は非麻痺側下肢を表す。最下段は健常高齢者の右手によるリーチについて比較のために示している。太線は左下肢，細線は右下肢，縦の点線は手の運動の開始時と終了時を示している。（Dean, Shepherd 1997より許可を得て引用）

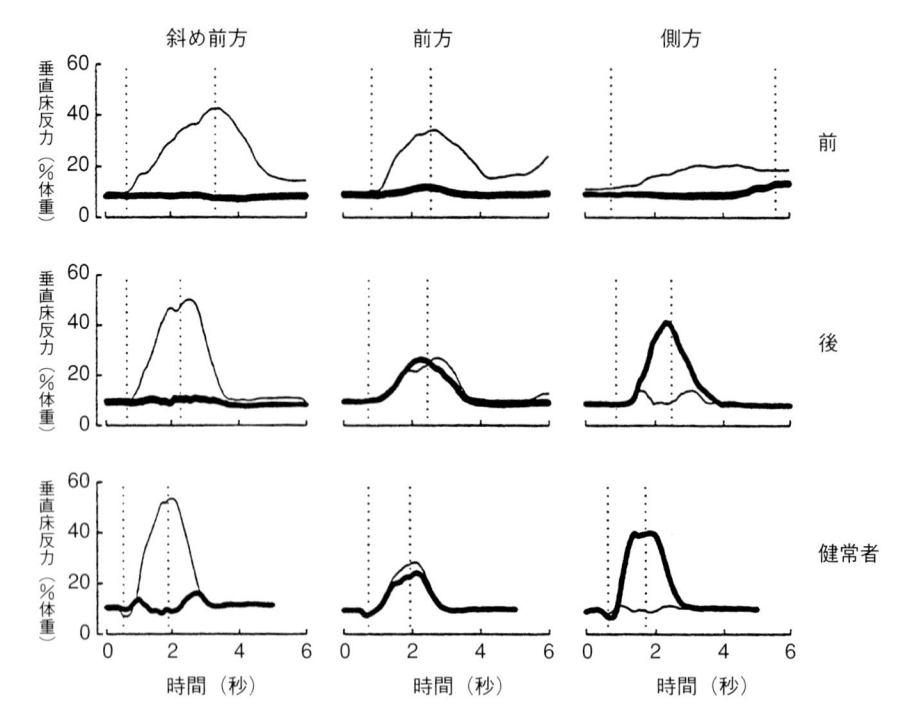

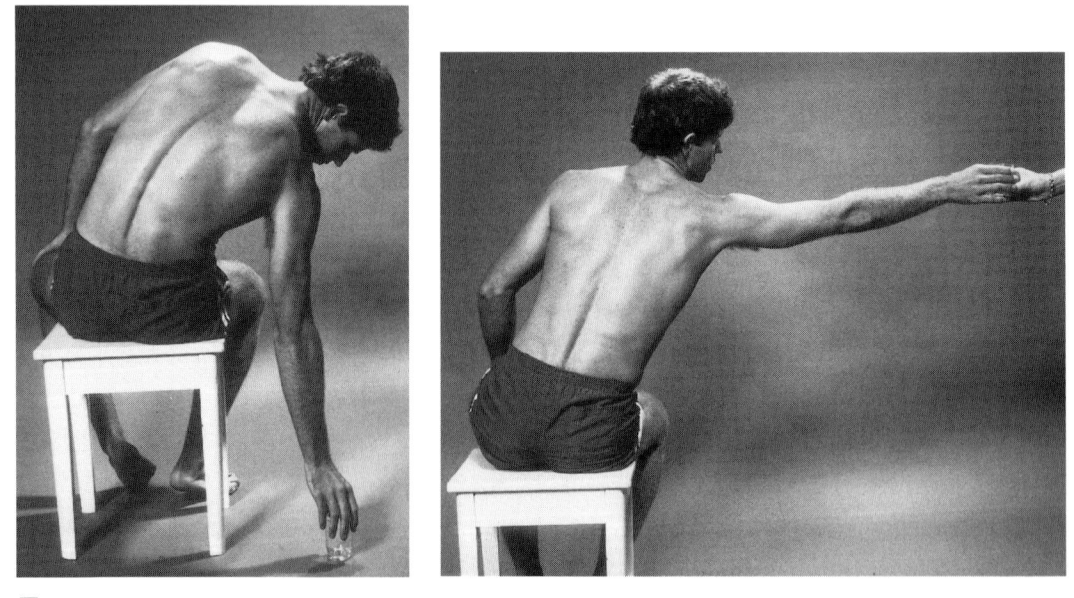

図2-6 グラスを床から拾い上げるために手を伸ばす動作では上肢と上半身が関係し，目標物の形状やその位置，それをどのように行うかによって限定された姿勢調節が含まれる。

結論

脳卒中後に，筋力低下があり，コントロール不良な患者は，有効で予測的な，また動作進行中の反射的な姿勢調節が欠如しており，その結果，以下のような動作の遂行が困難になる。
- 麻痺側下肢で体重を支持すること
- 一側の下肢から他側の下肢に，およびある位置から別の位置に体重を随意的に移動させること
- バランスに対して予測される，あるいは予測できない恐怖にすばやく反応すること

結果として，座位や立位で実施される動作，あるいは歩行や起立，着座を含むその他の動作では，患者はより強力で，協調性のとれた，すばやく反応できる下肢を頼りにし，そのため，単純な課題を実行する能力でさえも制限されてしまう。さらに安定性に影響を与える可能性がある他の要因には垂直位の認知異常や視空間認知（Dieterich, Brandt 1992）や体性感覚認知の障害（Niamら 1999）が含まれる。

▶ 観察による分析

測定，すなわち客観的なデータの収集と，標準化されていない，しかも主観的な観察による評価の間には明らかな相違がある。多くの臨床で生体力学的検査を実施することは現在のところ困難であるが，客観的で進歩や帰結と機能的に関連するデータを提供してくれる信頼性ならびに妥当性のあるテストが数多くある。このようなテストを用いて，進歩や最終的な帰結に関するデータを得るために，各患者への介入開始時，リハビリテーションの各期間，退院前や退院後のある時点でのフォローアップ時に測定を行う。

セラピストは動作分析のために，また治療のための誘導として視覚的観察に頼らなくてはならない。しかし，観察による分析にはいくつかの大きな欠点がある。たとえば，観察とそれに続く分析の妥当性は，正常な生体力学に関する臨床家の知識と解釈上のスキルに依存している。さらに，こうした分節的アライメントのような運動学的特性は観察可能であるが，床反力や筋力のような重要な運動力学的特性は観察することができない。

生体力学的な研究は，バランスのメカニズムについてより多くの知識を提供しており，それらの研究結果の知見は，患者が自分の能力に応じて単純な課題から複雑な課題へと幅広く課題を実行しようとする場合に，臨床家が情報に基づく観察を実施するのに役に立つ。このような観察から，熟練した観察者は下肢筋力低下や筋の反応速度の低下，あるいは特定の条件下での姿勢や運動における軟部組織の伸展性の欠如による影響などを推測することができる。

Gentile（1987）によって提案された分類もまたセラピストの評価に役に立つ。この分類はバランスが要求されるさまざまな条件を明確に示しており（Huxhamら 2001），私たちが日常行っている動作の環境的背景を反映しており，重力環境におけるバランスと運動の不可分性を明らかにしている。人間の運動は，首尾よく目標を達成しようとする場合には，特定の環境の特徴（背景）に適合させる必要がある（Magill 1998）（**図 2-6**）。

課題や背景による姿勢調節の変動を考えると，課題自体からは独立した姿勢調節に関する詳細で，しかも重要な生体力学的特徴を提供することは困難である。バランス制御には，両側の四肢間および四肢―上半身―頭部の協調性が含まれ，頭部の位置は視覚ならびに前庭入力に関連している。臨床では，座位や立位におけるバランスを示す直接観察可能な特徴は，体節の相対的なアライメントであり，運動の速度，ステップ長，歩隔，支持基底面の幅といった時・空間への適応状態である。したがって，個人が安定性を確保するために必要な"身体のアライメント"や，バランスを失う恐怖感に反応して常に行われる"時空間への適応性"を維持することが困難なことが確認できる。これらは明らかに観察可能であり，患者がトレーニング中にさまざまな課題を試みる際のセラピストによる分析の基礎を形成するものである。

> **BOX2-1** 静止立位および座位における適切な身体のアライメント
>
> **立位アライメント**
> - 水平な両肩の上にバランスのとれた頭部
> - 上半身をまっすぐに伸ばし，股関節の上に両肩がのっている
> - 両側の足の関節前に股関節がのっている
> - 両足は数cm（10cm）離れている
>
> **座位アライメント**
> - 水平な両肩の上にバランスのとれた頭部
> - 上半身はまっすぐに伸びている
> - 両股関節の上に両肩がのっている
> - 両足部と両膝が数cm離れている

身体のアライメント

座位あるいは立位における特定の分節的なアライメントをとり，これを維持することが困難であることは，個人が最初に座ったり，立ったりしたときに明らかになる。通常，ある動作を行おうとする場合には，私たちは効果的なパフォーマンスを保証しようとしてある準備を行う。たとえば，ある動作，特にバランス活動を支持する準備に対してより適切な位置に（分節の）アライメントを移動させる（Magill 1998）。この姿勢調節は必要な筋活動を支持し（助け），快適さを感じさせるものである。患者にトレーニングさせる場合，重要なことは「おき上がること」あるいは「まっすぐに立ち上がること」ではなくて，パフォーマンスを最適化し，成功を最大限に引き出す位置を獲得することである。静止立位や座位に適切な身体のアライメントはBOX2-1に要点をまとめる。

時間的・空間的適応

以下のものが含まれる。
- 支持基底面の変化
  - 広い支持基底面（下肢／足は離れており，外旋している）
  - 不適切な振り出しによる足の引きずり
  - 筋力の強い側の下肢へ（体重を）移動する（図2-7a）
- 体重移動の制限
  - 変化した分節的アライメントによる身体のこわばり（図2-7a）
  - ゆっくりとした動作
  - COGの大きな移動を避けるための分節的なアライメントの変化
    立位における前方へのリーチ：足部の背屈の代わりに股関節を屈曲させる（図2-7c）
    立位における側方へのリーチ：股関節および足部で身体を側方に移動させる代わりに体幹を側方に屈曲させる（図2-7a，b）
    座位で側方へのリーチ：側方の代わりに前方へ屈曲させる（図2-9a）
    立位：必要なときに一歩踏み出さない
- 支持のための両手の使用
  - 支持物を握る
  - 物をつかむ

5 トレーニングのためのガイドライン

バランスは再学習すべき動作と切り離してトレーニングすることはできない。歩行，起立や着座，リーチや手の操作を練習する際には，姿勢調節もまたトレーニングされなくてはならない。これはスキルの獲得には，大部分が姿勢の微調整やバランスの制御が含まれているからである。姿勢調節は各動

(a)　　　　　　　　　　　　　　(b)

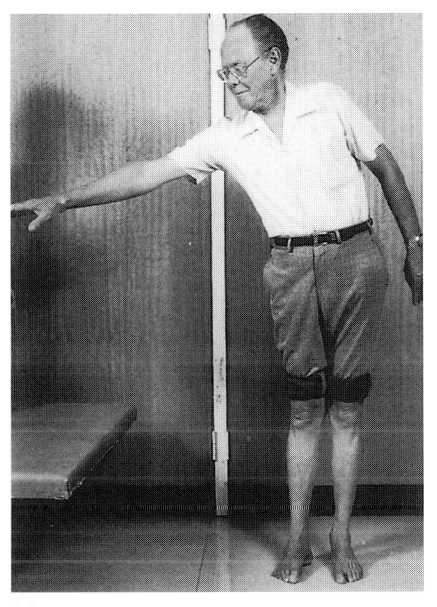

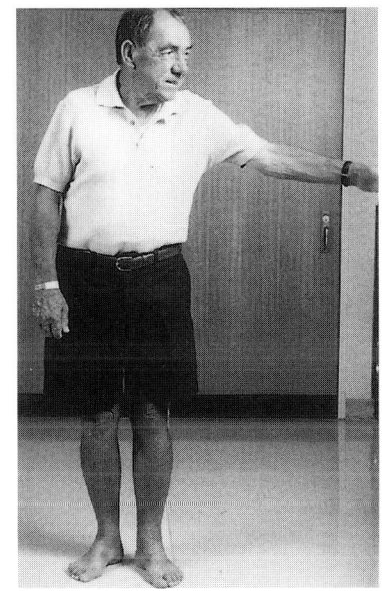

(c)

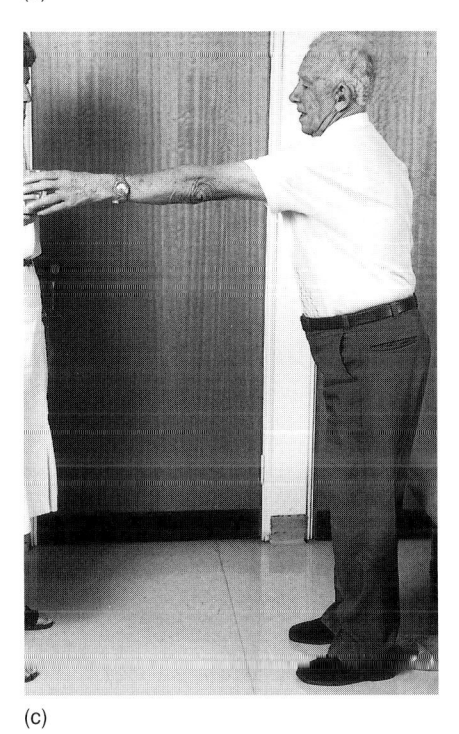

図2-7　麻痺側下肢で体重を支持することによってバランスをとることを避けるために行われる適応
　(a, b) 脊柱の側方への運動と肩甲帯の前方突出を大きくすることによって腕の長さを超えて側方にリーチすることが可能である。
　(c) 前方へのリーチでは，股関節を屈曲し，肩甲帯を前方突出することによって，その距離を増加することができる。しかし，両方向ともリーチする距離は制限される。

作ならびにそれが生じる条件に特異的である。ある動作の練習が，他の動作のパフォーマンスの改善に自動的に転移すると仮定することはできない。たとえば，いくつかのテキストに推奨されているように，膨らんだボールの上で行われる座位のバランス練習は，両足が床に接地していないことから，体幹と股関節の屈筋に焦点を当てている。異なる条件や課題のもとで，より高度な座位バランスへ転移することを推測することはできない。ボールの上での運動は難しく，努力を要し，患者はセラピストによるかなりの身体的支持が必要となることから，実際にはほとんどトレーニング効果は期待できない。

以下のガイドラインでは座位や立位で身体の随意的な運動を要求する課題の遂行を強調している。ハーネスによる支持を利用することによって，患者は脳卒中後きわめて早期に立位で簡単なバランス課題を練習することが可能となる。頭上に取りつけられたハーネスは，健常者のテストによると，バランスの喪失に対する反応を抑制することはない点に注目すべきである（Hillら 1994）。目標を達成するための難易度が増すことで徐々に複雑になっていく。その際，家庭のなかも外も患者が生活している多様で複雑な状況とバランスの不安定な性質に留意しつつバランスコントロールができるようになり，自信が回復するにつれて，ステップ反応を必要としたり，投げた物をキャッチしたり，移動している支持面（例：動く歩道）の上に立つことなどのような外部からの制約に反応するような課題を導入する。

日常生活でバランス制御が必要となる条件は広く分類される。
- 自ら始めた活動のパフォーマンスの間
- 不安定であることを予測し，回避する活動をとる場合
- 転倒を避けようと試みて最後の手段として反応する場合

上記の分類は単純化されたものである。しかし，トレーニングプロトコルの開発のための枠組みに，上記のカテゴリーにおける統合した動作の一部としてバランスの練習を提供するものである。練習は各人が障害されたシステムを用いて，支持基底面上で体重の移動をどのようにコントロールするか，再度学習し，スキルの獲得の一部として安定性を保持する「規則」を学習できるように企画されたものである。

トレーニングによってバランスを最適化するための介入目的は以下の通りである。
- 座位，立位および身体の移動中における随意的動作中の身体のバランス
- 予測されたまたは不意をつかれた不安定な状態に対する迅速な反応

脳卒中後の機能障害と適応を考えた場合に有効なトレーニングのために，以下のことが必要となる。
- 下肢軟部組織の適応による短縮を予防すること
- 下肢の伸筋筋力と協調性を高めること（身体の支持のために）

▶ 座位バランス

腕の長さの範囲内ならびにそれを超えて目標物に手を伸ばしながら，座位でバランスをとる能力は自立した生活に重要である。脳卒中後の急性期では，主要な目標は背臥位やベッド上安静に関連する医学的合併症を予防することである。早期に座位バランスを再獲得することが重要である。これは，多くの機能に正の影響を与えるためである。ガス交換や咳の誘発のためにより刺激を与え，より効果的な嚥下，アイコンタクトや注意の集中，意思疎通，さらに積極的な態度を促し，覚醒メカニズムを刺激し病気の間に習慣化した動作を矯正する。これとは対照的に，患者の時間は本来直立位や能動的な運動にもっと費やされるべきであるのに，早期リハビリテーションではしばしば寝返りやブリッジ動作のような背臥位で行われる運動がことさらに強調されている。

最初のエクササイズは脳卒中後の初期に，動くのを怖がるような患者にとって有用である。その運動によって患者は具体的な目標を達成することに集中し，バランスの必要性への注意をそらすことになる。初期に体重のわずかな移動を含むような単純な

動作を練習することによって，患者はバランスの感覚と自力で動ける自信を再獲得することができるようになる．動作は休憩を入れずに反復して練習する．

頭部と体幹の運動

手のひらを膝の上に置き，足部と膝を約 15 cm 離し，足部を床に着け，硬い表面の上に座る．
(i) 後ろを振り返るために頭部と体幹をひねり，また中間位に戻り，さらに反対側にも繰り返す．

Check
- 患者は，体幹をまっすぐにし，しかも股関節は固定したまま，体幹と頭部を回旋しているか確認する．
- 視覚的な目標物を与え，回旋する距離をしだいに大きくする．
- 必要ならば，麻痺側の足部を固定し，股関節が外旋・外転しないようにする．
- 両手を支持のために用いていないか，また両足が動いていないか確認する．

(ii) 天井を見上げ，また元に戻る．

Check
- 患者は後方へひっくり返る可能性があり，上半身を常に股関節の前方に保つように注意を与える．

Note
- これらの運動もまたしっかりした床面の上で，両足をベッドの端から下げた座位で行うべきである．虚弱な患者では，ベッドの端で体を回旋し，正しく座れるように介助を与える（図 8-1 参照）．

リーチ動作

座位で，麻痺側の手で目標物に触れるよう手を伸ばす：前方（股関節の屈曲），側方（両側），後方，中間位に戻る（図 2-8）．きわめて虚弱な患者では高いテーブルに両腕をのせて前方へのリーチを練習してもよい（図 8-4b 参照）．

患者がバランスの感覚を獲得したら，麻痺側の足部に体重をかけて体を交差させ，非麻痺側の上肢のリーチを行う．

Check
- リーチ距離は腕の長さ以上で，体全体の運動を伴うこととし，できるだけ安定限界に近づける．
- 反対側へリーチする場合，麻痺側の足部に体重負荷することを強調する．
  これは下肢の筋活動が座位のバランスに重要なためである．
- 非麻痺側上肢の不必要な活動（動き）を防ぐようにする（例：肩を挙上する，支持のために物をつかむ）．
- セラピストはリーチする間，麻痺側上肢を支持する．腕を引っ張ってはならない．

Note
- 患者が絶えず麻痺側に倒れるようであれば，患者がその方向に手を伸ばし，正中位に戻すよう促すようにすると，バランス感覚を再獲得するのに役に立つ．セラピストは麻痺側の足部を床に固定させることによって，安定性を与えることができる．このストラテジー（方略）の効果は，患者が非麻痺側に体重をかけておくことで倒れないようにするのではなく，むしろ麻痺側へ倒れるのを正中位に戻す動きを能動的にコントロールする方法を得ることができたためであろう．
- このトレーニングもまた正中線（真の垂線）を正しく認識できない患者に有用である．セラピストは正中線に対して他動的に患者を押すことは避けなくてはならない．

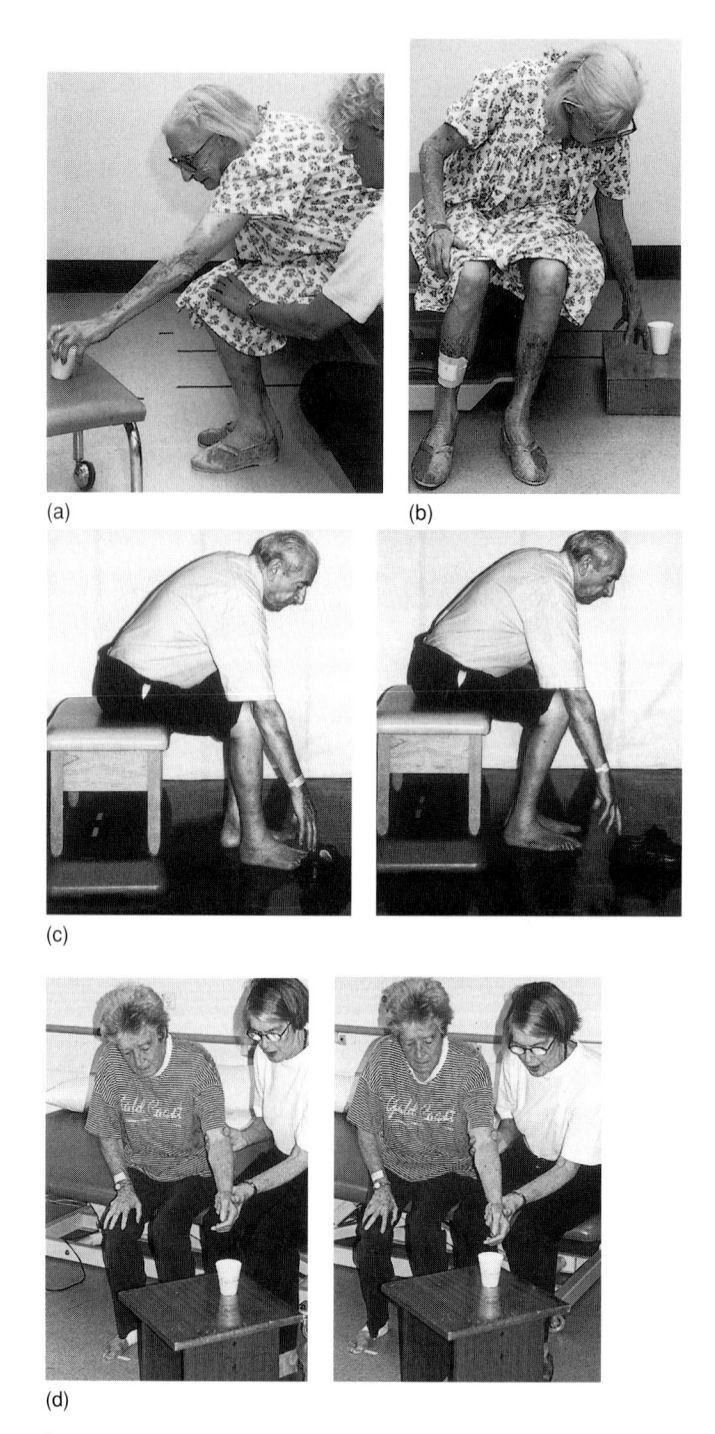

図2-8 座位でわずかな身体の運動を必要とする単純な動作のパフォーマンスを練習するための課題
(a, b) 前方や側方へ手を伸ばしながら，麻痺側（左）の下肢で支持し，バランスをとる練習。
(c) 両足を後方に動かすことで支持基底面の一部としての足部を強調し，麻痺側の下肢にかかる体重を増加させる。両足も体がまっすぐになるように戻す役割をしており，これには特にすばやい運動の間の下肢の伸筋の力と床反力が関係している。
(d) リーチ（左）を最初に試みる場合，患者は麻痺側へ動かすことに消極的かもしれない。数回繰り返した後では，明らかに改善が認められる（右）。

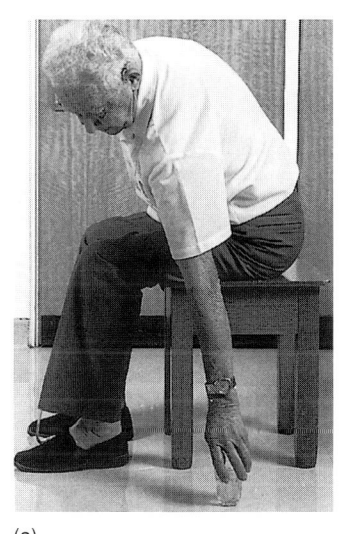

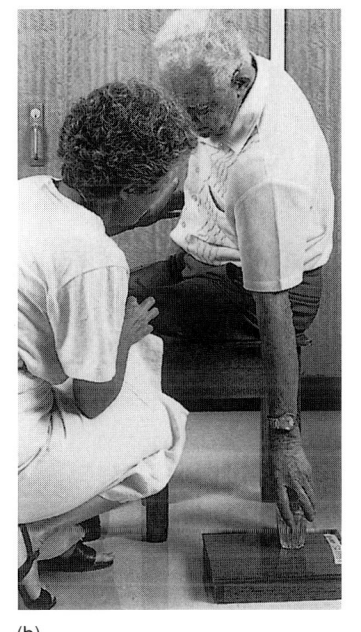

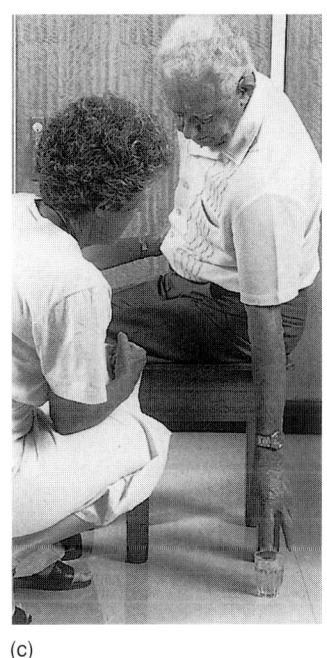

図2-9 座位での側方リーチ
この課題は，身体の側方への動きをほとんど必要としない環境を設定することによって修正されている。これは，患者が床に手を伸ばすことができないためである（左）。左下肢の筋力低下があるために，下肢を固定することが困難となっている。左へリーチすることによって，下肢に体重をかけ，背中をまっすぐにした座位へ身体を戻す練習が行える。

床から物を拾うために，片手や両手を，前方や側方に伸ばす。これは，箱の上に目標物をのせることによって容易になる（図2-9）。

Note
- 手がうまく使えない患者では目標物に手を触れさせる。
- 必要であれば，セラピストは麻痺側の腕を支えてもよいが，腕を引っ張ってはならない。

スキルの最大化
大部分の患者はこうした単純な運動を反復して練習することによって，比較的短期間に，ある程度の座位バランスを再獲得するようになる。

スキルを高めるために練習を変化させる場合，次のような内容が含まれる。
- 手を伸ばす距離を大きくする
- 速度を変える
- 大腿による支持を減らす
- 両上肢で扱う目標物の重さや大きさを大きくする（図2-10）
- ボールを受けたり，弾ませたりすることによって外部から一定のタイミングを加える

▶ 立位バランス

立位におけるバランスの学習には，急性期の初期には立位での随意的な活動を練習する機会が必要となる。立位バランスはある位置で静止し続けることではない。しかし，両足で体重を支持するということには膝折れがおこらないように麻痺側下肢の伸筋の十分な力を発生させる能力が必要となる。

下肢に体重を負荷する機会はその下肢の筋活動を促進するのに重要と思われる。荷重に反応する受容器が，ネコの歩行中では下肢の伸筋群を活性化することが明らかにされている。荷重に対する感受

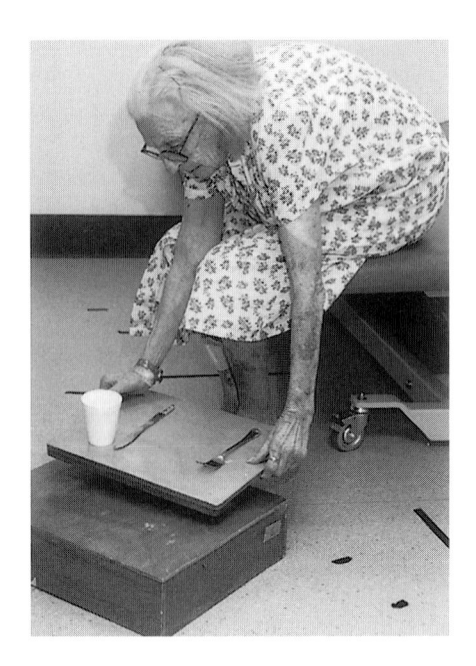

図2-10 練習課題は水をこぼさないように，あるいは食器を落とさないようにトレイを持ち上げることである。

性はヒトにも観察されており，下肢の伸筋の活動と下肢に荷重される体重の比率の間には高い相関がある。

人間にとって立位で練習することが重要であると仮定すると，下肢が崩れる傾向があれば，バランス練習を可能にするいくつかの方法がある。

たとえば，軽いスプリントは膝折れを防ぎ，ハーネスは下肢への体重を軽減することができる。立位では患者は重心のわずかな動きを練習できる。さらに，筋活動を誘発する方法を用いた運動プログラムでは，筋力を高め，重要な下肢の筋群の長さを保持することを行う。

非対称的な立位はしばしばセラピストによる介入のポイントとなる。立位で片脚ばかりを好んで利用するのは主に麻痺側下肢に支持する力を発生させ，コントロールする能力がないことによる。これは下肢が崩れてしまい頼ることができないという問題に適応しているということである。筋力を強化することによって下肢の支持性を改善すること，また膝装具やハーネスを用いて立位で練習することが，介入の主なポイントとなる（図2-11）。

以下の運動には患者が虚弱で，不安が大きい場合，小さな変位の範囲から身体の移動を行い，次第に大きな変位をより速く行うように進めていく。ドアのほうに誰が来るのか振り返って見る，あるいは目標物を取るために手を伸ばすような動作を中心とする。このような動作は，具体的なバランス以外の目標に対して注意を向けることによってバランスに対するニードから患者の注意を遠ざける。これは動くことに恐怖を感じる脳卒中初期の患者には特に有用である。トレーニングの初期から腕の長さを超えたリーチを行うことを強調し，目標物の位置ならびにリーチの方向と広がりを変え，反復する回数と複雑さを増加させる。

頭部と身体の運動

両足を数cm離して立ち，天井を見上げ，元の直立位に戻る（図2-12a）。

Check

- 見上げる前に股関節を前方（股関節を中間以上に伸展）にもってくるよう注意を喚起

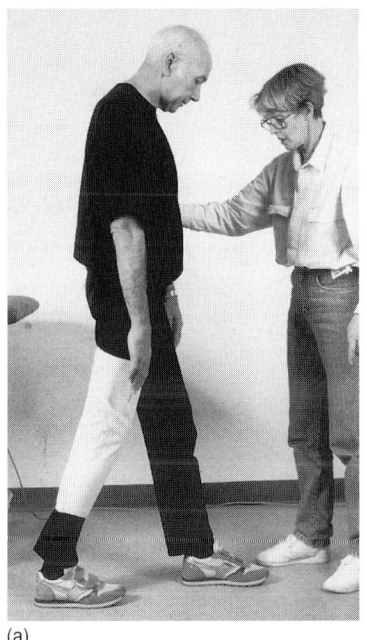

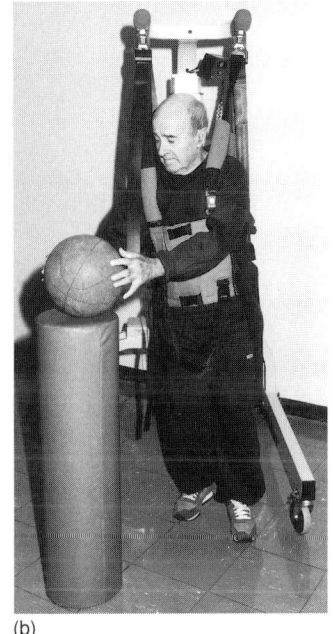

図2-11 (a) 膝装具によって，患者は前方にステップする練習で膝折れせずに右下肢に体重を負荷することが可能となる。
(b) ハーネスは転倒への恐怖をなくして，立位における動作の練習が可能となる。これには体重のバランスをとることが含まれる。

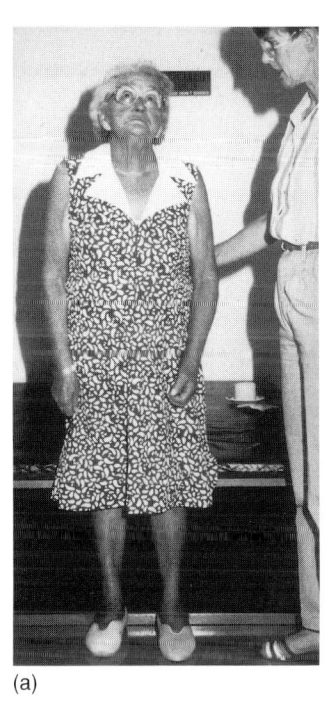

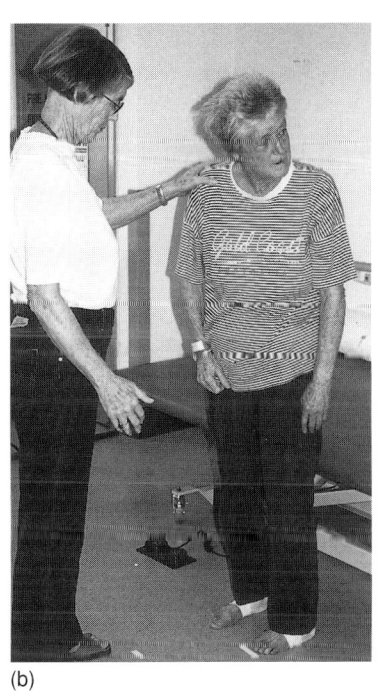

図2-12 身体のわずかな運動を必要とする立位で動作を遂行する能力を練習するための数種の運動
(a) 立位での最初の試みは，目標の位置を確認するために天井を見上げる練習である。患者は体重を股関節の前方に保持するよう注意を喚起する必要がある。
(b) 側方の壁にある目標物の位置を確認するためにあたりを見回す。

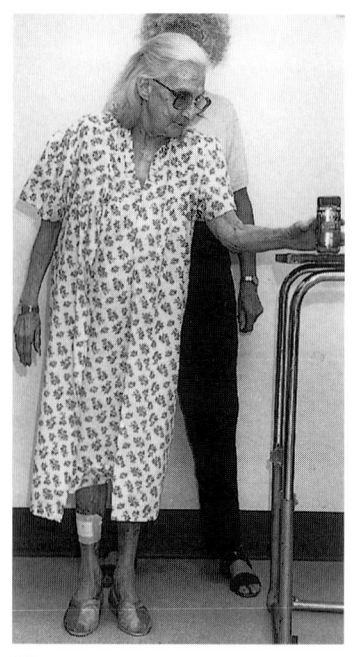

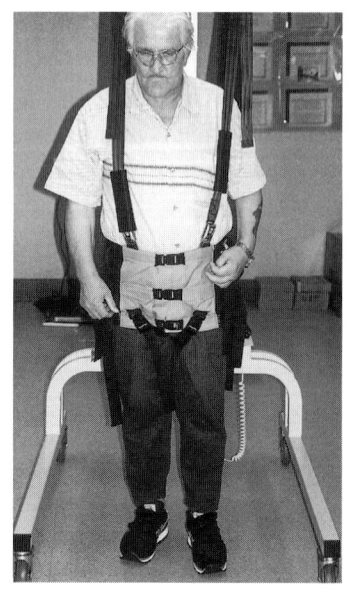

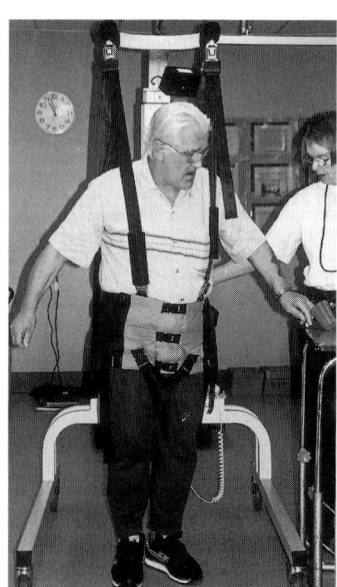

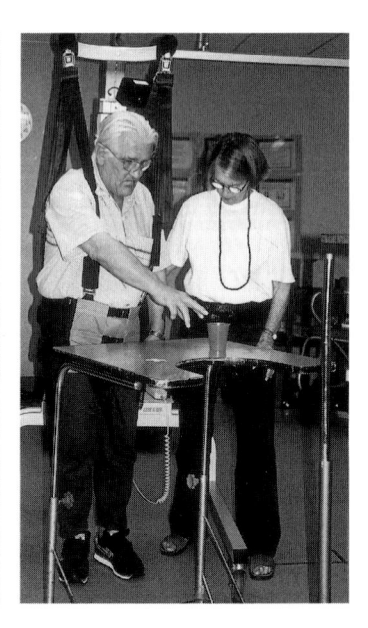

図2-13 (a) 側方へのリーチで,麻痺側下肢に体重移動を試みている。
(b) ハーネスをつけてバランスをとる運動を練習している。右下肢にさらに体重をかけて立っていることに注意(左)。カップを取るために左方に手を伸ばすことを練習する(中央)。正中線を越えてのリーチは,体をやや回旋させながら左下肢への大きな体重の移動が必要となる。

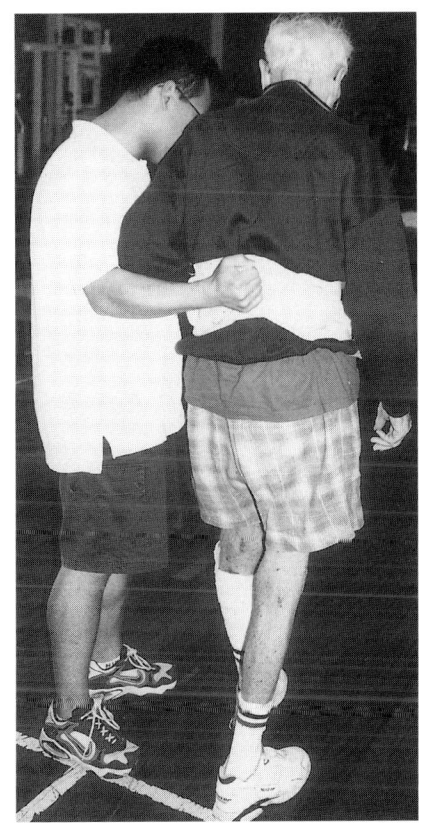

図2-14 握りの付いたベルトは患者の動きを邪魔せずに安心感を与えることができる。
(Handi-Lift / Walk belt, Pelican Manufacturing Pty Ltd, Osborne Park, Western Australia 6017.)

することによって，後方に倒れる傾向を正す。
● 足を動かすことは認めない。

両足を数 cm 離して立ち，頭部と体重を振り向け，後方を見る。再び元の位置に戻り，反対側も繰り返す（図 2-12b）。

Check
● 立位のアライメントが保持されているか，すなわち体を回旋する間，股関節を伸展したままであるか確認する。
● 足を動かすことは認めない。必要であれば，運動を制止するために患者の足の上に自分の足をのせる。

Note
● 視覚的な目標を与えること。

リーチ動作

立位で，前方や側方（両側），後方の目標物を取るために手を伸ばす。

片手，両手。さまざまな目標物と課題。リーチは腕の長さ以上とし，患者に安定限界を大きくし，また元に戻すよう挑戦させる（図 2-13）。

Check
● 体重の移動が体幹内ではなくて，足部および股関節でおこることを確認する。
● 体をこわばらせ，息をこらえないようにさせる。リラックスした運動を促す。

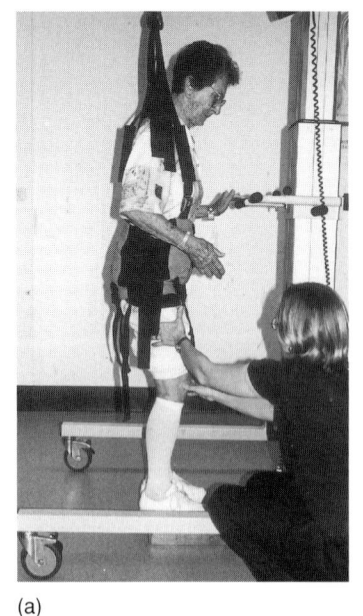

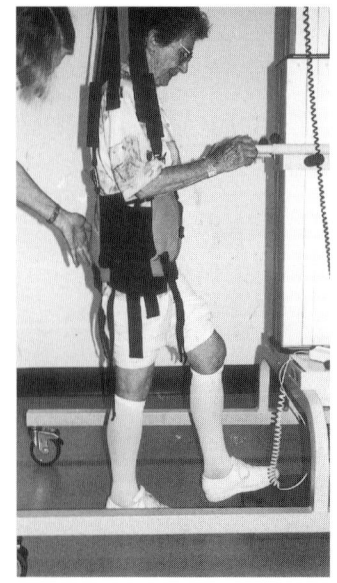

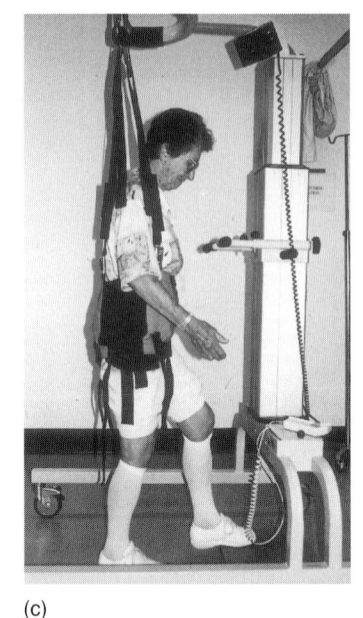

図2-15 ハーネスによる非麻痺側下肢を用いたステップの練習
(a) 初期には，患者は右膝を伸展して体重を支持することが困難である．セラピストは「股関節を前方に動かし」（股関節の伸展），膝を伸展するように促す．
(b) 左下肢で一歩ステップする．セラピストはステップした足に向かって，すなわち麻痺側下肢を越えて，体重を前方に動かすように促す．
(c) 患者は処方された反復回数を行ううちに，安定していると感じたら握りから手を離すことに注目．

Note
- このような運動をハーネスを使わずに練習する場合，患者が積極的に予測的調整と修正を行う必要性を減じることができるので，セラピストは患者を保持しないようにしなくてはならない．握りの付いたベルト（図2-14）を用いることによって，患者とセラピストの双方の信頼感を高めることができる．
- 支持基底面は困難度を上げるように変化させる（例：両足を揃える，片足は前方，片足を一歩前に出す継ぎ足立位）．この患者は両側に片側ずつ，前方と後方に手を伸ばすことによって，運動の制御を学習する．しかし，注意はバランス自体ではなく，具体的な目標物に集中する．

片脚支持（ハーネスやスプリントのある場合とない場合）

足を一歩踏み出すために非麻痺側の下肢を前方にステップする（図2-15）．

ステップの間，どちらかの足で立位をとり，リーチ課題を練習する．

Check
- 立脚側の股関節が伸展していることを確認する．最初はハーネスを使用して運動を練習する．

Note
- Laufer ら（2000）は非麻痺側の下肢を前方の異なる高さのステップ（段）の上にステップすることによって，麻痺側の下肢への荷重が有意に増加することを明らかにし

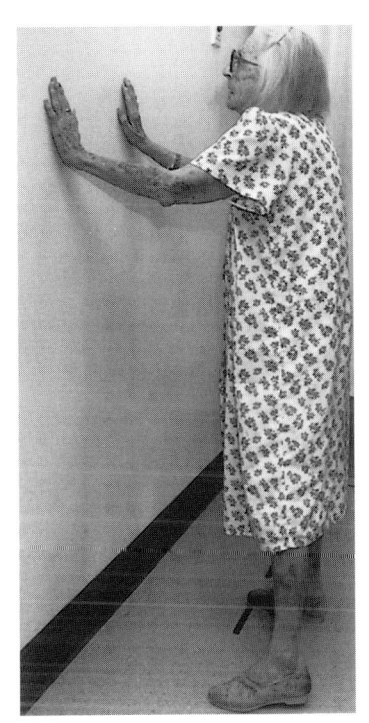

図2-16 支持しながらの横歩き
床の上の直線によって患者は股関節を屈曲せずに外転もしくは内転するように導かれる。

た。
- この運動は体重を移動するという抽象的な目標よりも下肢を持ち上げるという具体的な目標に注意を向けさせる。

側方への歩行（横歩き）

壁（図2-16）や高くしたベッド柵に手を触れて横歩きを行う（図3-20a 参照）。

この運動では股関節伸展位で側方から側方へ体重を移動する練習が可能である。

物を拾い上げる動作

立位で，物を拾うか，触れるために，前方，側方，後方に体を屈め，また元に戻る（図2-17）。

Check
- 股，膝，足が屈曲しているか，伸展しているか確認する。

- 移動距離を最小にするためにいすの上に置いた物で始める（図2-17c）。
- 支持基底面を変えることによって柔軟性を増加させる。

Note
- テーブル，またはセラピストとの距離を近くとることによって，あるいは患者が自分の分節的な調節を行うのに役立つようなタイミングのよい指示を与えることによってバランスが崩れるのを防ぐ。たとえば，もし患者が後方にバランスを失うことが，アライメントの観察によって認められる場合には，「股関節を前に動かして」とアドバイスする。

コンピュータによるフィードバックトレーニング

機器を備えたプラットフォームの付いたコンピュ

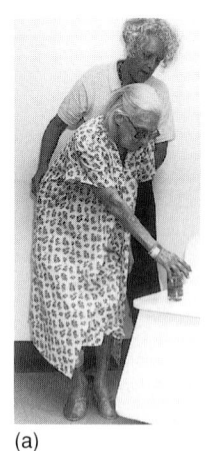

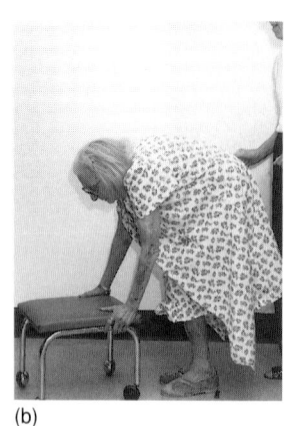

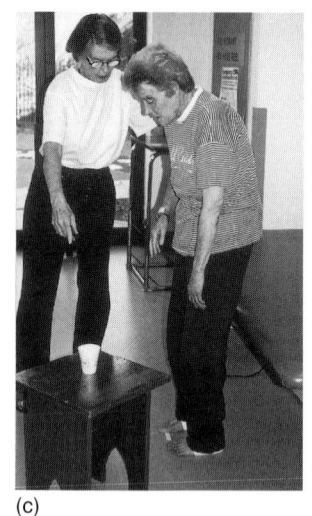

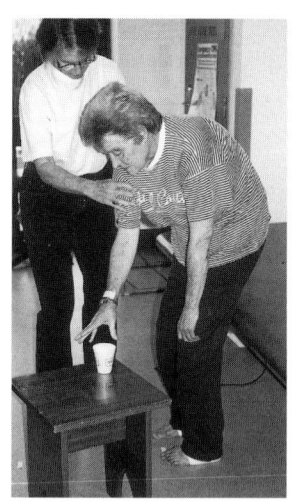

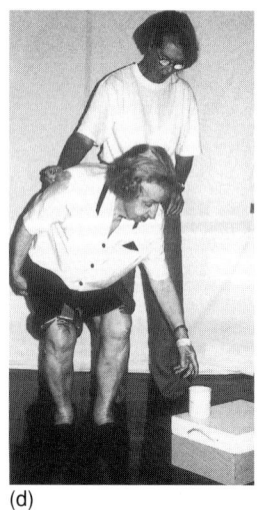

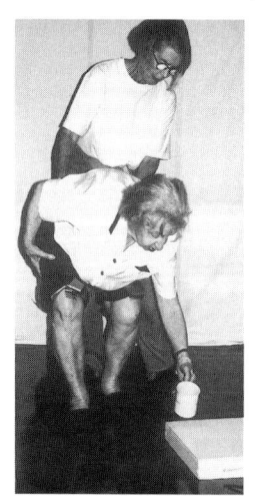

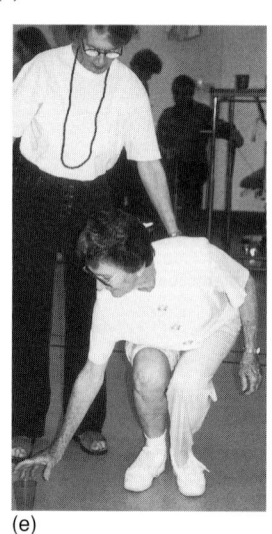

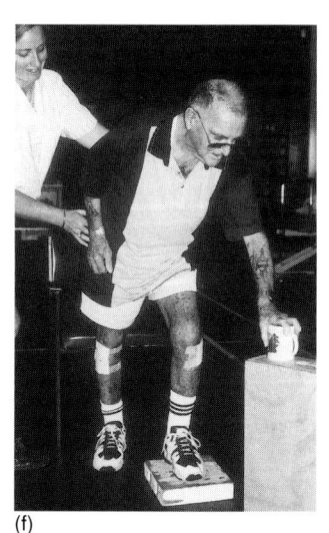

図2-17 (a) このリーチでは股，膝および足の屈曲と伸展，さらに左下肢への体重移動を含む。
(b) 車輪の付いたいすを動かすことによって，不意の動きの可能性を取り入れることができる。
(c) 患者は，はじめコップを拾うことができるかどうか疑っているが，傍に立って安心させることによって練習することができる。右上肢を体を横切るように手を伸ばすことによって体重を左に移動する。
(d) 箱の上に置かれたコップを用いて練習することによってさらに低い位置に手を伸ばすことへの自信を高めるようにする。
(e) 次に，床から物を拾うことで，弱い側の右手による難しい練習を行う。
(f) 患者は麻痺側の左下肢に体重をかける練習をする。患者の右下肢もまた過去に股関節周囲筋が受けた外傷によって低下していることから両側で練習する。

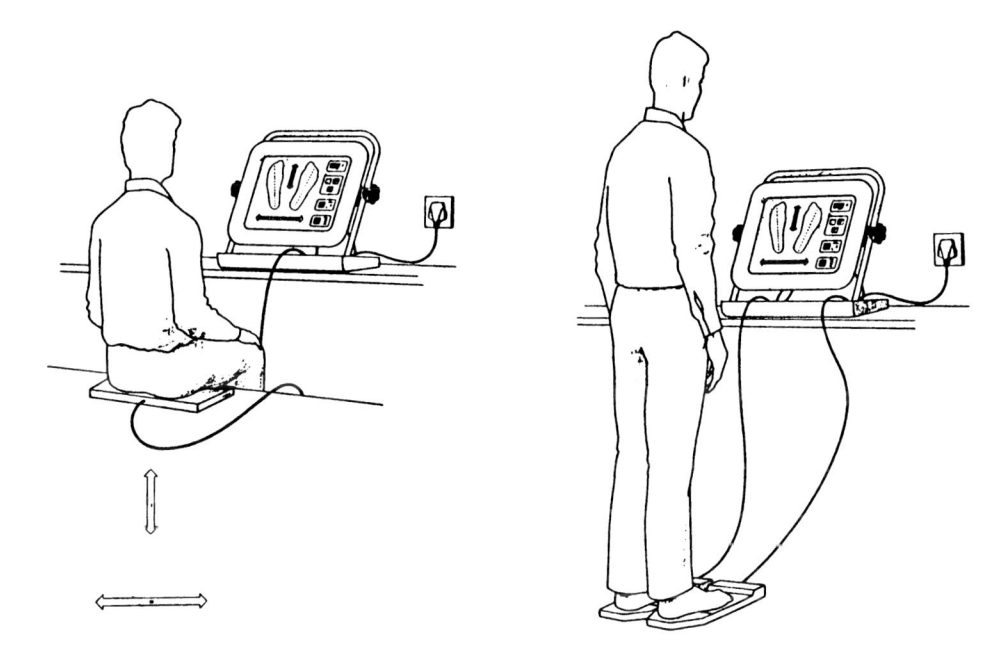

図2-18 簡単なコンピュータ型機器を用いることによって身体の位置に関するフィードバックを与えることができる。
(Balance Performance Monitor, SMS Technologies のご厚意による)

ータ式フットプレートシステム（例：Chattecx*）は，患者に立位や座位における移動の可能性を調べるためのCOPの位置に関するフィードバックを与える（図2-18）。機器を備えたプラットフォームによって，患者は視覚的なフィードバックによって随意的に体重を移動したり，不意なプラットフォームの移動にすばやく反応する練習が可能となる。このトレーニングは体重を制御する感覚や，支持基底面上で身体を動かすことの機械的および機能的な影響の理解を促すのに役に立つ。不意のプラットフォームの動揺に反応することは，患者が動く歩道やエスカレータのために練習することになる（Horakら1977）。

Note

- 患者は最小限の監視下で練習を行ってもよい。
- ハーネスが必要な場合もある。

---

*Chattecx Corporation, Hilton, TN

体重分布と関連のあるコンピュータで得られた視覚フィードバックが脳卒中後の対称的な立位姿勢を獲得するのに有効であるというエビデンスがある。しかし，このトレーニングによって機能的動作のパフォーマンスの改善が一般化されるというエビデンスは限定される（Winsteinら1989, Sackley, Lincoln 1997）。運動とトレーニング効果が特異的であると仮定すると，患者はさまざまな環境条件に合った視覚的フィードバックを利用して練習することが必要である。

スキルの最大化

バランスを改善するために，患者が能力を最大限に伸ばすために，徐々に困難な課題やより複雑な状況に挑むようにする。さまざまな実生活の課題や環境からの要求に対処できる柔軟性をできるだけ早期に取り入れる。

- 手を伸ばし，物を拾う練習
  ・安定限界を超えた位置に目標物を置く。その結果，1歩足を踏み出さなくてはならない

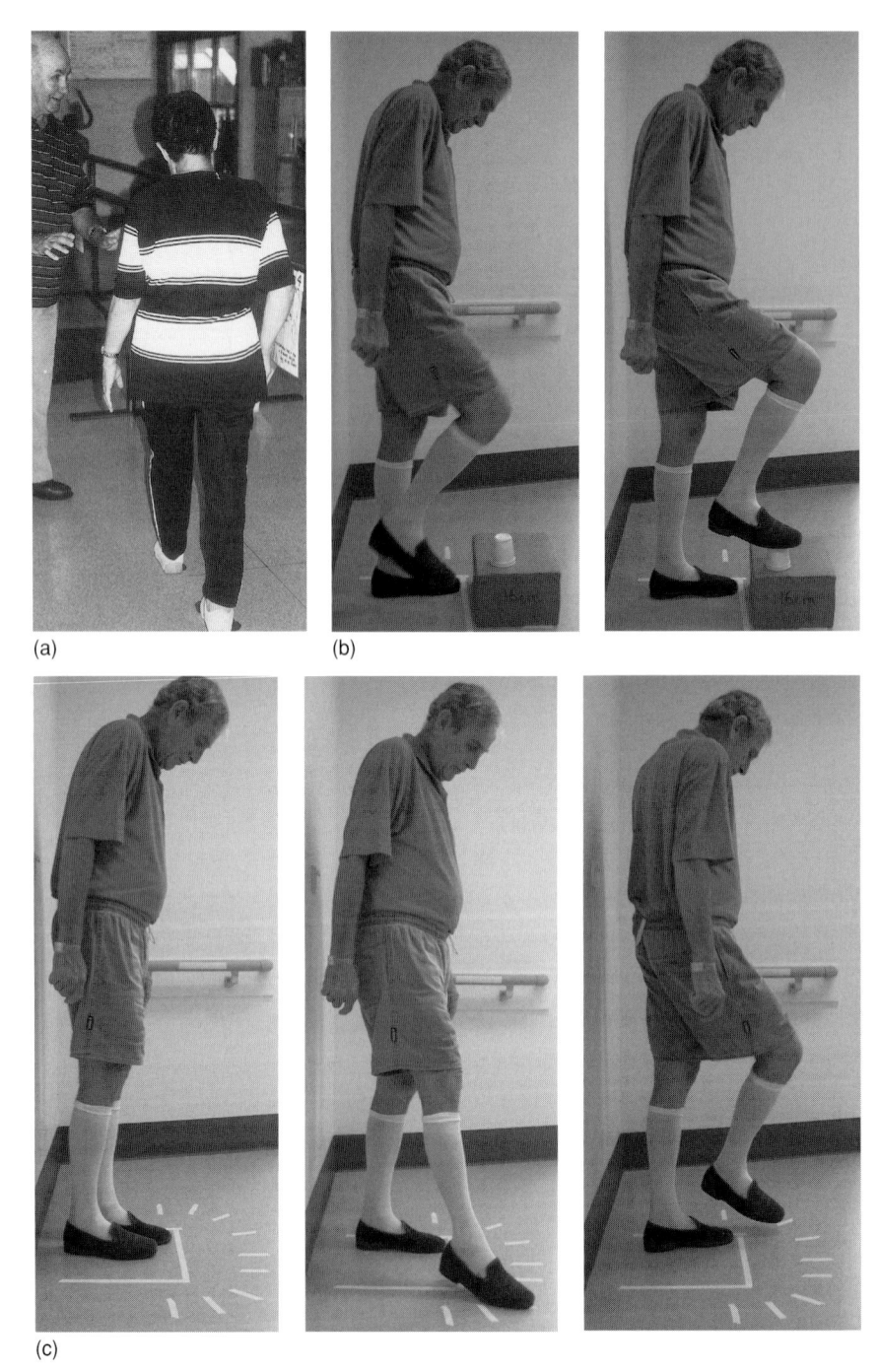

図2-19 (a)サーキットトレーニングの1つのステーションには，狭い基底面を用いた前方へのステップや，目標物を拾い上げるようなさまざまな課題の練習が含まれる（ポートケンブラ病院理学療法科のF Mackey氏のご厚意による）。
(b)プラスチックコップの上にステップを行うことで，注意深い足の位置や麻痺側下肢に持続した荷重が要求される。この運動は麻痺側下肢でも行われ，コントロールするのを鍛える。
(c)ステップ運動はできるだけ早期に開始し，両側について練習すべきである。反対側の下肢を越えてステップを行うことを特に鍛えるようにする。これは，バランスの不良な者やつまずきをおこす可能性のある者にとって困難な動作であるためである（シドニー，バンクスタウン-リィカム病院，理学療法科K Schurr氏とS Dorsch氏のご厚意による）。

- 目標物の重量を増やす
- 両手で持たなければならないように目標物を大きくする
- 予測できないことを含む
- 運動の速度を変える
- 支持基底面の面積を減少させる。例：片足を他方の足の前に置く（図 2-19a），片足で立つ（図 2-19b），支持面のコンプライアンスを変化させる（Slobounov, Newell 1993を参照）
● ステップ運動
  - 立位で，非麻痺側下肢に体重をかける（麻痺側下肢で繰り返す）
  - 床の上の目印にステップする（図 2-19c）
  - 高い段差にステップを行う
  - ボールの上に足をのせ，麻痺側下肢でボールを動かす
● 有無をいわさず急速反応時間を行うゲーム
  - ボールを受けたり，投げたりすること，ボールを弾ませること，野球ゲーム
    手を引っ込めることを含めることにする
● 環境へ複雑さと不確かさを導入する
  - グループでボールゲームを行う
  - 障害物のあるコースでの歩行練習（図 3-27参照）
  - さまざまな大きさの目標物を乗り越える（図 3-28）

▶ 軟部組織の伸張

下腿の筋，特にヒラメ筋の拘縮やこわばりは，こうした問題がバランス能力を制限し，高齢障害者の転倒の原因となるため，予防することが重要である。下腿の筋の短縮は立位と歩行時に股関節の伸展を妨げ，ヒラメ筋の短縮は起立時に初期の足部の後方接地を妨げる。このような問題を予防するための運動には次のようなものがある。
● 立位で下腿の筋を持続的に伸張する（図 3-18a, c）
● 座位でヒラメ筋を持続的に伸張する（図 4-13）
● 立位で運動する間に下腿の筋と股関節屈筋を能動的に伸張する（図 3-18d）

▶ 筋力トレーニング

下肢筋力トレーニングは，個別に，あるいはグループやサーキットトレーニングの一部として実施される。その目標は，こうした運動を座位でも立位でも，あるいは歩行時に行われる動作のパフォーマンスの改善に転移させることである。以下に掲げた運動は第3章に記述されている。
● ステップアップ運動（図 3-22）
● 踵の上げ下げ（図 3-24）
● 非荷重（免荷）運動（図 3-26）

床からの立ち上がり

転倒後にどのようにして床から立ち上がるかということを患者に教えることが，高齢者にかかわるリハビリテーションではしばしば優先される。しかし，これが行われることはほとんどないというエビデンスもある（Simpson, Salkin 1993）。主要な問題は，脳卒中後の患者の多くが床から立ち上がることが困難であり，下肢の伸筋と上肢の筋に十分な筋力がなければこの動作は困難であると考えられるという点である。転倒の既往や可能性をもつ高齢者や，運動障害をもつあらゆる患者に対して，バランストレーニングに加えて，現在では集中的な体重抵抗による筋力増強プログラムを行う必要性を支持する十分なエビデンスがある。筋力が強くなることによって患者の活動範囲は拡大し，転倒を予防するのに役立ち，しかも転倒した患者が床から立ち上がることができる可能性がより高くなる。

6 測定

バランスの測定は個人の進歩に関する客観的な情報を提供し，介入の効果を判断するための臨床研究には不可欠である。使用するテストは妥当性と信頼性があり，そのうえ，厳密に標準化されたものでなくてはならない。多くのテストが利用可能な

表2-1 バランス：臨床的帰結研究

参考文献	対象者	方法	期間	結果
Sackley and Lincoln 1997	25名 脳卒中後 6〜31週 41〜85歳	無作為化対照試験 E：Nottingham Balance Platform (NBP)（例：STS，立位，リーチ，ステップ）＋課題練習（歩行，階段昇降） C：NBP＋課題練習によるプラセボプログラム	4週間 12回 1時間	4週目に立位の対称性*，動揺（NBP），粗大運動（Rivermead Motor Scale），ADL（Nottingham 10-ptADL scale）について両群に有意差あり（*$p<0.05$） フォローアップ後12週の時点では維持されておらず有意差なし
Dean and Shepherd 1997	20名 脳卒中後 ＞1年 55〜83歳	無作為化対照試験 E：座位で腕の長さ以上にリーチを行う標準化されたトレーニングプログラム C：腕の長さ以内で認知操作的課題の仮想練習	2週間 10回 30分間 家庭用	E：有意に遠方にかつ速く，リーチとSTS（フォースプレート）のいずれも麻痺側下肢への荷重が増加し，下肢の筋活動（EMG）の増大（*$p<0.01$） C：改善なし
Weissら 2000	7名 脳卒中後 ＞1年 60歳以上	時系列 1：ベースライン 2：監視下で下肢の高強度漸増抵抗トレーニング	12週間 週2時間	有意に筋力改善$p<0.01$，反復起立所要時間$p<0.02$, Berg Balance ScaleとMotor Assessment Scale（gait）$p<0.04$, Medical Outcome Survey（physical function）$p<0.03$. 反復起立時間と膝伸筋の間に有意な相関$p<0.04$

ADL；日常生活活動，C；対照群，COG；重心，E；実験群，EMG；筋電図，PT／OT；理学療法／作業療法，Ss；被検者，STS；起立動作

場合，臨床家にとってジレンマとなるが，これはどのような情報が必要であるかを考慮することで解決される。バランス評価の選択は数名の著者によって論じられている（Maki, McIlroy 1997, Carr, Shepherd 1998, Huxhamら 2001）。

▶ 機能テスト

以下の機能テストは随意的な活動をおこす間に体重のバランスをとる能力を測定する。

これらのテストは，単純で静的な環境で行われる動作によって生ずる動揺といったバランスの異なった側面に関する測定法である。多くのものがバランスの一側面を測定するが，Berg Scale は日常生活に共通する14項目のパフォーマンスを評価している。

- Functional Reach Test （Duncanら 1990, Weinerら 1993）
- Step Test （Hillら 1996）
- Timed 'Up and Go Test' （Podsialo, Richardson 1991）
- Berg Balance Scale （Bergら 1989, 1992,

Stevenson, Garland 1996)
- Motor Assessment Scale：Sitting balance item（Carrら 1985）
- Falls Efficacy Scale （Tinettiら 1993）
- Activities-Specific Balance Confidence （ABC） Scale （Powell, Myers 1995, Myersら 1998）
- Obstacle Course Test （Meansら 1996）

バランスのすべての側面を測定することのできる唯一のテストはなく，一般に上記のテストによって特異的な情報が得られている。たとえば，
- Functional Reach Test（FR）は立位で前方へ手を伸ばした距離を測定する。したがって，これは安定限界に対して重心をどれだけ前方へ移動できるかという程度に関する指標である
- Timed 'Up and Go' Test（TUG）はいすから立ち上がり，歩き出し，そしていすに戻るまでの所要時間を測定する。これはある場所から別の場所へ身体を移動する間のバランス能力，すなわち全行程を遂行するのに要した時間によって推測されるバランス能力の指標である。このテストは転倒傾向に関する信頼性の高い予測指

標であるといわれている（Shumway-Cook ら 2000）
- Falls Efficacy Scale は個人がどれだけ転倒を恐れているかその程度を測定する。ABC Scale は広範囲の移動の困難度を測定する

姿勢調節はその動作に特有な部分であるという事実は多くの生体力学的研究で証明されてきた。したがって，重要なことは，多くのテストの特異性を理解することであって，測定されないバランスの側面における変化までテスト結果が反映していると期待してはならない。最近のある研究（Wernick-Robinson ら 1999）によると，FR テストと歩行速度の間には相関がないことがわかっており，これは2つの動作が動的に異なるものであることを推測させる結果である。

歩行に関するテストは第3章に掲げている。歩行テストは特にバランスを測定するのではなく，歩行に関するデータはバランスに関する推定を与えてくれるのである。たとえば，ストライド時間の変動性は力を感知する靴の中敷きを用いて測定され，これは高齢者の転倒と相関が認められており，この変数が歩行中の安定性の測定指標になりうると推測される（Hausdorff ら 2001）。上記の Obstacle Course では歩行中のバランスを推定するのに，歩行を測定するための複雑な環境を与えている。

▶ 生体力学的テスト

外部から加えられた動揺に対する姿勢反応や，バランスに対する感覚の寄与に関する検査を含む生体力学的および筋の潜時検査が，機能障害が姿勢調節に及ぼす影響を検討するために研究室で用いられている。これらの検査は臨床では典型的に用いられているものではないが，機器によるフォースプレートが利用できる場合には，臨床介入を導入するのに次のようなテストが有用である。
- 支持面の動揺に対する反応（Chattecx Balance System[*1]）
- 感覚入力がバランスに及ぼす影響（Clinical Test of Sensory Interaction and Balance〈感覚相互作用とバランスに関する臨床テスト〉— CTSIB[*2]）
- 姿勢動揺（フォースプレート）（注意：機能的な関連性は不明）

いくつかの介入の効果に関する証拠を**表 2-1** に供覧している。脳卒中後のバランスに対する介入効果に関する研究は，驚くほどわずかしかみられない。研究者の大半が対称性や姿勢動揺に対する感覚トレーニングや体重移動練習に関する影響を検討している。一般に患者は練習を行った動作について短期間に改善するが，機能の改善につながるものはほとんど，あるいはまったくない。

これまでの有望な報告は，機能的な動作に関する課題指向的トレーニング（Dean, Shepherd 1997, Dean ら 2000）と下肢の筋力トレーニング（Sharp, Brouwer 1997, Weiss ら 2000, Teixeiria-Salmela ら 1999, 2001）の研究結果であり，この両者ともバランスに対して正の効果を示している。

[*1] Chattecx Corporation, Hixton, TN
[*2] Neuro Com International, Inc, Clackamas, OR.

3 歩行

1. はじめに　64	軟部組織の伸張　86
2. 生体力学的記述　65	筋活動の誘発　88
運動学　67	筋力トレーニング　90
運動力学　68	スキルの最大化　99
筋活動　69	6. 測定　100
さまざまな環境における歩行　71	機能テスト　100
3. 加齢による変化　72	生体力学的テスト　101
4. 運動パフォーマンスの分析　73	下腿筋（腓腹筋）長テスト　101
研究による知見　73	生理学的テスト　101
観察による分析　74	7. 注意点　102
典型的な運動学的偏倚と適応　77	トレッドミルトレーニング　102
5. トレーニングのガイドライン　82	電気刺激　103
歩行練習　82	歩行補助具と装具　103

1 はじめに

　自立した歩行能力は多くの日常生活に不可欠である．地域のなかで歩行できる能力とは，信号機によって定められた時間内で道路を横断することができ，動いている歩道に乗り降りしたり，あるいは自動ドアから外に出たり，中に入ったり，家具のまわりを歩いたり，物の下や上を歩いたり，カーブをうまく切り抜けたりできる速度で歩ける能力である．1.1～1.5 m／sの歩行速度が，歩行者としてさまざまな環境や社会的背景で十分機能できる速度と考えられる．道路を安全に横断できる速度で連続して500 m歩行できる能力をはじめとする地域社会における歩行の判断基準を満たしたのは，リハビリテーション施設から退院した患者の7％にすぎなかったとする報告がある（Hillら1997）．

　歩行は両足の協調性と非常に多くの筋や関節が一緒に機能するように連携することが要求される複雑な身体全体の活動である．運動制御に関する研究で最も重要な疑問は，協調のとれた歩行を生み出すために，多くの構造的あるいは生理学的要素や構成要素が，変化する物理的あるいは社会的環境のなかで，どのようにして協力しているかということである．Bernstein（1967）は協調性のとれた運動を行うためには，彼が「自由度の問題（degrees of freedom problem）」と名づけたことがらを神経系が解決しなければならない．あるシステムの自由度は，制約される独立した要素の数を反映している．非常に多くの関節や筋と多数の関節と多分節による連結に特有の（固有の）機械的な複雑さがあると仮定して，Bernsteinは正の効果と効率のよい歩行を生み出すために，こうした要素がどのように組織化されるのかを問題とした．

　Bernsteinは次のように記している．運動の協調性とは，「運動している器官について豊富な自由度を習得する過程，すなわち，制御可能なシステムへの転換である」．

　筋と関節が一緒に1つの単位やシナジー（共同

運動）として作用するように両者を結合すること，すなわち，このように運動の協調性を単純化することによって，自由度は減少させることができる。このような1つの連結は歩行時の股関節，膝関節，足関節の間の協調によって説明され，下肢の支持性が崩れないように全体の力の支持モーメントを生ずる。

　一般的な感覚入力，特に視覚入力によって，私たちはさまざまな，雑然とした環境や起伏のある地面を歩くことが可能となる。視覚は近位および遠位の環境に関する静的および動的な特性について，ほぼ瞬間的に情報を与えてくれる。この情報は基本的な歩行パターンの調節を計画するのに利用される（Patla 1997）。

　転倒を回避することは，過去の経験に基づいて安定性を脅かす可能性のあるものに対して十分迅速にそれを確認し，予測し，行動する能力に大部分は依存している。視覚系はバランスを脅かす可能性のあるものを確認し，これを回避する際に重要な役割を演じている。回避方略には歩幅や高さの適応，地面とのクリアランスを大きくして地面の障害物につまずくのを避ける，頭部のクリアランスを大きくして，方向を変える，あるいは立ち止まることによって頭上で障害物にぶつかるのを避ける，などがある（Patla 1997）。このような方略は適応的であり，動いている身体の安定性を保証するように実行される。運動感覚，触覚，前庭感覚による入力も，特に歩行中のバランスの反応的制御に重要な役割を演じている。定義によると，反応的制御は，バランスの再獲得における最後の手段であり，支援であり，反射的な反応のトリガー（引き金）に依存している（Patla 1993, 1997）。

　歩行障害は神経障害を有する者によくみられ，これは傷害部位に関連した機能障害だけでなく，廃用や身体の不活動による心血管系および筋骨格系への二次的な影響によって生じる。筋力低下や麻痺，不十分な運動制御や軟部組織の拘縮は脳卒中後の歩行機能障害の主要な原因である。しかし，機能的な歩行パフォーマンスはまた個人のフィットネスのレベルに依存している。脳卒中後の機能障害によって，しばしば歩行中の過度のエネルギー消費（労作）が強いられ，活動のタイプや持続時間が制限される。脳卒中患者では，特に高齢者の場合には，ごく短い距離でしか最も効率のよい快適な歩行速度を維持することができないことが多い。このことは歩行能力をより低下させる筋力低下，エネルギー需要の増加，耐久性の低下を示している（Fisher, Gullikson 1978, Olneyら 1986）。脳卒中患者は，必要エネルギーが最小となる歩行速度を自ら選択しており（Grimby 1983），エネルギー需要を自分の能力以上まで増大させることなく，歩行速度を増加させる能力はない（Holdenら 1986）。このような患者では家庭環境における活動が非常に制限され，運動と歩行速度や耐久性を増大させる機会が必要となる。

　歩行に改善を示して退院した者が，必ずしも機能的な歩行を行っているわけではない。たとえば，10mの歩行速度を計算することは，一般的に行われている臨床的な歩行の測定法であるが，脳卒中後の移動能力を過大評価することになるかもしれない。健常者では少なくとも6分間快適な歩行速度よりも速く歩くことができるが，脳卒中患者ではその時間以上で快適な歩行速度を維持することは困難であろう（Deanら 2001）。このことは地域社会で歩行が困難となり，社会的不利（handicap）の増大をもたらすことになる。脳卒中患者の60〜70％はリハビリテーションの退院時に自立歩行機能を再獲得するという報告があるが（Wadeら 1987, Dean, Mackey 1992），退院2年後に戸外を歩いている報告は15％にすぎないとするエビデンスもある（Shilbookら 1983）。

2　生体力学的記述

　人間の歩行では，直立した動く身体がまず片脚で支えられ，次にもう一方の脚で支えられる。動いている身体が支持脚を通過すると，次の支持相のために他方の脚が前方に振り出される。歩行周期

は立脚相（約60％）と遊脚相（約40％）によって構成される。立脚相はさらに体重支持，立脚中期，push off に，遊脚相は離床（初期の振り出し）とリーチ（後期振り出し）に分類される（Winter 1987）。両足が地面に接地し，身体の支持が後方の脚から前方の脚に移動する場合に，2回の短期間の両脚支持期がある。しかし，身体は歩行周期の約80％は片脚で支持される。

歩行速度が増加すると，両脚支持の時間が減少する。反対に，歩行速度が遅くなると，両脚支持期間が減少する。両脚支持相は片脚から別の脚に体重を移動し，上半身のバランスをとるのに重要である。ステップごとの所要時間は類似しており，これは前方に進行中のステップごとの距離も同様である。

歩行時に要求されるバランスは複雑である（第2章参照）。静止立位では身体の質量中心（centre of mass；COM）の投影である，重心（centre of gravity；COG）は両足のなす面積の範囲にある。しかし，歩行周期を通して，身体の中心の経路が両足の面積内を通過することはめったにない（図3-1）。

短時間の両下肢期は別として，身体は潜在的に不安定な状態にある。したがって，安全な足部のクリアランスと足部の接地は両脚支持期の間に身体のバランスをとり直すのに不可欠である（Winterら1991）。**図 3-1** は圧中心（centre of pressure；COP）の経路を示しており，これは片脚支持の間の足部を通じた体重負荷の指標となる。圧中心は足部の中心近くにあり，支持基底面の外側限界に接近することはない。

正しい歩行のための主な必要条件（Forssberg 1982）は以下の通りである。
- 下肢による身体の支持
- 意図された方向への身体の前進
- 基本的な移動リズムの発生
- 動いている身体の動的なバランス制御
- 柔軟性，すなわち，変化する環境による要求と目標に対する運動に適応する能力

下肢はこれらの要求項目に重要な役割を演じて

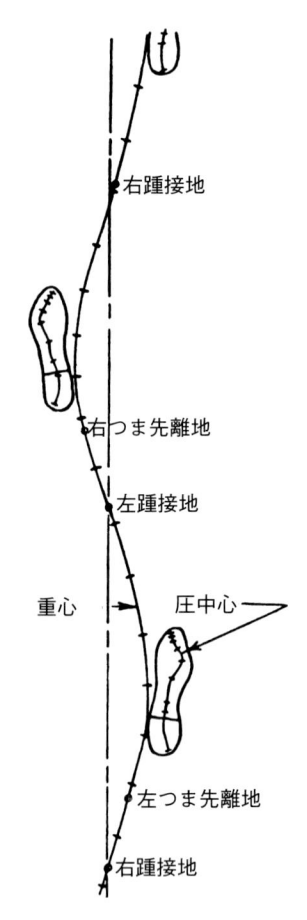

図3-1 並進運動による点は1歩行中のストライドに対する身体の重心と足部の圧中心を示している。注意：重心は決して足部を通過しない。
（Winterら1991より許可を得て転載）

いる。立脚相では，次のものと関連している。
- 支持：上半身は下肢の伸筋の作用と下肢が崩れるのを防ぐような機械的な効果によって片脚もしくは両脚上で支持される
- 前進（空間における身体の加速）：基本的な移動リズムにおける身体の前方への運動をおこす機械的エネルギーを発生する
- バランス：下肢や，下肢—体幹の分節的結合で生じる姿勢調節により変化する支持基底面上で直立姿勢を保持する
- 吸収：機械的エネルギーは衝撃吸収のために利用され，身体の前方への速度を減少させる

遊脚相では，足部はつま先接地から踵接地までスムーズな経路上を動き，下肢は以下と関係している．
- トウクリアランス（toe clearance）：地面から足部を離すこと
- 足部の軌跡：支持面上に安全に接地するために足部を準備すること

これらは効果的な歩行を行うための主要な機能である（Winter 1987）．このように歩行を単純化することによって，主要な運動制御の必要条件を同定するだけでなく，臨床家にとって，効果的で効率のよい歩行とトレーニングで集中すべき主要な機能に重要な必要条件を明らかにしている．

歩行は他の日常の動作に比べて多くの研究がなされており，この結果，非常に多数の文献がある．歩行は生体力学，神経，病理的，発達学のように多くの視点から検討がなされている．階段昇降，カーブを曲がることや障害物を越えることを含むさまざまなタイプの歩行について研究されている．

歩行研究室で行われる記述的な研究では，健常者のパフォーマンスを定量化することと同様，診療室で検討されるべき適切な介入方略を開発する目的で，さまざまな病態に関連する共通の機能的制限を検討することに焦点がおかれている．体重，身長，年齢，性，歩調，背景のような要因における違いがパフォーマンスの側面に影響を及ぼすことから，正規化された値を得るには多量のデータが必要となる．

時空間的変数には，歩調（歩行率），ストライド長，ステップ長や速度が含まれる．健常者が自分の好みの速度で歩行する場合，歩数は平均 101 〜 122 歩／分まで変化し，男性よりも女性のほうがやや高くなることが報告されている（Winter 1987）．好みの速度による健常若年者の歩行では，ステップ長が 0.7 m でストライド長は約 1.4 m である．20 〜 60 歳の成人の歩行者の歩行速度は，観察されていることに気づかない場合には，男性で平均 1.4 m／s，女性で 1.2 m／s であった（Finley, Cody 1970）．

▶ 運動学

運動学的変数は角速度および直線速度や加速度に加えて，角度変位，身体部位や質量中心（centre of body mass；CBM）の経路に関する情報を提供する．これらの変数は運動をおこす力に関する情報は提供してくれない．Winter（1987）が指摘しているように，歩行の 1 ストライドを記述するためには非常に多くの運動学的変数が必要で，歩行の記述を処理可能にするためには何らかの妥協案が必要である．

平地歩行では，質量中心の経路は進行中の面に沿った正弦波曲線を描いている．この経路の振幅のピークは立脚相の中間あたりでおこる．質量中心の経路はまた側方を移動し，体重負荷している下肢の支持に関連して右から左へ変化する正弦波を描く（Saunders ら 1953）．これらの動きは系統立った様式で相互に関連しており，効率的な歩行には質量中心のスムーズな通過が不可欠である．

歩行中の下肢の関節における大きな角度変化は身体が前方に移動する場合に矢状面で生じ，注意深く観察することによって確認することができる．健常者の自然な歩数による歩行中の股関節，膝関節および足の関節における矢状面の角度変位を図 3-2 に示す．これらの平均値は，歩行の臨床的な観察の指針として利用される参考基準を提供している．通常，角度変位の大きさにおける個人差は比較的小さいが，個人差が大きいのは足関節や足部の動きといった目立たない部位である（Sutherland ら 1994）．

骨盤や体幹を含む上半身の質量は，下肢を前進させ，一側の支持脚から他側の支持脚へ体重を移動させる個人のニーズに対応する．たとえば，骨盤（股関節と腰椎で動いている）は回旋し，傾斜し，挙上し，側方に移動するが，これは筋の長さやストライド長のような要因によって支配されている．骨盤と下肢とは位相は一致せずに，肩は回旋し，上肢が振れる．

平地歩行では，骨盤は中心軸の両側で約 4°の回

関節角度－通常の歩行率（N=19）

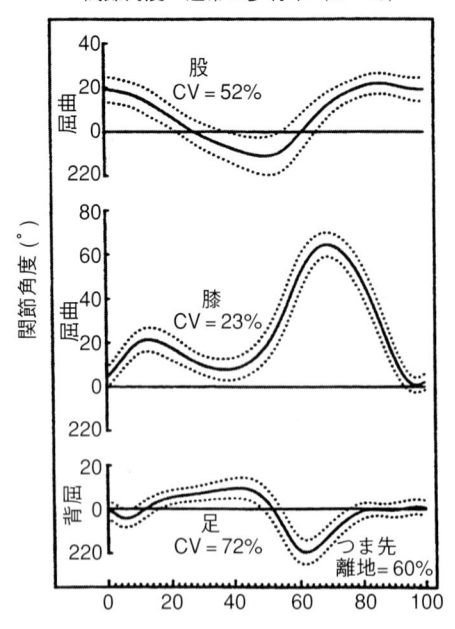

図3-2　1歩行周期の間の矢状面における股関節，膝関節および足関節における各角度の個人間の集合平均
屈曲は正であり，伸展は負である。
CV：coefficient of variation（変動係数）；0～60%，立脚相；60～100%，遊脚相
（Winter 1987, ウォータールー大学出版より許可を得て引用）

旋を伴って垂直軸のまわりを回旋する。骨盤はそれ自体，固い構造であり，この回旋は各股関節で交互におこり，これは立脚相で相対的な内旋から外旋までを経過する（Saundersら 1953）。脊椎関節では回旋もおこる。回旋の大きさはストライド長と関連しており，高齢者では若年者に比べ回旋の低下を示す（Murray 1967）。

骨盤も前方および後方に傾斜し，股関節および腰椎の関節で運動がおこる。平均3°の偏位で最大前方傾斜は中間から後期の立脚期および遊脚終期でおこる。この運動は，軟部組織の長さと同様，重力，慣性，および股関節屈筋と伸筋の活動によって制御されている（Sutherlandら 1994）。

質量中心が片脚支持に備えて側方に偏位するのにつれて，側方への水平骨盤移動がおこる。この偏位は立脚時の股関節で外転を含んでいる。脛大腿角は機械的な制限として作用し，股関節がわずかに内転する間に脛骨を水平に維持することを可能にしている。側方移動（4～5cm）の程度は，一部は，股関節外転筋や立脚中期に膝を伸展する筋の活動によって支配されている。

この移動に関連して，立脚側とは反対側に対する水平面と相対的に骨盤は下方に傾斜する。この移動は股関節でおこり，立脚期の股関節の外転と遊脚期の股関節および腰椎の関節の内転を伴う。この遊脚側の下肢における「下肢の延長」による影響を打ち消すために，当該側の下肢の膝関節を屈曲して「下肢を短縮」させ，下肢の（大振り歩行）振り出しを可能にしている（Saundersら 1953）。

歩行中の脊椎関節の特別な運動に関しては，体幹の運動については大規模な研究が行われてこなかった。しかし，3次元測定装置を用いた最近の研究では複雑な脊椎運動に関するより個別の検討が可能になっている。長軸に対する体幹の回旋の程度は従来の研究（Krebsら 1992）よりも大きく，状況によって，それは歩幅をさらに大きくする最適な方法であるのかもしれない。下位の胸椎，腰椎および骨盤の分節の運動パターンについて検討した研究によると，分節内および分節間に一致したパターンが見いだされている。歩行速度が増加すると，各分節の可動域も増加する。この結果は脊椎の運動が骨盤や下肢の運動と連動していることを示している（Crosbieら 1997a,b）。この研究では歩行中の高齢者では脊椎の可動域が有意に減少していることも明らかにされている。

▶ 運動力学

これらの変数はフォースプレートと運動学的データから計算される。この変数には垂直および水平の床反力（ground reaction forces；GRF）（N/kg）各関節の力のモーメント（Nm/kg），身体の分節間で移動した力（W），さらに身体分節の機械的エネルギー（J）が含まれる。力のモーメントは，筋，靱帯および関節における回転角を変化させるように作用する摩擦力の正味の結果である。正味のモーメントは主として筋の力から生じると解釈さ

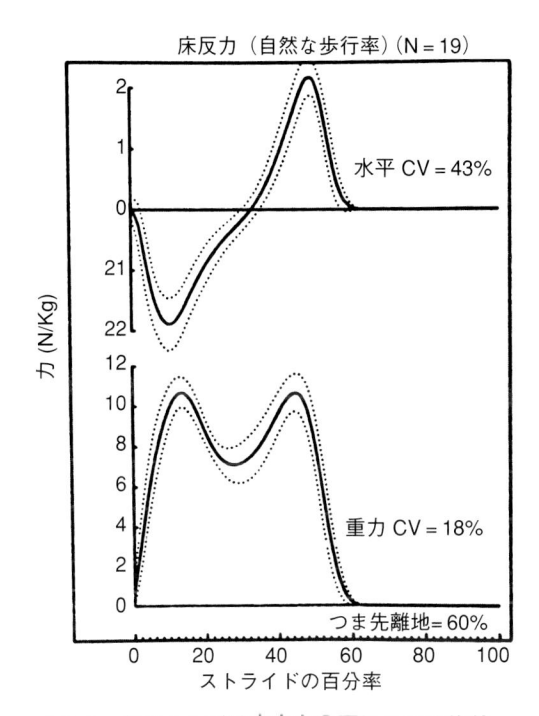

図3-3 水平および垂直方向の床反力の平均値
水平分力は立脚相の前半では負の相になり，これは身体のゆっくりした下降を示している。正の相では立脚相の後半における身体の前方への加速を示している。垂直分力は特徴的な二峰性を示し，最初の峰は体重の支持，第二の峰はつま先離地と関連している。CV；coefficient of variation（変動係数）。
（Winter 1987, ウォータールー大学出版より許可を得て引用）

れる（Winter 1991）。

床反力は記録に用いられる最も単純な運動力学的変数である。身体の分節には内部に発生する力が必要となるが，体重の移動をおこす力はシステムの外部にある。両足が地面に接地する歩行のような動作では，これらの力は床力（ground force）あるいは支持力（supportive force）と呼ばれている。体重が両足を通じて伝達する際に，筋活動および分節運動に反応してこの力は発生する（図3-3）。

股関節，膝関節および足の関節を横断して発生する筋の力には多くの組み合わせがあるが，これらは類似したパターンを生じる。特定の関節に同一の力のモーメントを生ずる筋活動にも多くの組み合わせがある。しかし，遊脚相では，3つの関節を横断する筋が協調して作用し，確実に下肢で体重を支持し，下肢が崩れるのを防いでいる。Winter（1980）によると，下肢の崩れは「力の支持モーメント（support moment of force；SM）」と呼ばれる伸筋全体の力のモーメントによって防ぐことができる。SMは，股関節，膝関節，足関節の力の代数和であり，変動は個々の関節で生じるものの，常に伸筋である。足関節の力のモーメントは異なった速度でも比較的一定であるのだが，股関節と膝関節のモーメントは，たとえば膝関節では伸筋モーメントが減少するなど，互いに変化し合い，股関節における伸筋モーメントの増加に対抗している。

機械的パワーは発生するエネルギーと吸収するエネルギーとの比で，関節における正味のモーメントと角速度との積である。パワーの分析によって，筋が機械的エネルギーを発生し，それを吸収するということに関する情報を提供してくれる（Winter 1987）。パワーは筋収縮が求心性（正のパワー）の場合に発生し，筋収縮が遠心性（負のパワー）の場合に吸収される。健常者における下肢の3つの関節のパワーの特徴を図3-4に示す。これらの特徴は筋に流入および流出するエネルギーの流れの大きさと方向について述べており，歩行中の主要なパワーの発生はpush off時（約80%）の足関節でおこる。第2に最も重要な起点は立脚後期および初期遊脚期のpull-offを行うための股関節における屈曲力の発生である（Winter 1983）。これら2つの大きなパワーの発揮は前方の水平前進に必要な推進力を供給するといわれている。下肢を振り出すための実際のエネルギーは振り子運動によって生ずる（ポテンシャルエネルギーの運動力学への転換）。パワーの大きさは速度によって変化するが，形状は一定にとどまる傾向がある。

▶ 筋活動

エビデンスによると，自分の好みの速度で歩く場合，身体を前進するのに必要な全体の力に対してわずかな量しか筋は活動せず，他に床反力や慣性力が生ずることによって貢献していることが示唆さ

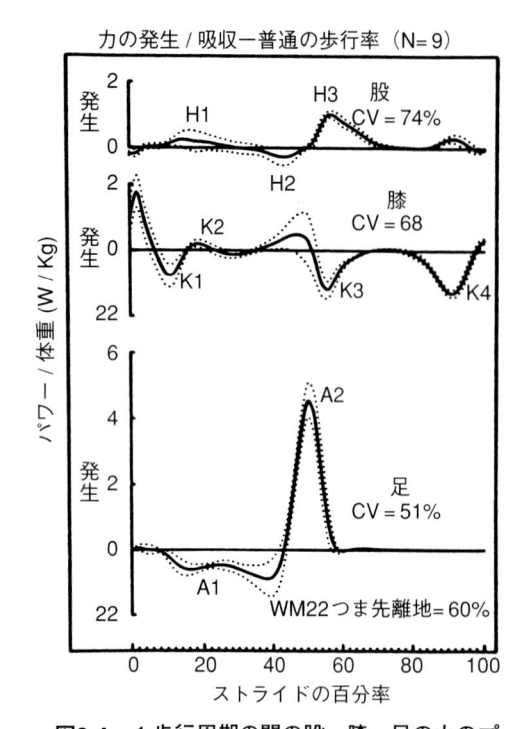

図3-4　1歩行周期の間の股，膝，足の力のプロフィール
これは最も重要な力の相を示している。力の発生は正，吸収は負。CV，変動係数（Winter 1987，ウォータールー大学出版より許可を得て引用）。

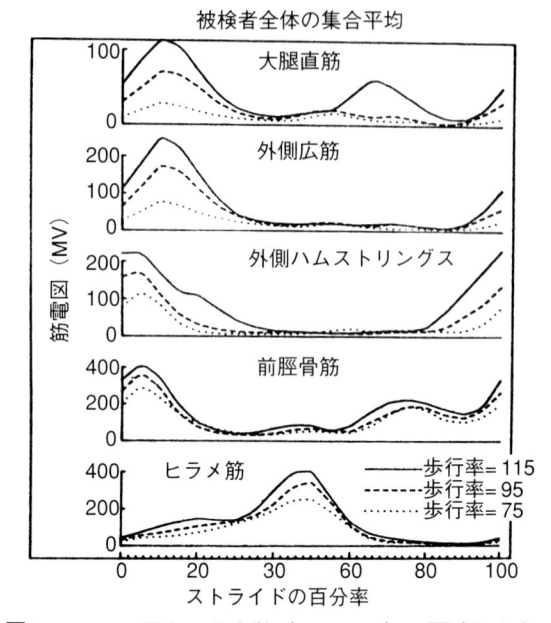

図3-5　3つの異なった歩数（cadence）に関連した主要な6つの筋群の筋電図パターンにおける変化
筋電図パターンにおける変化が，主に振幅，形状で類似していることに注意。振幅の変化の程度は筋に特異的である。Yang JF, Winter DA 1985 Surface EMG profiles during different walking cadences in humans. Electroencephalograpy and Clinical Neurophysiology, 60, 485-491より許可を得て引用。

れている。筋は，正確に統合された様式で収縮し，弛緩する。その主要な役割は歩行中に運動を開始し，加速し，減速し，かつ制御するために適切な時間に筋活動を発生することである。周期が進行するにつれて，筋活動は主として等尺性もしくは遠心性となり，このいずれも重力に対する直立姿勢を維持し，分節間にエネルギーを移動させるためにエネルギー効率のよい収縮様式である。短縮性収縮（求心性収縮）は必要な場合に前方運動のために短時間のパワーの発生を供給するのに利用される（Winter 1987）。

表面筋電図（EMG）によって，閾値信号を用いて，歩行周期で，一定の筋あるいは筋群がいつ活動しているかを決定することが可能である。歩行速度に対する感受性，電極の大きさ，形，取りつけ位置，あるいは脂肪組織の量をはじめ，多くの要因がEMGの大きさに影響を与えているので，電気信号を記録するうえで多くの問題がある。

Winter（1991）は歩行中の25か所の下肢筋に関する筋電図を評価している。患者間で相当なばらつきがあり，そのいくつかのものは生物学的な相違によって説明可能である。足関節の筋活動は最も一定して出現し，これは支持基底面に最も近い関節の位置を反映している。しかし，膝と股関節の筋は特に立脚相で多数の役割をもっており，よりばらつきを示す傾向がある。単関節筋からの信号は二関節筋よりもばらつきは小さく，これはパワーを発生し（単関節筋），分節間にパワーを転移する（二関節筋）際の異なった役割を反映している（Ingen Schenauら1987）。しかし，3種の異なった歩数における5つの主要な筋のEMGの大きさパターン（**図3-5**）は，速度の変動によって振幅が変化するにもかかわらず，信号の形状が類似したままであることを示している。

▶ さまざまな環境における歩行

坂道

　坂道は日常生活で遭遇することが多い。筋力低下や多くの関節障害は坂道での歩行の妨げとなることはよく知られているが，坂道が歩行に与える影響に関する研究はほとんどみられない。傾斜路は建物へのアクセスに利用されることが多くなってきており，これは段差で発生する転倒を減少させることを意図したものである。しかし，傾斜路はそれ自体が危険をもたらす。特に傾斜面を下る場合に滑ったり，バランスを失ったりする可能性がある。滑ることが問題になるのは，下る場合に傾斜角度が大きくなるにつれて高い剪断力が発生するためである。

　都会の歩行者を対象とした9°までの傾斜路の上りと下りに関する研究で最も重要な知見は，下りでは傾斜が大きくなるにつれて歩幅が減少するということである（Sun ら 1996）。このことは傾斜が大きくなるに伴って摩擦の増加へ適応する必要のあることを反映している。健常者の平地歩行と−19%の傾斜による下り坂歩行を比較した別の研究では，下り坂歩行に対する運動学的調節は立脚相では主に膝関節でおこり，遊脚相では傾斜に対して代償するために足関節や股関節でおこることが示されている。下り坂歩行では膝関節におけるピークモーメントとパワーが，平地歩行に比べてはるかに大きくなる（Kuster ら 1995, Redfern, Di Pasquale 1997）。立脚相の初期 20%では傾斜角度が増大するにつれて足の背屈モーメントも増加する（Redfern, Di Pasquale 1997）。20%の勾配をもった傾斜を上がる場合には，遊脚後期と支持相の初期に股関節と膝関節の屈曲が増加すると報告されている（Wall ら 1981）。

障害物とカーブ

　日常生活で出合う一般的な障害物はカーブや屋内の段差である。障害物をうまくよけることについて研究室で調査されている（Patla ら 1991, Grabiner ら 1993）。障害物を横切るには，多くの適応が要求され，これは障害物の高さや幅，性質，歩行速度，明るさ，歩幅やストライド内の目標物の位置などの要因に依存している。歩行の修正には，足部のクリアランス（foot clearance）や歩幅，ステップ時間および歩行速度の変化が含まれる。障害物を横切るには前の足（まず目標物をまたぐ）と後ろの足によって障害物をよけることが必要となる。

　最近の研究では，自然な屋外で歩道の角にある通常のカーブをうまく曲がる一群の健常若年者を観察している（Crosbie, Ko 2000）。対象者は全員，歩行速度や歩行率に関係なく滑らかに障害物をうまくよけようとしてステップパターンを正確かつ適切に調節することが可能であった。障害物をうまくよける準備をすることは，障害物からある程度の距離をとることであると思われる。データの分析から，いくつかの重要な要件が明らかになっている。上りカーブでは，カーブの頂上で十分に足を地につけることで，反対側の下肢の遊脚相でのバランスと安定性を可能にしており，いったん，カーブをうまく曲がることができたら，立脚側の足から前進することが可能となる。もう1つ必須なことは，足を上方かつ前方に振り出す際に，カーブで遊脚側の下肢のつま先が引っかからないということである。下りのカーブでは，さらに控えめなステップの調節が必要と思われる。すなわち，遊脚側下肢の足部はカーブに対してかなり短いか，大幅に超えたものかのいずれかである。

階段昇降

　階段昇降は関節範囲，筋活動および関節力に関して，平地歩行とは機械的に異なっている。次のステップに対し前方に進みながら身体を下ろしたり，上げたりするには，下ろしている下肢の関節角度変化を増加させ，筋活動の持続時間と強度を増加し，さらに関節力が増大することが必要となる（Andriacchi ら 1980）。特に身体を前方に移動する場合の片側立脚期間ではかなりの要求がバランスに払われる。

　階段の昇りの基本的な特徴は，足の背屈によって足部に対し体重を前方へ移動させることである。

後ろの足によって生じた力が，前の足に対して前上方で対角線上に体重を押し出す間，身体は同一の相対的なアライメントを維持している。この足の股，膝および足を伸展することによって，後方の足を次の段に対し前方に引き上げるようにして，体重を持ち上げる。このようにスムーズな階段の昇りは両下肢によって生じる力の協調によっておこる。対照的に，下りでは，次のステップに足を踏み出そうと体を下ろすために，股，膝および足部を屈曲させて支持脚上に体重を戻すよう維持する。階段の下降では上昇よりも短い両脚支持期を有しており，これはおそらく，異なったメカニカルな要求を反映しているものと考えられる。

伸筋の筋力は階段昇降では特に重要である。これは体重が必ず一側の下肢で支持されて上昇したり，下降したりするためである。平地歩行とは対照的に，多くのエネルギーを発生するのは膝である（Bradfordら1988）。上昇では，下肢の伸筋の求心性収縮によって体重を垂直方向に上昇させる。階段の下降は遠心性収縮による重力の制御を通じて行われる。階段の上昇，下降，平地歩行はすべて類似した型の支持モーメントを示す。しかし，階段昇降の支持モーメントはより大きい。階段の下降では，平地歩行で生じる大きさの2倍である（Bradfordら1988）。

3 加齢による変化

加齢とともに効率的な歩行機能を維持する能力が高齢者の健康や福祉にとって重要となる。歳をとるにつれて歩行パターンの変化が一般に観察されるが，高齢者にみられる変化のうちのどれが加齢によるものであり，どれが加齢に伴う身体活動の低下や疾病によるものなのかということは十分明らかにされていない。転倒の恐怖や転倒によっておこりうる影響からくる不安もまたパフォーマンスに影響を与える。横断的研究によって繰り返し示されたことは，高齢者では歩行速度やスライド長の減少と，両脚支持期の増加である。

調査者はまた，視覚，心血管系能力，筋力，関節柔軟性および骨量について説明しており，これらはすべて歩行パフォーマンスに大きな影響を与える。上記の減少の多くはベッド上安静期間の延長や相対的な不活動状態に関連した減少と類似している（Bortz 1982）。

Gabell, Nayak（1984）によると，厳しい被検者選択基準を用いているが，66〜84歳の健常高齢者群で歩行の時空間パラメータに年齢による有意な影響は認められず，このことは年齢よりも疾病が歩行の変動に対する大きな原因であることを示している。しかし，重複歩幅と両脚支持期は歩幅や重複歩時間よりも一貫性は低いことを示していた。

転倒は高齢者にとってよくみられる事故である。高齢者の転倒頻度を低下させることは公衆の健康課題であり，研究者や医療従事者の大きな目標である。疫学的データによると，ほとんどの転倒事故で，歩行，方向転換，不整地での歩行や停止が関係している（Prudham, Evans 1981, Gabellら1986）。歩隔の増加，一定でない床からの空間距離，ストライド時間の増加の変動（Hausdorffら2001）が，転倒者と非転倒者を判別する3つのパラメータである。

障害物によって前方につまずいた際に再び体が立ち直るには，下肢の筋力と股関節と体幹の屈曲の制御を回復する能力に依存すると考えられる（Grabinerら1993）。足関節の可動性の低下した者では，特によろめいたり，つまずいたり，転倒したりする危険がある。可動域や関節のこわばりに関する研究によると，足関節の可動性の低下が，高齢からくるあまり動かない生活や急性および慢性疾患と関連している（Vandervoortら1990）。特に足関節の筋における筋力低下は転倒や歩行中の変動に寄与するもう1つの要因であると思われる。若年者と比較して，62〜78歳の被検者のpush offの力の低下が報告されており（Winterら1990），非転倒者群に比べて転倒者群で足および膝の筋でピークトルクとパワーの値は有意に低値となることが認められている（Whippleら1987）。

高齢者に関するいくつかの研究によると，筋力強化運動や有酸素運動は転倒の防止や歩行速度，有酸素能力の増大に効果のあることが示されている（Fiataroniら 1990, Krebsら 1998）。Vandervoort（1999）は筋力強化運動やストレッチングが長期ケア施設の後期高齢者でも有効であることを報告している。興味深いことに，50〜82歳の上級競技者の有酸素能力に関する縦断的研究では，彼らは競技レベルのトレーニングを継続することによって有酸素能力を維持している。トレーニングを減らした者では有酸素能力が有意に低下している（Pollockら 1987）。

4 運動パフォーマンスの分析

脳卒中後ではなんらかの歩行の異常が明らかに認められる。1つには，さまざまなパターンや程度の筋力低下，もしくは麻痺や協調性が欠如した結果おこるのであり，また1つには筋力低下，バランスの欠如，筋長の変化やこわばりがあるにもかかわらず，歩行を試みようとした適応の結果である。

過去10年以上も，EMG分析とともに運動学および運動力学的変数の測定を可能にする運動分析システムが次第に利用されるようになり，神経機能障害に関連した歩行の適応に関する理解が非常に高まっただけでなく，より客観的な臨床歩行分析が可能となっている。測定の記述変数には，歩行速度，ストライド長，歩行率，関節角度が含まれ，一方，力のモーメントやEMG信号に同期したパワープロフィールが一定の運動パターンがおこる理由を説明するのに役立つ。

▶ 研究による知見

下肢の筋力低下に典型的なパターンがあるか否か調査する試みとして，Adamsら（1990）は筋収縮測定法を用いて，健常者および脳卒中患者の筋力低下のある下肢と臨床的には障害のない下肢の8つの筋（股関節，膝関節，足関節，母趾の各屈筋および伸筋）の随意的筋力を検査した。片麻痺患者の下肢では筋力低下に一定のパターンは認められなかった。ある関節では伸筋よりも屈筋のほうがより障害され，反対側の関節では，その逆の場合が時折みられた。

臨床的にみて非麻痺側について検査された筋力でも対照群と比べて低下していた。平均して，最も障害された筋群の1つが足の底屈筋であった。

筋力低下の存在下で歩行の高いエネルギーコスト，運動制御の低下，および適応による軟部組織の変化を考えると，脳卒中後の患者が同年齢の健常者よりもゆっくりと歩くことが最も一貫した研究知見ではあるが，これは驚くにあたらない（例：von Schroederら 1995）。ゆっくりとした歩行は動作の動力学を崩壊し，しかもこれらの時間的・空間的パラメータの多くは，きわめてゆっくりとした速度による健常者の歩行にもみられる。歩行速度が低下するのに一致して，ストライド長や歩行率も低下し，両脚支持期が増大する（Olney, Richards 1996）。立脚相と遊脚相に要する時間の割合にいくつかの相違点が報告されている。典型的な所見は，非麻痺側の立脚相が延長し，麻痺側下肢よりも歩行周期の比率が大きくなるという点である。

脳卒中後の関節角度の変位に関する研究によって，一般に矢状面の運動に焦点がおかれており，健常者と比較した歩行周期の特定の点における角度変位の大きさの変動（ばらつき）が明らかにされている。その主な相違は次のとおりである（Burdettら 1988, Lehmanら 1987）。

- 立脚終期における股関節伸展の減少
- 遊脚中期における股関節屈曲の減少
- つま先離地と遊脚中期における膝屈曲の減少
- 足接地および膝の過伸展に関連した立脚中における足の背屈の減少
- つま先離地における足の底屈の減少
- 足接地における膝屈曲の増加

角度変位におけるこれらの変化の一部は歩行速度の相違による結果であることに注意してほしい。脳卒中患者のあるグループによるデータは速度に従って3群に分けられた。最も速い群では立脚後期

には中間位より平均10°以上股関節が伸展しているが，中間の速度群では約2°にすぎなかった。最も遅い群では中間位より数度角度が不足していた（Olney, Richards 1996）。臨床的に麻痺のない下肢では同様の傾向を示したが，平均的な股関節伸展が常に中間位を越えていた。

時空間的および運動学的変数が臨床場面において記述的な価値をもつが，運動力学的変数には特定の運動パターンの基礎となる根拠を理解するための特定の説明的価値がある。運動力学的変数は各患者の介入の焦点を当てる支持相を決定する際に価値がある。これは介入の効果を評価する場合にも利用される。

健常者と比較して，脳卒中患者では垂直床反力に変動があることが報告されている（Carlsooら 1974）。この変動には，特にpush offに関連した垂直床反力の大きさの減少が含まれる。特徴的な2つのピークと中間の谷ではなくてむしろ支持相を通じて比較的一定の大きさの力であった。この情報がいかに臨床的に価値があるかという例として，push offを表す垂直床反力のピークが消失していることは，下腿の筋を強化し，その長さを大きくし，歩行練習でpush offを強調する必要のあることを示している。

前進するための推進力は，主として足関節におけるpush offと股関節におけるpull offによる力の発生によって生じる（Winter 1987）。健常者におけるpull off とつま先離地において歩行速度と力の発生の間には関連性がある。最近の研究では，健常者のゆっくりとした歩行時に得られた値と比較した2名の片麻痺患者について股関節，膝関節，足関節における力のモーメントとパワーの特徴を提供している（Richardsら 1999）。非常にゆっくり歩く（0.15 m/s）ある患者では，歩行周期の大半を通じて，股関節，膝関節，足関節の屈曲を維持していた。これは股関節，膝関節の高い伸筋のモーメントおよび，低いもしくは消失した底屈筋のモーメントと関連していた。パワーの発生はpush offおよびpull offできわめて遅かった。対照的に，やや速い歩行速度（0.57 m/s）を示した第2の片麻痺患者の特徴は，ゆっくりとした歩行速度の正常値にきわめて近似した機械的パワーを示したが，正常よりも短時間しか維持しなかった。push offとpull offの力の発生と歩行速度の有意な増加が，筋力強化トレーニングやトレッドミル歩行を含む4週間の集中的な課題特異的運動やトレーニング後に認められたことは臨床的に注目に値する（Deanら 2000）。

OlneyとRichards（1996）も立脚期を通じて股関節と膝関節の伸筋モーメントがこと更大きいことを報告している。片麻痺の下肢では立脚期に固く保持されたままであることは臨床的によく観察される。このこわばりは'痙性'を反映しているものと誤って解釈されるかもしれない。しかし，この大きな伸筋のモーメントは下肢の崩れを防ぐための筋の同時収縮を高めることを反映しているかもしれない。これは下肢の筋力を強化し，歩行練習に加えて求心性および遠心性活動（すなわち屈曲と伸展）の両方の間に下肢の制御を改善させるよう体重負荷エクササイズを行う必要のあることを示している。脳卒中患者におけるEMG活動に関する報告には非常に大きなばらつきがあり，このことは速度や運動制御や適応の欠如を反映している（Peatら 1976, Knutsson, Richards 1979）。筋によっては（例：腓腹筋），低水準の筋活動が報告されている。他の筋では，活動水準は歩行周期のいくつかの相で増加し，その他の相では低下する。予想されるように，歩行中のEMG活動の異常パターンも臨床的に麻痺のない下肢に報告されている（例：Shiavi 1985）。

▶ 観察による分析

測定，すなわち客観的なデータの収集と観察による分析の間には明確な区別がなされるべきである。視覚による観察は進行中の歩行分析および介入の指針として，セラピストが頼らなければならないが，これは臨床家のスキルや正常な生体力学的データに関する知識に依存している。観察による評価にはいくつかの大きな欠点がある。角速度，床反

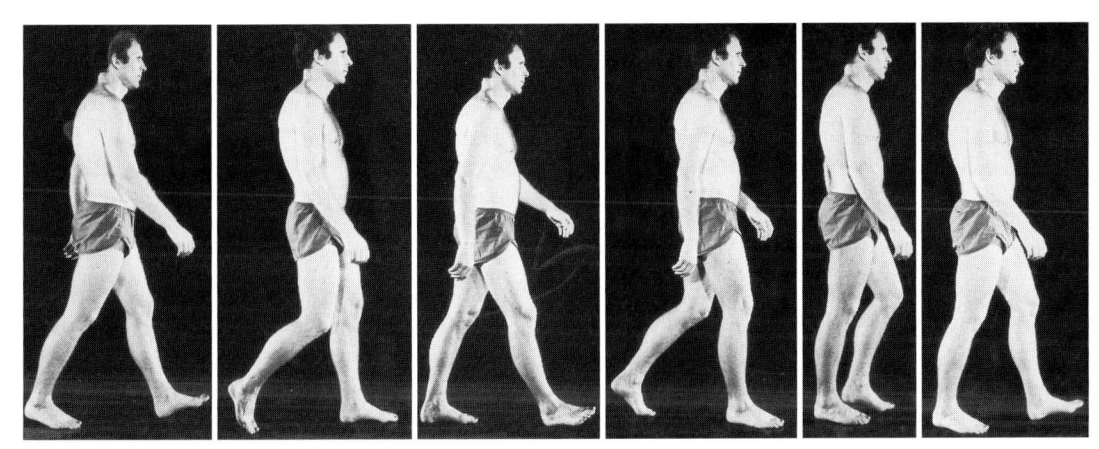

図3-6 矢状面における主要な運動学的構成要素を示す健常者の歩行周期

力，筋の力などの重要な生体力学的特徴は観察することはできないが，推測することは可能である。いくつかの臨床研究では観察評価の信頼性が不十分であったり，結論が誤っていたり，正確でないこと（Malouin 1995），正常値を熟知していないこと（Eastlake ら 1991）などの問題を示している。

すべての脳卒中患者に対して，完全な生体力学的歩行評価を行うことは困難であり，実際的ではない。しかし，研究者は絶えず歩行障害の性質を調査し，臨床家によって観察された機能的制限の理由を説明しようとしている。この進行中の研究は臨床実践に向けて継続される。

臨床においては，唯一直接観察可能な運動の特徴は運動学的なこと，特に角度変化，身体部位の経路であり，速度，ステップ長，歩隔のような時空間的特徴である。時空間的および運動学的変数もまた基礎となる力学の手がかりを与えてくれる。たとえば，膝関節で膝折れがおこるのは筋力低下と伸筋の力の制御が不十分であることを示している。矢状面と前額面について観察の正確性を高めるために，臨床家は多数の分節間の関連性を分析することが必要である。何度も見ることができ，患者をいらいらさせたり，疲労させないようにするためにビデオテープが推奨される。

生体力学的研究により，効果的で効率のよい歩行に必要な鍵となるいくつかの運動学的特徴がある

ことを示唆している。こうした特徴あるいは構成要素は健常者の好みの速度による歩行から得られたデータに基づいている。歩行速度の変化や履き物の違いのような要因の結果として個人間あるいは一個人内にばらつきがあるが，すべての人に共有されるある観察可能な事象がある（図3-6）。個人のばらつき，たとえば角度変化の大きさは比較的小さい。

以下にあげた重要な要因は観察による分析を実行する際に基本的な構造やモデルを与えてくれる。歩行時の患者の試み（パフォーマンス）が観察され，'正常な'モデルと比較される。構成要素は個別にあげているが，これは当然，歩行周期の間に統合されている。

立脚相

- 踵接地のための足の背屈，足底接地のための足底屈，足部上で体重を前方に推進させる際の足背屈，いわゆる遊脚前足部，push off のための足底屈
- 体重とモーメントを吸収するための踵接地時の膝屈曲（約15°），立脚中期による伸展屈曲（35〜40°遊脚前）
- 足の背屈を伴って足部上で体重を前進させるための股関節伸展（中間位以上約10〜15°）
- 立脚時の股関節の内転を含む側方への水平骨盤移動（左右に約4cm）

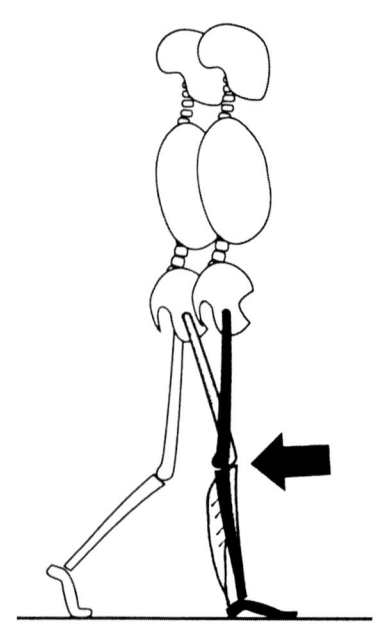

図3-7 正常では，立脚開始時に膝が屈曲し，衝撃を吸収する。膝の過伸展に注意。
(Perr J (1992), Gait Analysis. Normal and Pathological Function. Slack, Thorofare, NJ, より許可を得て引用)

(a) (b)

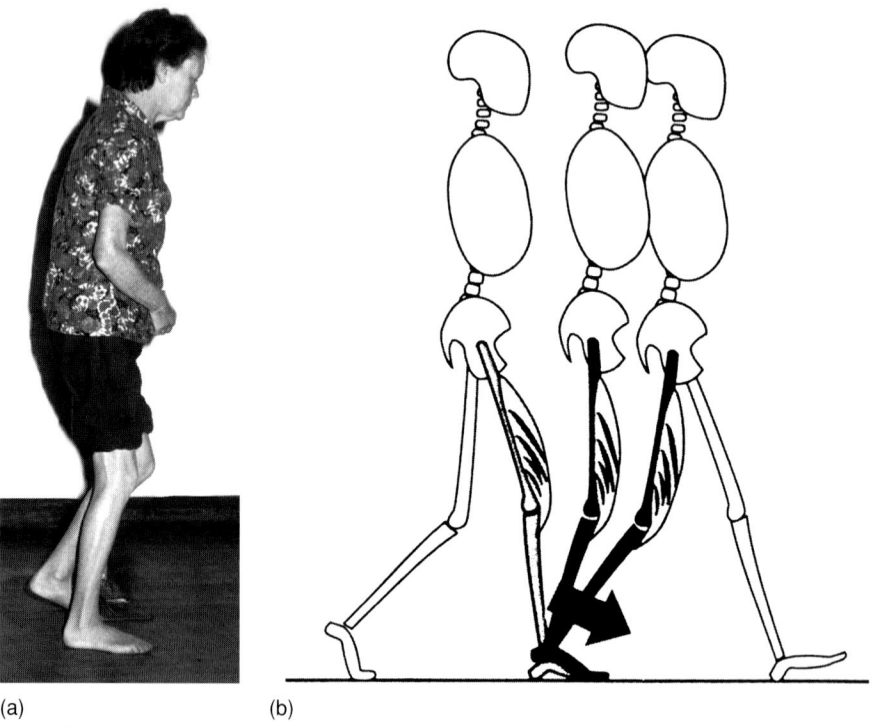

図3-8 (a)立脚期を通じて膝は屈曲のままである。ヒラメ筋の低下により脛骨の安定性は低下する。その結果，安定した基底面がなければ四頭筋は屈曲した膝を伸展できない。
(b)このメカニズムは線画によって明らかにされる。
(Perry J (1992), Gait Analysis. Normal and Pathological Function. Slack, Thorofare, NJ, より許可を得て引用)

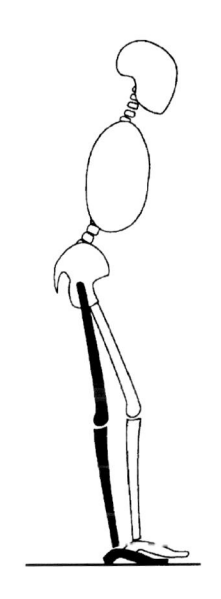

図3-9 足部上の下腿の前方運動（足背屈）の欠如と膝の過伸展によって股関節における体幹の前方運動（股屈曲）が代償される。反対側の振り出しが短いことに注意。
（Perry J (1992), Gait Analysis. Normal and Pathological Function. Slack, Thorofare, NJ. より許可を得て引用）

立脚から遊脚への移行

立脚後期では振り出しの体制を整えるためにいくつかの出来事がおこる。立脚後期における股関節伸展は，立脚側の足部の上で体重を移動させることと関連しており，これは振り出しの開始時に pull off のための力を発生する際に股関節屈筋群が機械的に有利に働く（Teixeira-Salmela ら 2001）。歩幅と歩行速度は，主として，push off 時の足底屈筋および pull off 時の股関節屈筋の活動に依存している（Winter 1987）。

遊脚相

- 下肢を前方に振り出すための股関節屈曲（pull off）
- 下肢を短縮するための膝屈曲（振り出し前の35〜40°，60°まで増加）
- つま先離地時の遊脚側に対し骨盤を側下方に傾けること（約5°）
- 垂直軸まわりに骨盤を回旋させること（両側へ約4°）
- 踵接地のための股関節および足の背屈

移動中の安定性に対する課題は複雑である。その課題は患者にとって，大きな問題であり，歩行中の恐怖感を植えつけることになる。片側および両側立脚期の間，支持基底面は小さく，質量中心はそのかなり上の距離にある。バランス制御は大腿と骨盤，下腿と足部を連結する筋に集中している。

個人の歩行能力は，機能障害の重症度や適応運動を利用する能力，二次的な軟部組織の拘縮の程度に伴って変化する。歩行制限の原因となるメカニズムは複雑で，多くの要因からなるが，介入の指針とするために観察された機能的制限の原因を同定することが可能である（Adams, Perry 1994, Olney, Richards 1996 参照）。

▶ 典型的な運動学的偏倚と適応

立脚初期（踵/足部の接地と負荷）

- 足関節背屈制限
  - ・前脛骨筋の活動低下
  - ・不十分な活動による下腿の筋（腓腹筋）の拘

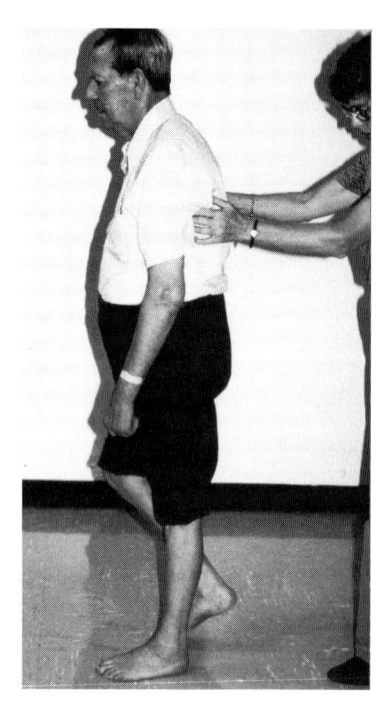

図3-10 左立脚中期
ヒラメ筋の短縮によって足部上で体重を移動することが困難であり，これは足の背屈と股関節伸展を妨げ，膝の過伸展をおこす。

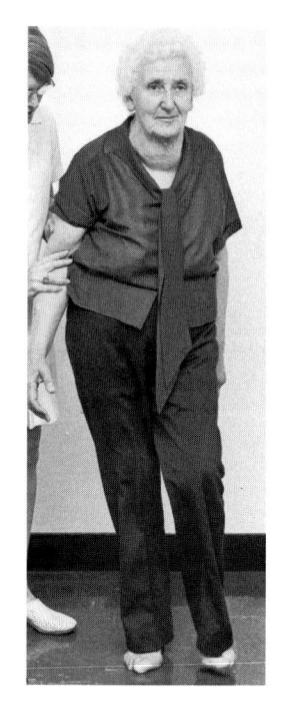

図3-11 右への側方骨盤移動と左への骨盤の下方への傾斜の増大

　縮もしくはこわばり
- 膝屈曲の欠如（膝の過伸展）（図 3-7）
  ・ヒラメ筋の拘縮
  ・四頭筋の制御の制限（0 〜 15°）

立脚中期
- 膝伸展の欠如（過度の足背屈を伴って膝が 10 〜 15°屈曲したままの状態）（図 3-8）
  ・足部（足背屈）で下腿の前方への運動を制御するための下腿の筋活動の低下
  ・下肢の伸筋群の共同的活動の制限
- 膝のこわばり（過伸展），これは push off のための準備を阻害する
  ・ヒラメ筋の拘縮（図 3-9）
  ・膝を制御する筋力の低下による膝折れに対する恐怖感への適応
- 股関節の伸展および足の背屈の制限により足部で体重を前方に進めることが困難である

　・ヒラメ筋の拘縮（図 3-9, 3-10）
- 過度の側方骨盤移動（図 3-11）
  ・股関節外転筋を立位で活動させ，股関節と膝関節の伸筋を制御する能力の低下

立脚後期（遊脚前）
- push off と遊脚の準備に必要な膝屈曲および足底屈の欠如（図 3-12）
  ・下腿の筋の低下

遊脚初期および遊脚中期
- 膝屈曲の制限（図 3-13）。正常では振り出しとつま先離れのために 35 〜 40°で 60°まで増加する
  ・こわばりの増大，もしくは二関節筋である大腿直筋の抵抗のない活動
  ・ハムストリングスの活動低下

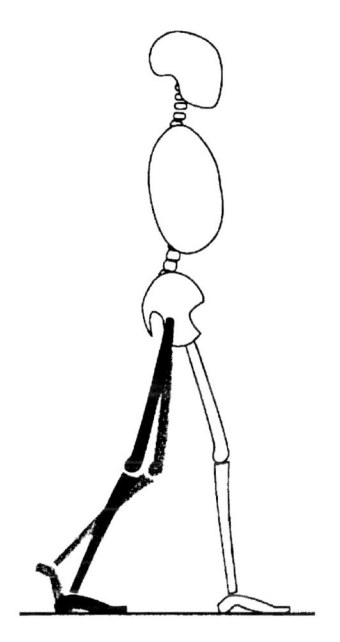

図3-12 太線は不十分な膝屈曲と遊脚前の足部接地の延長を伴う足の背屈
(Perry J (1992). Gait Analysis. Normal and Pathological Function. Slack, Thorofare, NJ, より許可を得て引用)

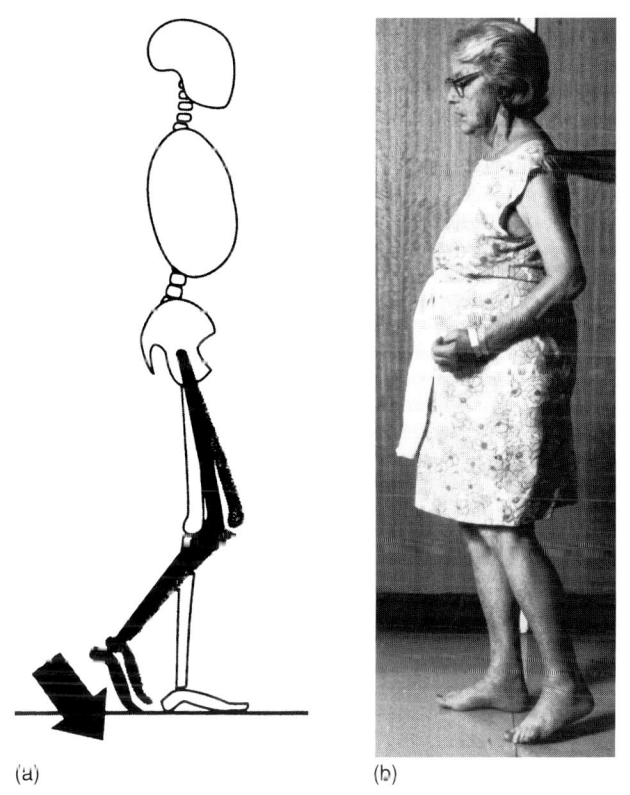

図3-13 (a, b) 遊脚初期につま先の引きずりを伴った，不十分な股関節および膝の屈曲（太線の下肢）。
(Perry J (1992). Gait Analysis. Normal and Pathological Function. Slack, Thorofare, NJ, より許可を得て引用)

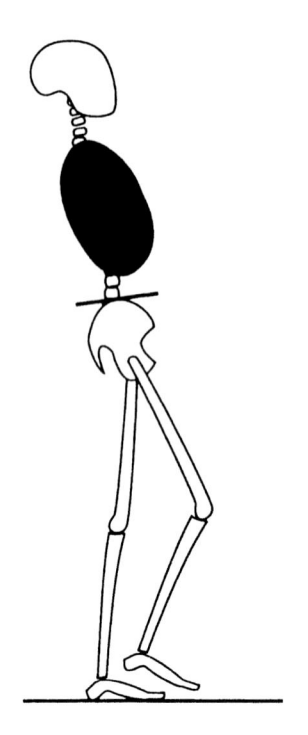

図3-14 股関節の屈曲が減少した場合
下肢を前方にもたらすために骨盤の後傾を伴った後方への体幹の運動。(Perry J (1992). Gait Analysis. Normal and Pathological Function. Slack, Thorofare, NJ, より許可を得て引用)

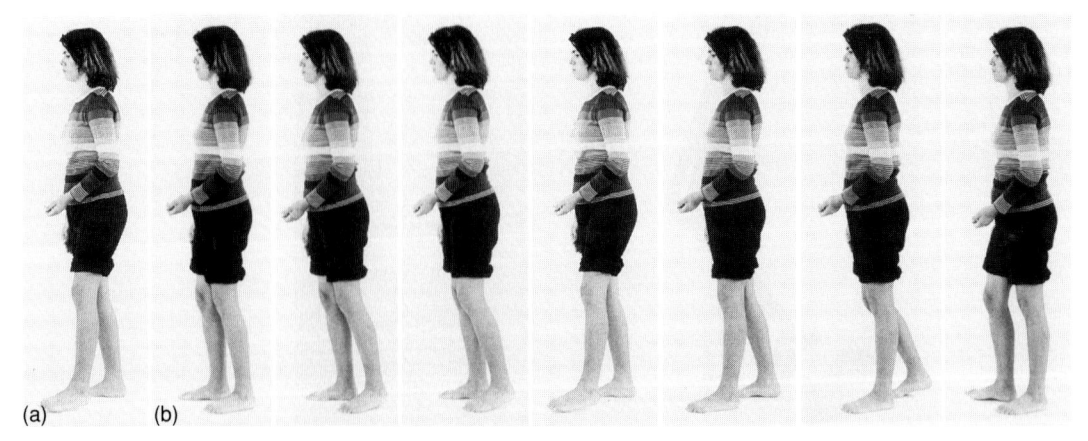

図3-15 (a) 正常では，踵接地を行うのに下肢を伸ばすと，股関節が屈曲し，膝が伸展し，足の背屈がおこる。足の背屈が欠如し，きわめて振り出しが小さいことに注意。
(b) 7つの図は右側の1歩行周期を図示したものである。

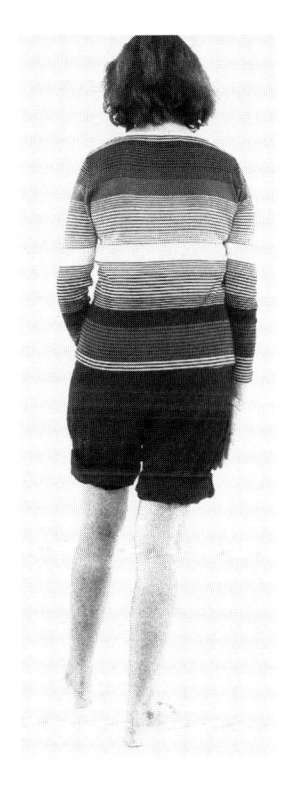

図3-16 前額面の写真では歩隔の増加を示している
患者は体重を前方および左下肢に対して対角線上に移動できないが，前方に足を振り出す際に非麻痺側下肢に体重をのせたままでいることに注意。

Note

遊脚前に膝屈曲を妨げるメカニズムは正常な下肢の前進の可能性を低下させる。不十分な膝屈曲は，下肢の前進と足のつま先離れを行うために近傍の分節の適応的な活動が必要となる（Adams, Perry 1994）。膝および股関節屈曲の制限に対する典型的な適応は股関節の引き上げ（hiking）と後方への骨盤傾斜，あるいは下肢のぶん回しである。

- つま先離地および遊脚中期における股関節屈曲の制限（図 3-14）
  ・股関節屈筋の活動の低下
- 足背屈の制限 *
  ・足背屈筋の活動の低下よりもむしろ膝屈曲時の遅れ
  ・下腿のこわばりおよび拘縮

遊脚後期（踵接地と体重負荷のための準備）

- 踵接地と体重の支持を危うくする膝伸展と足背屈の制限（図 3-15）
  ・拘縮したあるいはこわばりのある下腿の筋
  ・背屈筋の活動低下

時間的・空間的適応

これには以下のものが含まれる。

- 歩行速度の低下
- 短く，しかも不均等なステップ長とストライド長
  ・歩隔の増加（図 3-16）
  ・両脚支持期の増大
  ・両手による支持への依存

---

* 歩行周期の間，足背屈筋の筋力の必要性は変化する。体重負荷の間の機能的な要求の程度は遊脚期の必要性をはるかに超えている（Adams and Perry 1994）。

Note

　対称的であることが，歩行のリハビリテーションでは，明らかな目標となることが多いが，34項目の歩行変数に関する調査では，対称性によって歩行速度の増加が促進するというエビデンスは得られていない（Griffinら1995）。下肢に非対称性のみられる症例では，対称的な変数よりも非対称的な変数を目にすることが期待されるいくつかの理由があることが指摘されている。

　したがって，歩行が非対称的であることを知ることは介入を計画するうえでは有用ではない。目標は非対称性，すなわち，筋力低下と歩行中の分節的運動の制御が欠如する原因となっている機能障害に向けられるべきである。対称性よりも歩行のリズミカルな性質（例：トレッドミル上）を推進することにもっと焦点を当てるべきであり，これは下肢の筋が強化され，歩行速度が増加すると改善される。

5 トレーニングのガイドライン

　介入の目的は次のような点によって歩行パフォーマンスを最適化することである。
- 下肢の軟部組織における適応的な変化を防止すること
- 下肢の鍵となる筋群の随意的な活動を誘発すること
- 歩行速度と耐久力を高めること
- スキルを最大化させること（例：柔軟性を高める）
- 心血管系フィットネスを増大させること

　これらの目的はトレッドミルと地上の歩行練習，筋力トレーニング，軟部組織の伸張を組み合わせることによって対応する。一般に，立脚側に膝折れがおこったり，前進が困難となったり，歩行を阻害するバランスが低下する傾向がある。急性期には歩行能力が制限されるが，パフォーマンスが改善されるのは，重要な機能（例：歩行）に筋力の利得が統合される場合のみである。

　動作のメカニクスを考えると，歩行練習に対し次のような点が重要である。
- 下肢で体重を支持すること
- 体重を前進させること
- 一側もしくは両側の下肢で進む場合の体重のバランス
- トウクリアランスと足の位置に対し膝とつま先の経路を制御すること
- リズムと協調性を最適化すること

　支持（下肢に体重負荷すること）は直立位のために必要であり，push offは前進と振り出しのための条件を設定することからトレーニングは最初にこれらに焦点がおかれる。支持，バランス，ステッピングは，個人が歩行自体を練習する場合にのみ鍛えられることに注意してほしい。ハーネスを付けたトレッドミルによってある程度体重支持が安全に行え，それがなければ練習することが困難であった患者が早期に歩行可能となる。動的なバランスと両下肢で体重を支持する能力を再獲得するには，バランスや支持のために両手を使用しないようにさせなければならない。

　次のようなガイドラインは，脳卒中後の患者に歩行を最適化するために避けてはならないと考えられるものを提供している。これは各患者の障害，機能的能力やニーズのレベルに従って，個別に設定される。しかも，処方されるべき順序に決まりはない。このガイドラインでは，研究からまとめられた効果的な歩行に不可欠な要件に的をしぼっている。多くの運動はサーキットトレーニングや最低限の監視下の集団のなかでも練習が可能である。

▶ 歩行練習

　歩行練習をいつ開始し，どのような基準で行うべきかということは，脳卒中リハビリテーションでは重要な臨床上の問題であった。従来の歩行練習はその準備のために歩行の構成要素に関する部分的な練習に焦点が当てられてきた。しかし，ハーネ

表3-1 歩行：臨床的帰結研究

参考文献	対象者	方法	期間	結果
Hesse ら 1995	7名 ＞脳卒中後3か月 平均年齢60.3歳 年齢範囲52〜72歳	A-B-Aデザイン A：PWS treadmill training B：Bobath	3週間交互に治療 A−30分/日 B−45分/日	歩行速度は，治療Aでのみ有意に増加した。
Sharp, Brouwer 1997	15名 ＞脳卒中後9か月 平均年齢 67±10歳	pre-test，post-testデザイン ウォームアップ，ストレッチ，麻痺側下肢に対する等速性強化運動，クールダウン	6週間 3日/週， 40分	筋耐久性（$p<0.05$），歩行速度（$p<0.05$），全般的な身体活動スコア（HAP）（$p<0.003$）は有意に増加した。 階段昇降および Timed 'Up and Go' test において，有意な改善はみられなかった。痙性増強はみられなかった。4週間後の追跡調査では，歩行速度およびHAPスコアの増加は維持されていた。
Visintin ら 1998	79名 （E：43名，C：36名） ＜脳卒中後6か月 平均年齢 65.2±11.1歳	無作為化対照試験 トレッドミルトレーニング： E：PWS 40%まで C：PWSなし	6週間 平均15分/日	Eの対象者の79%は，研究の最後でPWSなしのトレーニングをしていた。EはCと比較し，Berg Balance Scale（$p=0.001$），平地歩行速度（$p=0.02$），平地歩行耐久性（$p=0.01$）は有意に高いスコアを示した。3か月後のフォローアップ：Eグループは依然として，平地歩行速度で有意に高いスコアを示していた。
Duncan ら 1998	20名 脳卒中後30〜90日 平均年齢 C：67.8±7.2歳 E：67.5±9.6歳	無作為化対照試験 E：運動プログラム（ウォームアップ，ストレッチ，介助/抵抗運動，バランス，連続的な歩行 or 自転車エルゴメータ，上肢に対する機能的活動） C：普通の治療（強度，頻度および期間がかなり変動。対象者は持久性運動を受けていない。）	12週間 （8名のセラピスト監視の下） 3日/週， 1.5時間	EとCとの間で，歩行速度および下肢におけるFugl-Meyerスコアで有意な差がみられた。Bergスコアおよび6分間歩行テストはEでよい変化はみられたが，有意ではなかった。Physical Function Scaleに加え，Barthel Index, Jebsen Test of Hand Function, Lawton ADL Scale, MOS-36 において，両グループ間に差は認められなかった。
Teixelra-Salmela ら 1999	13名 ＞脳卒中後9か月 平均年齢 69.42±8.85歳	無作為化対照試験 pre-test，post-testデザイン ウォームアップ，エアロビック運動，下肢強化，クールダウン	10週間 3日/週	歩行速度において28.3%改善（$p=0.00$）；階段昇降（stair/min）では37.4%改善（$p=0.00$）；麻痺側下肢のあらゆる筋により生じた平均ピークトルクが42.3%改善（$p=0.00$）；適応活動スコア（HAP）における身体活動度は39.2%の改善（$p<0.001$）。痙性の増強はみられなかった。
Mercier ら 1999	1名 脳卒中後19か月 39歳	シングルケースデザイン 静的筋力計によるトレーニング（被検者は力の方向および強度をコンピュータによりフィードバックされ，16矢状面方向において最大に近い静的な力を発揮する。）	6週間 3日/週， 1時間	Timed 'Up-and-Go' test（26.9%），快適歩行速度（72.0%），2分間歩行テスト（121.4%）に改善がみられた。 6週間後の追跡調査—基準値と比較し，機能低下がある程度みられたが，かなり改善が認められた。
Dean ら 2000	9名 ＞脳卒中後6か月 平均年齢 E：68.8±4.7歳 C：64.8±3.3歳	無作為化対照試験 pre-test, post-test グループデザイン E：サーキットトレーニング（座位および立位でのリーチ動作，座位から立位，階段昇降，踵上げ，等速性強化運動，トレッドミル歩行，障害物上歩行，坂の上り下り） C：麻痺側上肢のトレーニング	4週間 3日/週， 1時間	Eは歩行速度や歩行持久力，さらに座位から立位における麻痺側下肢のVGRFやステップテストでの反復回数がCより有意に高いスコアを示した（$p \leq 0.05$）。2か月後の追跡調査—改善は維持されていた。

表3-1 歩行：臨床的帰結研究（つづき）

参考文献	対象者	方法	期間	結果
Teixeira-Salmelaら 2001	13名 ＞脳卒中後9か月 平均年齢 67.7±9.2歳	pre-test, post-test デザイン ウオームアップ, エアロビック運動, 下肢筋力強化, クールダウン	10週間 3日/週	歩行率と歩幅の増加に関連し，歩行速度が37.2%増加した（p＜0.001）。 トレーニング後の評価にでは，対象者は足関節底屈筋および股関節屈筋／伸筋による正の仕事が増大するとともに，より高いパワーレベルが生じたことを示した。

ADL；日常生活活動，C；対照群，COG；重心，E；実験群，HAP；Human Activity Profile, MOS-36；Medical Outcome Study-36 Health Status Measurement, PWS；部分的体重支持, STS；起立動作, VGRF；垂直床反力

スを取り付け，体重の一部を支持したトレッドミル上の歩行練習では従来よりも早期から歩行練習が開始できる。この方法は交互の下肢の運動が可能となる方法でもある。患者は発症後，1か月以内の早期にトレッドミル上で歩行練習を開始する（Malouinら1992）。これまでこの研究には疑問が投げかけられてきた。たとえば，方法論上のばらつきやサンプルサイズが小さいことがトレーニング効果の大きさのバイアスとなるかもしれない（Dobkin 1999）。明らかに，無作為化対照研究が必要となる。しかし，すべての研究で効果的であるとする結果が示され，リハビリテーションで行われる通常の治療方法よりも実質的によい結果を示している研究もある（表 3-1 を参照）。

ハーネスおよび部分的な体重支持によるトレッドミル上の歩行（図 3-17）

- トレッドミルの速度を最適な歩幅に調節する（Moseley, Dean 2000）。0.5 km/h あるいは 0.1 m/s 程度のトレッドミル速度が患者によっては必要となる。しかし，スピードが低すぎると，リズミカルで周期的な歩行パターンが刺激されない
- 支持脚の股と膝の伸展を維持するために最小量の体重支持と上肢の支持を利用する。体重の最大 30%未満の体重支持で，ほぼ正常な歩行パターンをもたらす。50%以上の体重支持では，患者の歩行はつま先で行う結果となる（Hesseら 1997）
- 患者が下肢を振り抜くことができる場合には，体重支持の割合を減少させる
- 上肢の支持を減らすように患者に促す
- 臨床的に判断してステップ長が損なわれないようにトレッドミルの速度をできるだけ早い時期に上げる

Check

セラピストは麻痺側下肢を前方に振り出し，過伸展を避けるために立脚時に膝を固定することが必要な場合もある（図 3-17b）。

ハーネス付きの体重を免荷したトレッドミル上の歩行

- 速度，傾斜，時間（ウオーミングアップとクーリングダウンを含め）を増加する
- 上肢の支持を軽減するよう促す
- 歩幅を大きくするように促す
- ハーネスを付けないトレッドミル歩行へ進める

Note

集中して行われれば，このトレーニングは耐久性と有酸素能力を高めることができる。

最近の研究によると，系統的に（インターバルパラダイムを用いて）トレッドミルの速度を上げることによって，限られたスピードでトレーニングを行うよりも地上の歩行速度は有意に大きくなることが証明されている（Pohlら 2002）。

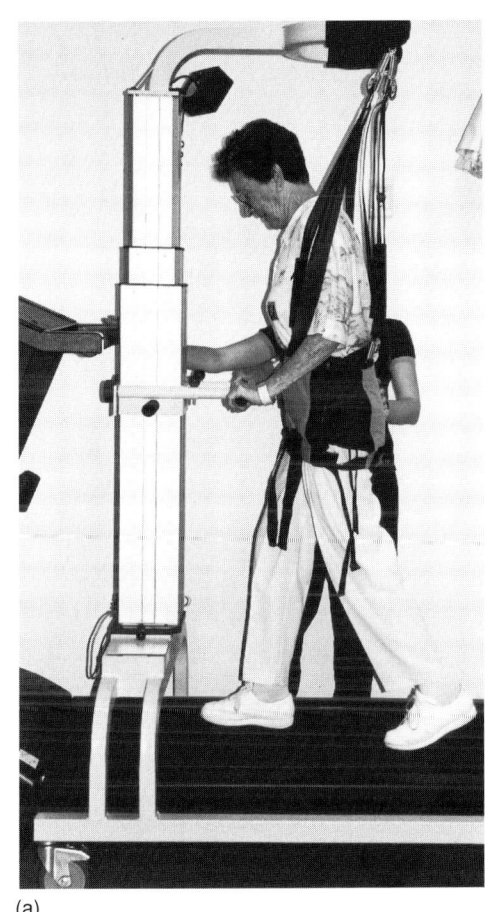

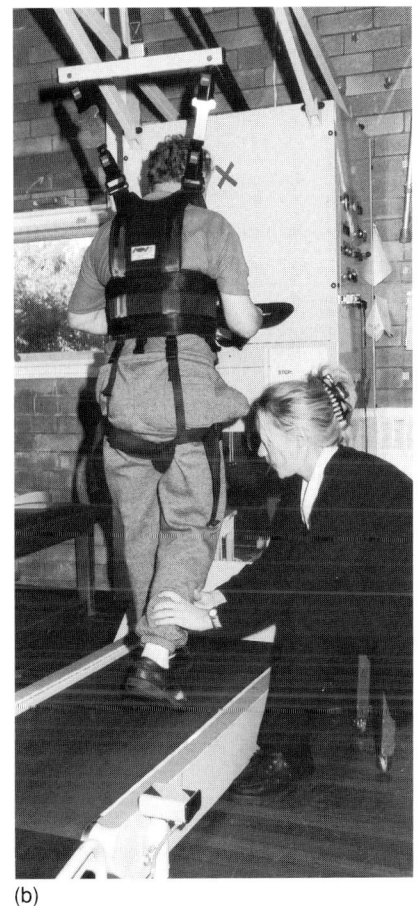

図3-17 (a, b) 支持用のハーネスを付けたトレッドミルトレーニング
(b) 理学療法士は麻痺側下肢の遊脚期につま先離れと歩幅を補助する。

2台の商用的に販売されている機器（TR Spacetrainer*¹, Lite Gait*²）によるトレーニング歩行の利点と欠点に関する有用な説明書が，その使用に経験豊富な臨床家たちによって発行されている（Cromptonら 2001）。TR Spacetrainer と Lite Gait のいずれも患者を座位から立位へ引き上げることができる。これは体重が重く，依存的な患者に対して役に立つもので，手を貸さない方針に沿った歩行練習が可能となる。Lite Gait は地上を歩くためにトレッドミルなしの利用も可能となっている。著者はこのハーネスがさまざまなサイズに調節

---

*1 TR Equipment, S-57322 Trenas, Sweden.
*2 Mobility Research, Tempe, Arizona, USA

可能であったり，用意されている必要があることを示唆している。

地上での歩行

Lite-Gait は患者がトレッドミル歩行から地上の歩行に移行するのに役立つ。特に，こうした介助用機器によって，患者は転倒の恐怖を感じずに歩行に集中することができる。Lite-Gait のフレームは，非常に大きく，操作することが難しいので，セラピストあるいは介護者が押さなくてはならない。

前方への歩行

はじめに体をまっすぐに，すなわち，股関節を伸展して，患者は非麻痺側下肢，次に麻痺側下肢を前方に振り出す。

- 麻痺側下肢を立脚側として歩行を開始することは引き続く遊脚相にとって最適な条件を設定することになる
- 最初の数歩の目標は身体を支持したり，推進させたり，バランスをとりながら，患者が基本的な移動のリズムをつくり出す感覚を獲得することである
- 患者を確実に上肢あるいは安全ベルトで保持する。前進するのを妨げてはならない
- 患者の脇に立つか，あるいは必要であれば，後方に立ち，視界を妨げないようにする
- 足を振り出し，歩幅が一定となるように促す。床上のフットプリントによって最適なステップ長とストライドを理解させることができ，ステップ長を増加し，歩隔を減少するための刺激を与えることになる

Check
- 体重を前方に移動する際に抵抗となったり，足部上の連結された分節の動的バランスの妨害とならないよう患者を強くつかんではならない。
- 患者を混乱させてはならない。歩行中は端的な指示だけを与えること。たとえば，「足を大きく出しなさい」「外に足を出して」「いいから，やってみて」などは患者の正常な歩行を試みる刺激として十分である。

Note
- 患者にできるだけ速く歩くように，しかも大きく足を出すように促すこと。これは，運動の質を改善するために比較的ゆっくりとした速度で患者の治療を行っているセラピストにとって直感的に理解できるものでないかもしれない。非常にゆっくりとした速度で歩く場合には効果的な移動リズムをつくることはできない。ゆっくりとした歩行は，健常者も障害者も動作の力関係を壊してしまう。そして，脳卒中患者では最大歩行速度で歩いた場合には，よりバランスをとれることが証明されている（Wagenaar 1990）。速度と歩行パラメータとの間には有意な関係が認められている（Wagenaar, Beek 1992）。
- 患者にとって初期の目標は，車いすで移動する代わりに，用事のある場所まで，あるいは少なくともその一部分を歩くことであり，毎日歩く距離を増やすという明確な目的も取り入れる。
- 患者は自力で，安全に歩く距離を選択する。それは初期にはベッドの長さ分だけかもしれない。目標は1日に5回この距離を歩くことであり，できるだけ速やかにその距離を広げることである。1日あたりの実施回数は歩行が改善し，距離が増加するのに伴って，減らすことができる。家庭では，患者は歩行距離と歩行時間を増加させるように継続していく。

ある程度，患者の自立度が達成されたらただちに，傾斜，階段，カーブ，障害物をこなす練習を導入する必要がある。追跡研究によるエビデンスでは，退院時に屋外を十分に歩くことができる，あるいはその自信のある患者はほとんどいない（Hillら 1997）。患者はいつかは平坦で，保護された環境から退院し，翌日から複雑な建造物と自然環境で行動するよう期待されるが，こうした環境で練習が行われることはほとんどない。

▶ 軟部組織の伸張

軟部組織，特に下腿の筋と大腿直筋の伸展性を保持することは患者が起立したり，歩いたり，階段を昇り降りしたりする能力にとって重要である。機能的な筋の長さを保持することとして他動的および自動的伸張が含まれる。

短時間の持続した伸張は筋のこわばりを減少させる運動の直前に実施する。自動的な伸張は以下に与えられる筋力増強運動の間に生じる。

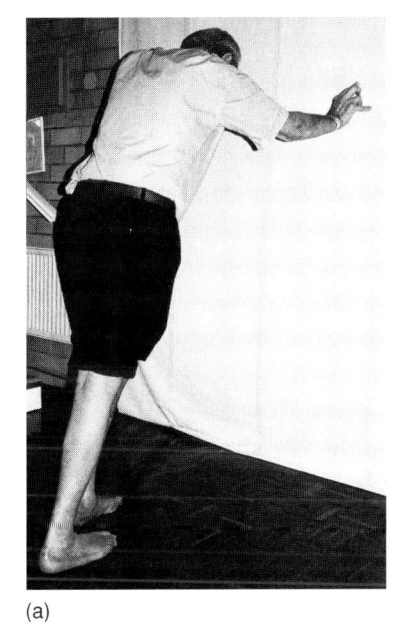

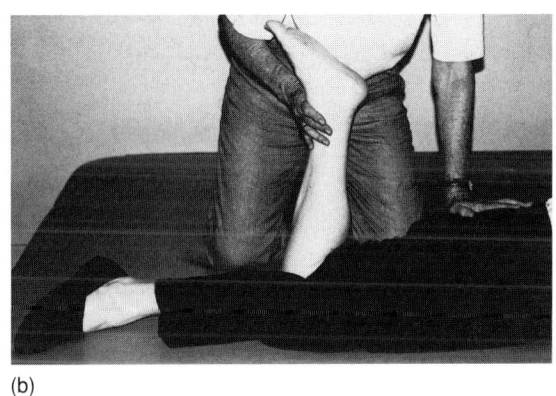

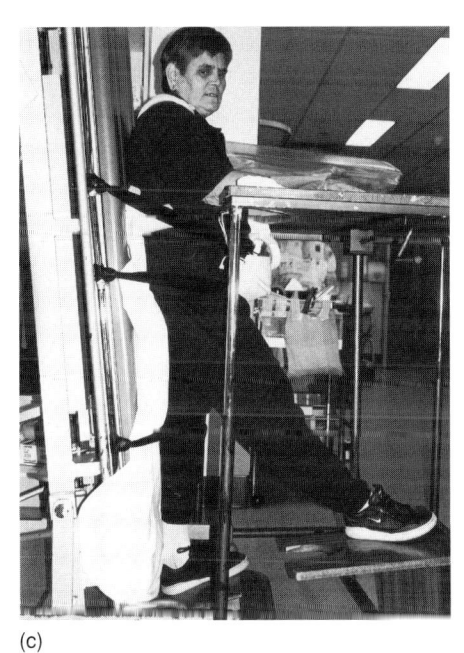

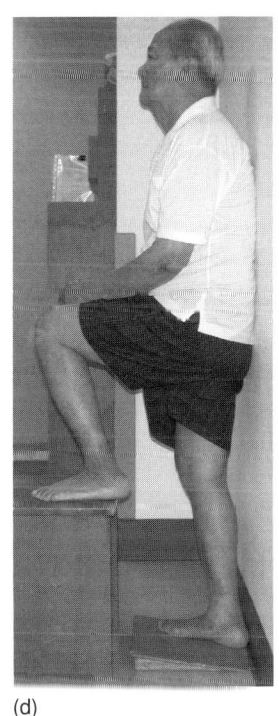

図3-18 (a) 立位における下腿筋の伸張。股関節伸展位で確実に膝がまっすぐになるようにする。
(b) 腹臥位における大腿直筋の伸張
(c) 傾斜台による下腿筋の持続伸張
注意：いすに右下肢をのせることによって確実に麻痺側下肢に荷重するようにする。
(d) 立位で下腿の筋を伸張するもう1つの方法は，確実に麻痺側下肢に荷重させることである。患者はこの位置で踵を上げたり，下げたりする練習も行う。
（シドニー，バンクスタウン-リィカム病院理学療法部門の K Schurr 氏と S Dorsch 氏のご厚意による）

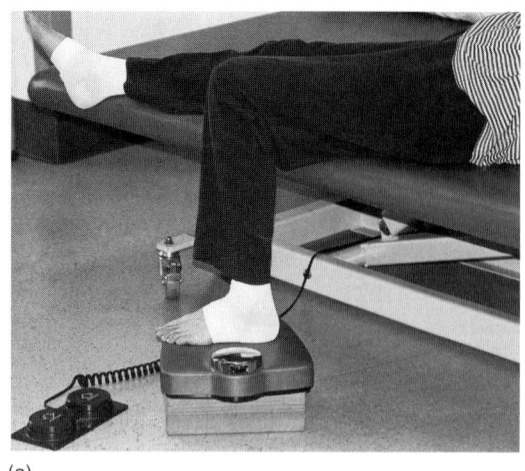

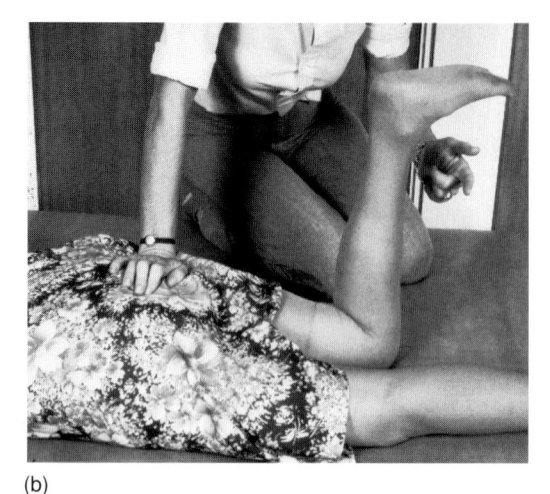

図3-19 筋活動を誘発する簡単な運動
(a)セラピストは前方に足が滑らないように固定する必要があるかもしれない。
(b)セラピストは膝を90°に屈曲させ，患者は下腿をゆっくりと下げることによってハムストリングスを活動させる（遠心性モード）。求心性収縮の前に遠心性収縮を誘発することが可能であろう。

下腿の筋：立位における他動的伸張（図 3-18a）
大腿直筋：腹臥位（図 3-18b）または側臥位における他動的伸張

Note
- 約20秒間伸張を保持し，弛緩させ，これを4～5回繰り返す。
  身体的に不活動で高度に筋力低下のある患者では，1日に数回，持続した他動的伸張が必要となる。

ヒラメ筋：座位（図 4-14 参照）
腓腹筋－ヒラメ筋：傾斜台における立位（図 3-18c）

Note
- 持続伸張を30分間保持する。
- 傾斜台をできるだけ直立位になるようにする。垂直位の認識の再獲得を阻害するので，後方に寄りかかることは避けなくてはならない。

▶ 筋活動の誘発

立位で体重を支持するのに十分な筋力を発揮することが困難な患者では，下肢の伸筋の筋活動を誘発するような介入が必要となるかもしれない。以下の例のような，"単純な運動"は簡略化された状況で筋の活動を刺激することができるかもしれない。電気刺激装置，EMG バイオフィードバックモニタ，筋力計のような装置が必要な場合もある。

"電気刺激装置"は筋線維の収縮性を維持する役割をもっており，最小の監視で実施でき，筋が活動する間の時間を増加できる。視覚もしくは聴覚によるEMG 信号を用いた"増強された感覚フィードバック"は患者の弱化した筋を活性化するのに役立つ。

"等運動性筋力"では，遠心性モードによってより容易に筋活動は誘発される。等運動性遠心性トレーニングは膝伸筋の求心性収縮よりも優れていることが明らかにされている（Engardt ら 1995）。しかし，両下肢による体重負荷や歩行練習自体が下肢の機能的な筋活動を促進するために重要なのである。

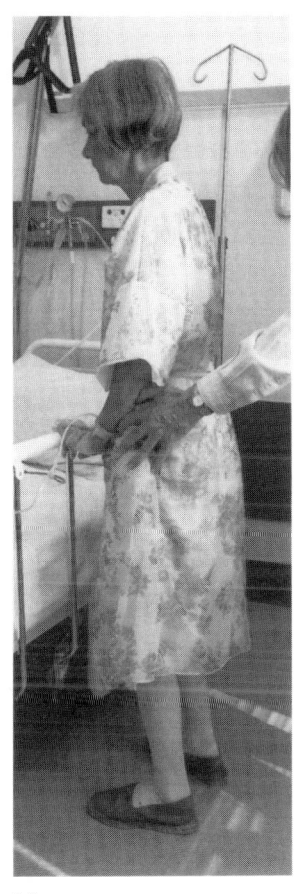

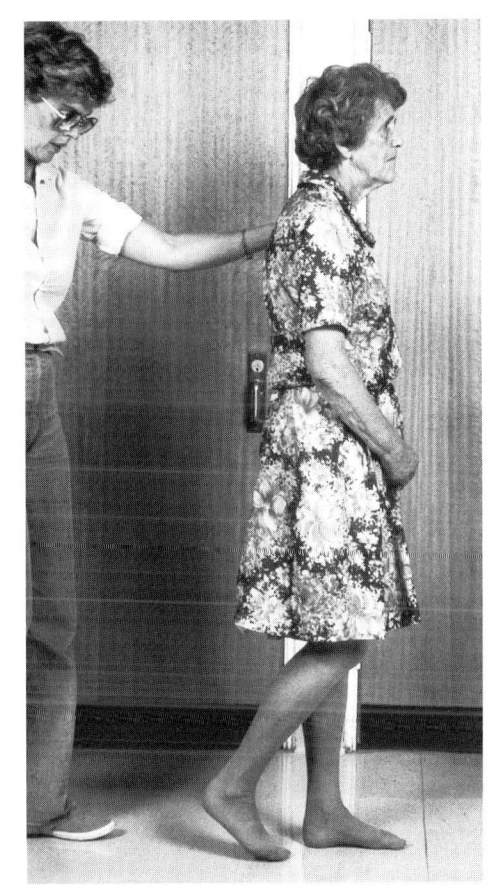

(a)　(b)

図3-20　(a) 側方への歩行。患者はいったん要領を得さえすれば，半監視下で練習できる。
(b) 後方への歩行

単純な自動運動

単純な運動によって患者に下肢の筋を活動の感覚を植え付けることができる（例：股関節伸筋と四頭筋）。以下にいくつかの例を示す（図 3-19）。

股関節伸展：背臥位でベッドの端に麻痺側下肢をトろし，踵を下ろすようにして小範囲で股関節の伸展を練習する（図 3-19a）。

Check
- 膝は 90°屈曲以下であること。
- 他の下肢の運動と麻痺側下肢の底屈をおこさないようにする。
- 足部が前方に滑る場合には，下腿の軸にそって下方に押すことによって床に足部を固定する。

Note
- この運動は股関節（大殿筋とハムストリングス）および膝（大腿四頭筋）の伸筋を含んでいる。ハムストリングスの収縮も，膝におけるその活動によって地上の足部を安定させ，前方への滑りを防止する。数を数えさせることによって患者に筋活動を保持するように促す。
- 立位での下肢体重負荷に筋活動を取り入れる。
- この運動は患者が立位における下肢と骨盤

のアライメントを得るのに特に役立つ。

患者は座位をとる。セラピストは膝を伸ばす。患者は下肢をゆっくりと下げるために大腿四頭筋を働かせようとする。これを数回繰り返す。

Note
- 求心性収縮の前に遠心性収縮を誘発することが可能かもしれない。

側方への歩行（横歩き）

この運動は単純な移動動作の練習を含んでおり，制御されるべき関節の変位の数と程度が前方歩行と比較して減少する。

両足部をそろえて開始し，患者は一側の足から他側の足で体重を支持し，バランスをとりながら側方に足を踏み出す。遊脚と立脚：両股関節は振り出しの間，中間位の状態のままとする。
- 前額面における主要な角度変化は股関節の外転と内転である

Check
- 足部の位置は側方に直線上に進める。
- つま先を線上に置けば患者は理解しやすいかもしれない。しかし，絶えず足もとを見ないよう注意する。

Note
- 患者は高さを調節したベッドの柵に両手をのせて，監視なし，あるいは最小の監視下で側方に歩く練習を行うことができる（図3-20a）。

後方への歩行（後ろ歩き）

後方への歩行は股関節伸筋群，特にハムストリングスを働かせる。

Note
- この運動は，患者が股関節を伸展した状態で膝を屈曲することがある程度できる場合にのみ有用である（図3-20b）。
- ハムストリングスは二関節にわたって作用し，歩行にとって重要である。少なくとも①このグループの3つのすべての筋にかかわる調査が不足していること，②機能的な動作における2関節筋の電気的活動を解釈することが難しいこと，という2つの理由で，その実際の機能についてはほとんど理解されていない。

▶ 筋力トレーニング

筋力低下は脳卒中後の患者（Bohannon, Andrews 1990, Sharp, Brouwer 1997, Teixeira-Salmela ら 1999）や高齢者（例：Fiatarone ら 1993, Wolfson ら 1993, Sherrington, Lord 1997）においては改善可能であるというエビデンスがある。下肢筋力の増加は歩行速度の改善と関連し，きわめて虚弱な患者では筋力による影響が最大となる（Buchner ら 1996）。大腿四頭筋筋力が立位時の動的安定性にとって重要であるというエビデンスが増えつつある（Scarborough ら 1999）。

筋力トレーニングで強調するのは下肢の筋，特に大殿筋，中殿筋，ハムストリングス，大腿四頭筋，下腿筋（腓腹筋・ヒラメ筋）などの伸筋である。この理由は，これらの筋が基本的な立位時の支持，バランス，前進に作用しているためである。外転筋と内転筋は体重の側方への運動を制御している主要な筋である。しかし，筋力の増加は，再獲得すべき課題や条件への神経適応に必要な動作自体を練習することなく歩行パフォーマンスの改善をもたらすには不十分な場合もある（Rutherford 1988）。

Note
- 筋力トレーニングの量と強度（すなわち抵抗量，反復回数）は個人の能力によって調節する。
- 患者にはできるだけ全力で動作を行うように促す。

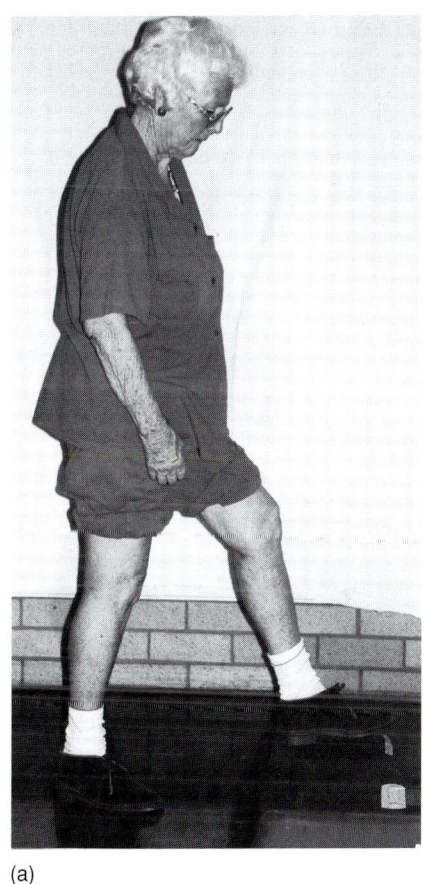

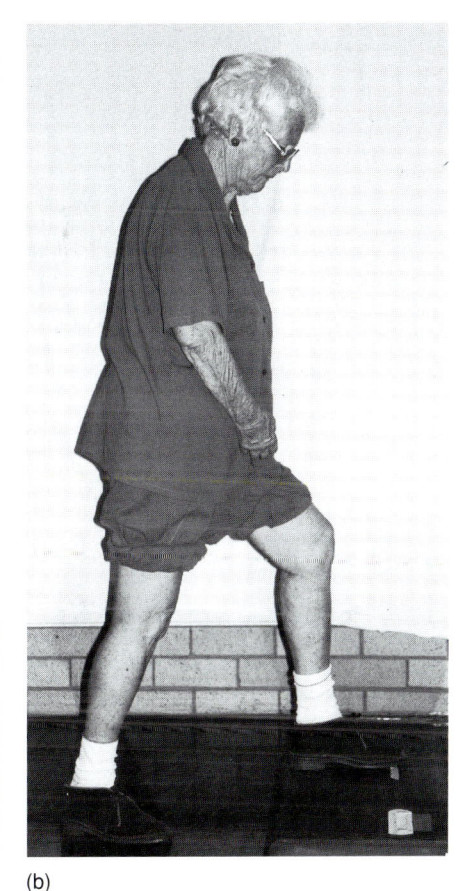

図3-21 麻痺側下肢に荷重するための非麻痺側下肢によるステップ
(a)患者は前方に十分移動していない（不十分な股関節伸展と足関節の背屈）
(b)より良好なパフォーマンス

- 一般に，最大反復回数は休息なしで10回行い，3回繰り返すようにする。筋力トレーニングに伴って，痙性が増大するという報告はこれまでない（Sharp, Brouwer 1997, Teixeira-Salmela ら 1999）。

機能的な体重負荷エクササイズ

立位における力の発生，筋収縮の速度，共同的な筋活動を改善するために次の3つの運動が準備される。

麻痺側下肢の単純な負荷

体重負荷している側の下肢の十分な伸筋の力の発生が，反対側の下肢を前方に引き上げる間に体重を支持するために重要となる。このエクササイズにおける動作というのは歩行の開始時に似ている（Brunt ら 1999）。

立位，反対側下肢の前方や後方へ振り出す（図3-21）。ステップに反対側の足部をのせるために立脚期の間ずっと体重を斜め前方に移動させる。

Check

- 立脚側の股関節は伸展（約15°）し，足関節は背屈しているか確認する（下腿は足部の上で前方に回旋している）。
- 振り出しは，立脚側下肢のつま先から約15cm（個人の身長に依存して）離し，股

関節の伸展と体重の前方移動を促すようにしなければならない。ステップの距離を示すためにフットプリントを用いてもよい。
- 後方に振り出す場合には，上半身を股関節上で前方に屈曲してはならない。
- 下肢が崩れたり，膝が過伸展してしまい，足部上で体重が支持できなければ，ストラップやスプリントを利用して運動中に膝を支えるようにする（図 1-6b 参照）。

Note
- 立位では，立脚側下肢に対する側方への体重の移動は，立脚側へ移動させる前にまず反対側への圧中心の移動を先行させる（Rogers, Pai 1990）。この運動では両下肢によって生じる力の協調が必要となるため，両側について練習する。
- 立脚側下肢の前方 15 cm に置かれた高さ 15 cm の踏み台（段差）に，全体重を移動させないようにして非麻痺側足部をのせるようにすばやく前方へ振り出す。これは，内外側の安定性と中殿筋に対する特別な課題となる（Sims, Brauer 2000）。したがって，これは，脳卒中後の問題であり，既知の転倒の原因である中殿筋の筋力と股関節の安定性を高めるために重要な運動である。先行研究によると，ステップする下肢の股関節の内転筋（Rogers, Pai 1993）大殿筋の上部が前額面の運動の制御にも役立っていることが証明されている。

ステップアップ・ステップダウン運動

こうした運動は，体重を上げ下げして股関節，膝関節，足関節の伸筋が同時に求心的にも遠心的にも活動するように練習する。ステップアップ運動は足の背屈筋も鍛えることができる。

前方へのステップアップ（図 3-22a）

麻痺側下肢をステップ（約 8 cm の高さ）の上にのせる。上半身をまっすぐにしたまま，足部上で体重を前上方へ移動させる。
- 後方の下肢によって生じる力により，前方の足部（足背屈）に対して前上方に体重を移動させる。麻痺側下肢の股関節，膝関節，足関節の伸展することによって，後方の足部をステップにのせるように体重を引き上げる
- 後方へステップダウンする場合，支持側下肢の股関節，膝関節，足関節を屈曲することによって，足部が接地するまで下方に移動させる

Check
- 必要であれば，セラピストはステップの上に患者の足をのせる。
- 足関節（背屈）で下腿が前方に回旋しているか確認する。これによって足部上で体重を前方に移動させることができる。
- 下腿と足部は，膝が伸展でき，膝の過伸展を防止するために安定した下腿を提供するように固定させる必要がある。

Note
- 前方へステップアップする際，支持側下肢の主要な伸筋力の発生は下肢の 3 つの関節に比較的均等に分布する（Agaghari ら 1996）。

側方へのステップアップ（図 3-22b）

麻痺側下肢の足部をステップにのせる。体重をまっすぐにしたまま非麻痺側下肢でステップアップする。
- 麻痺側下肢の股関節，膝関節を伸展することで体重をもち上げ，反対側の足部をステップに引き上げる際に股関節を内転することによって体重を側方に移動させる
- ステップダウンする場合，股関節，膝関節，足関節を屈曲することによって足部が接地するまで体重を下げる

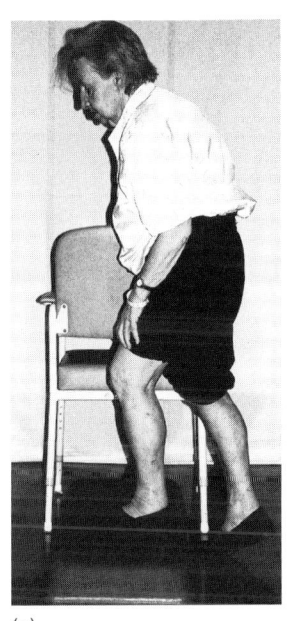

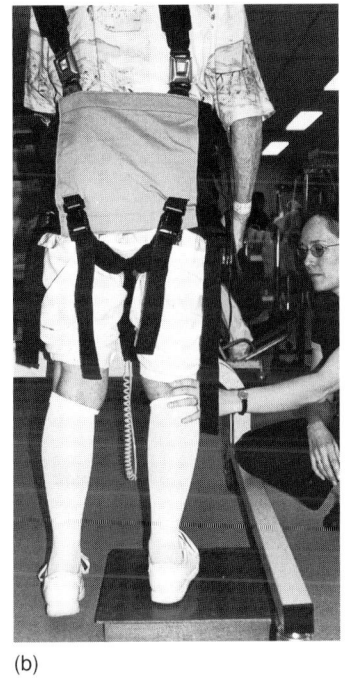

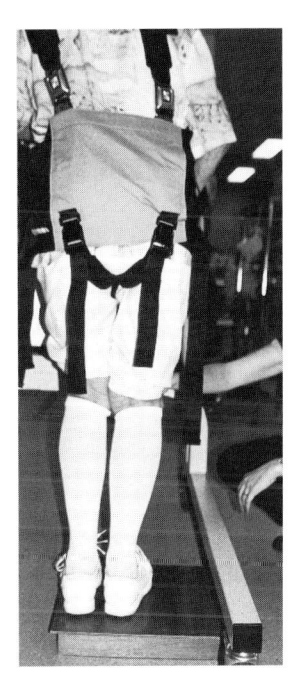

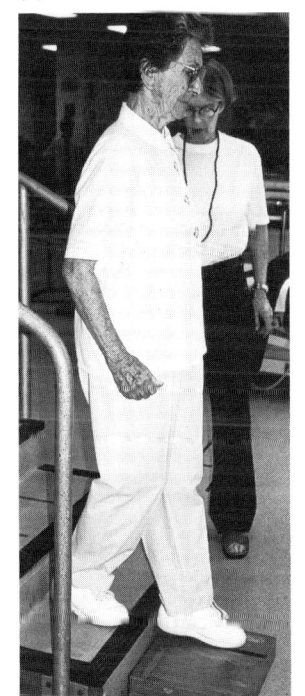

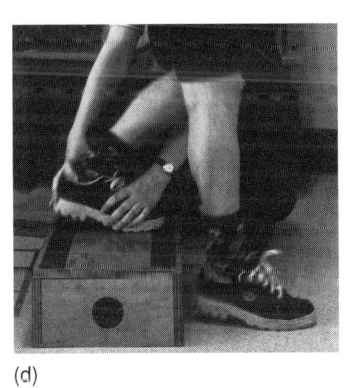

図3-22 ステップアップ
　　(a) 前方
　　(b) 側方
　　(c) ステップダウン
　　(d) セラピストはステップダウンする際に患者の足部を握って外旋を抑える。
　　　注意：(a)と(b)はハーネスを用いて練習を行う。

Check
必要であれば，セラピストはステップに足をのせる。

Note
- 側方ステップアップで支持脚の主要な伸筋の力の発生が，ある程度，足の関節や強力な股関節の内転筋／外転筋が関与して，膝関節に集中する（Agahari ら 1996）。
- 前方および側方のステップアップはハーネスを装着して練習する。

前方ステップダウン（図 3-22c）
ステップに両足をのせ，非麻痺側下肢を下ろす。
- 麻痺側下肢で体重を支持したままで，バランスをとり，このとき床に足部を下ろすために体重を下げるように股関節，膝関節，足関節を屈曲する
- 後方にステップアップする場合，ステップ上に足部を引き戻しながら，体重を引き上げるために，支持する下肢の股関節，膝関節，足関節を伸展する
- 前の下肢によって力が発生し，体重を後方へ移動し，上方へ推進力が加わる

Note
- ステップダウンする間，支持側（麻痺側）下肢を外旋しないようにする（図 3-22d）。これはヒラメ筋がこわばっていたり，拘縮があるとおこる。

ステップの高さ，反復回数や速度を増加させること，中断（足部を接地しない）せずにステップすること（図 3-23），さらに交互に階段昇降すること（平均の蹴上げ高 17 cm）によってステップとステップダウンを上達させる。

踵の持ち上げと引き下げ
歩行周期中では，push off 時の足底屈によって主に力が発生する（Winter 1987）ため，足底屈筋の活動を強化し，練習することに全面的に努力を払うべきである。この遊脚前の筋活動は下肢を遊脚相へと加速する。立脚相でもまた，足の背屈筋は足や膝の安定性および足部上で体重の前方移動を制御することに寄与している。

ステップ上に前足をのせ，踵は宙に浮かしておく（図 3-24）。踵はできるだけ下げ，次にそこから水平になるまで持ち上げる。

Check
- 両股と膝はこの間，伸展したままとする。膝が屈曲してしまうのは，患者が二関節筋である腓腹筋によって膝の屈曲に対抗して収縮する膝伸筋の共同的な活動を協調させることが困難であることを示している。
- 体重が麻痺側下肢上にあることを確認する。
- ランニングシューズを着用すべきである。

Note
- 足の底屈筋のこわばりが増大するのは，その多くが筋線維の機械的変化によるものである（例：Dietz ら 1981）。
- 筋力が増大したら，運動は片足で行う（図 3-24b）。
- 下腿の筋のこわばりや拘縮の増大は，通常，機能に対して負の影響がある。これらの筋の長さや柔軟性を維持することが優先される。
- この運動は踵を下げる（遠心性収縮）ときに，自動的な伸張が底屈筋群になされる。これは立脚期の終わりの push off の場合と同様，引き延ばされた位置から底屈筋群（求心性収縮）を活性化すると考えられる。
- 臨床的に明らかなことは，この運動が下腿の筋のこわばりを低下させることである。運動が痙性を増大させるというエビデンスはない。

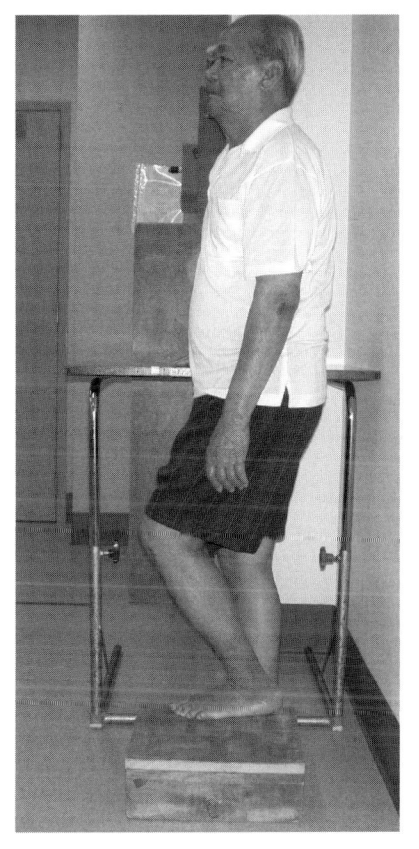

図3-23 半監視下により側方のステップアップを繰り返し反復する
足部が移動しないようにブロックの端に麻痺側下肢をのせている。
(シドニー,バンクスタウン-リィカム病院理学療法部門の
K Schurr氏とS Dorsch氏のご厚意による)

- 傾斜面を上ることは下腿の筋を伸張し,強化するためのもう1つの運動である(図3-25)。

非荷重による筋力トレーニング

この漸増抵抗運動は力の発生,速度,および筋収縮の持続性を改善するために計画されている(図3-26)。しかし,Scarboroughら(1999)のコメントにあるように,筋力の変化を意味のある機能に統合するには動作自体の練習が必要となる。

等運動性筋力計
弾性バンドによる抵抗運動

Note

- この運動はサーキットトレーニングの一部として行ってもよい。
- 最大10回まで,途中で休むことなく,可能な反復回数を行うように患者に促す。これを3回繰り返す。最大等尺性収縮の80%で運動することを目標とする(第7章)。
- 目標グループは別として,筋は共同筋(例:固定筋)として活動する。これらの筋ではある程度筋力の増大が期待できる(Fiataroneら1990)。
- 次の段階のゴムバンドに上げることによって筋力計の抵抗を増大させる。バンドは着色されており,黄色は最も張力が弱く,黒

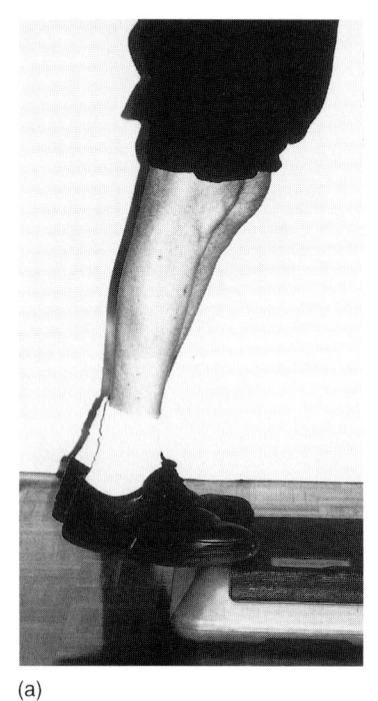

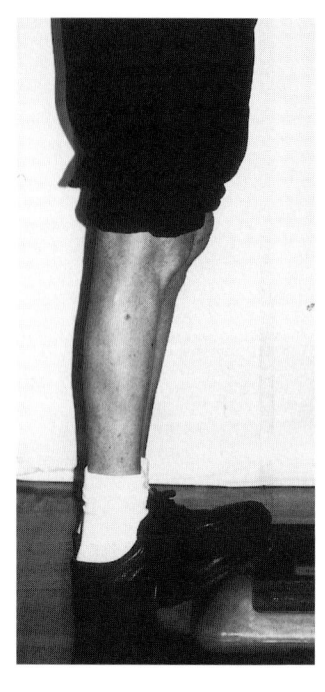

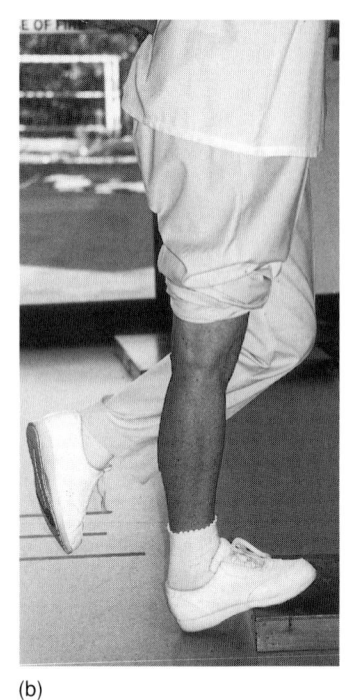

図3-24 (a)底屈筋群を強化し，伸張するために踵を地面から水平の位置まで引き上げ，下げる。この運動によって立脚期の終わりに特に push off に必要な長さで下腿の筋を鍛える。患者は安定した物につかまっている。
(b)筋力とスキルが改善するにつれて，この運動は片脚で行う。

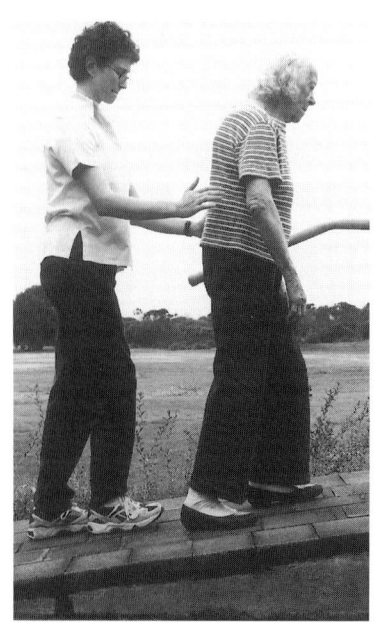

図3-25 傾斜面を歩く
患者が push off する際，下腿の筋を使うように促す必要がある。

(a)

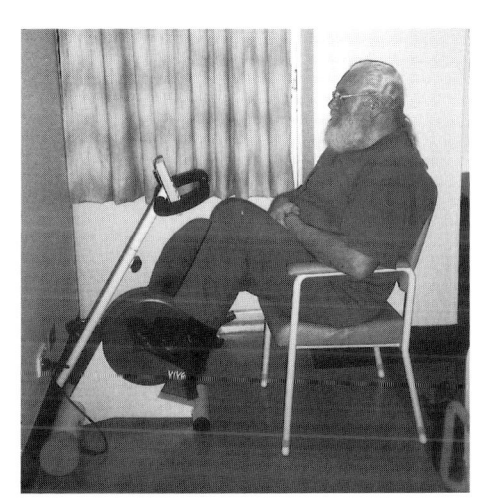

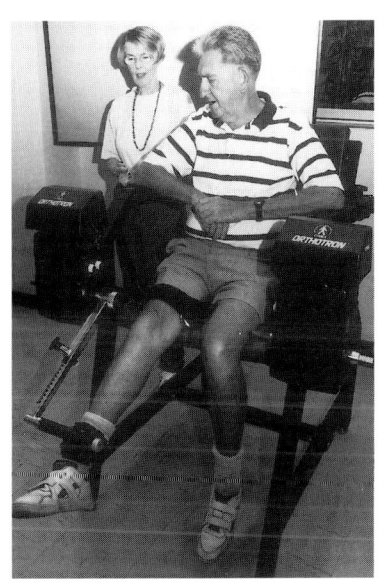

(b)

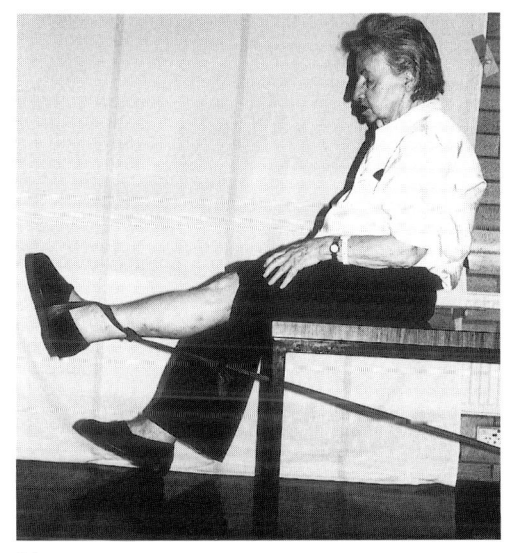

(c)

図3-26 半監視下で行われる運動の例
(a) MOTOmed は患者のパフォーマンスに応じて抵抗あるいは介助を与える（Reck, Reckstrasse 1-1, D-88422 Betzenweiller, Germany）。
(b) 膝の伸筋を求心性，遠心性，あるいは等運動性に強化するための Orthtron による運動（Cybex Human Performance Rehabilitation, 2100 Smithtown, Ave, Ronkon Koma, NY 11779, USA）
(c) 弾性バンドは各可動域にわたって張力がかからなくてはならない。

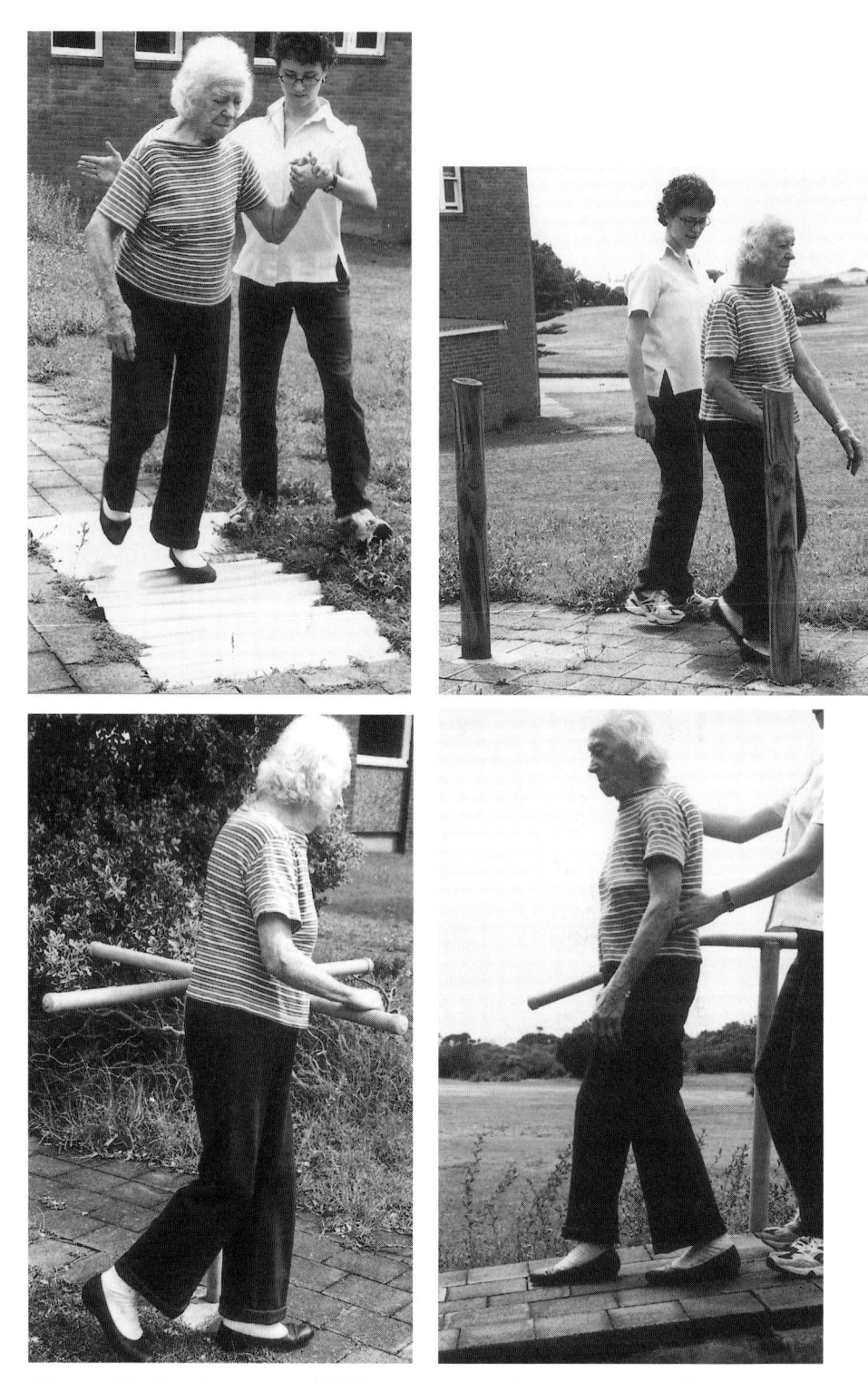

図3-27　障害物のあるコースで練習することによる柔軟性のトレーニング

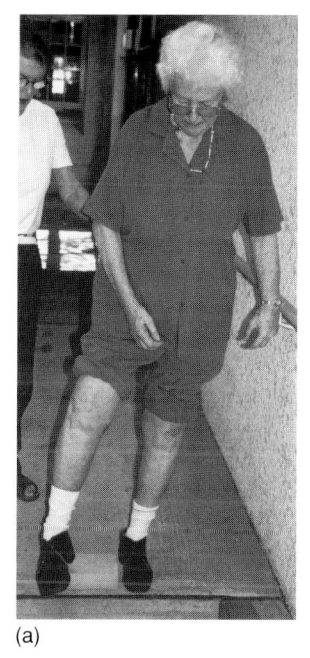

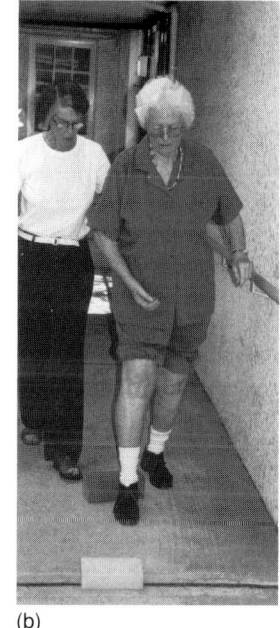

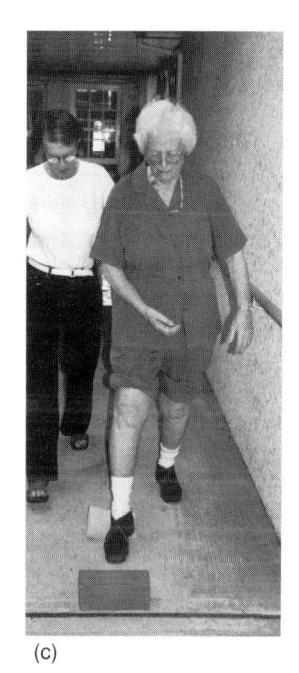

図3-28 患者が自力で歩けるようになったら，障害物を乗り越えて歩くことを始める。この図はいくつかの共通する問題を示している
(a) 患者は手すりで体を安定させ，左足部の位置を定める。このためごく小さなステップが必要となる。右下肢と右股関節の経路が過度に外転し，股関節の屈曲と足の背屈が減少していることに注意。
(b) 患者はステップ長を大きくし，支持を必要とせずに，障害物をよけることができる。
(c) 患者は踵が軟らかな障害物に引っかかってしまう。支持側足部の位置が不良なことがこの原因となる。練習では，両下肢で乗り越えることが要求される幅広の障害物の上を歩くことが含まれる。障害物の横断には片足でバランスをとったり，身体を前方に移動するのをコントロールしたり，ステップ長や足部をコントロールする練習が含まれる。

色が最も強い（第7章）。

▶ スキルの最大化

歩行はカーブや段差，速度の要求，他の環境要因のような障害物の存在に対して，正常に適応する基本的な移動パターンを含んでいる。やりがいがあり，しかも可変的な練習が日々の地域や状況におけるパフォーマンスを最適化するために重要である。

可変的な練習（図 3-27）には，混雑した廊下，安全に道路を横断するのに必要な速度による歩行，動く歩道やエスカレータに乗り降りする練習，自動ドアを通り抜けること，障害物をくぐったり，越えたりすること，傾斜面やカーブを上ったり，下りたりすること，さまざまな明るさの条件下での歩行が含まれる。患者はバランスに対する潜在的な脅威を認識し，適切に回避する方略を用いる練習をしなくてはならない。動く障害物を回避するために歩行速度を高める能力は安全面の重要な課題である。最近の研究では，患者はさまざまな高さや幅の障害物を乗り越えることが困難であることが証明されている（Said ら 1999）。患者はこのありふれた日々の危険に対処する必要がある（図 3-28）。歩行中に振り返ったり，立ち止まったり，階段を昇り降りすることすべてを練習する必要がある。

有酸素能力が増大することによって，脳卒中患者の心肺機能だけでなく機能的能力を高めることが明らかにされている（第7章）。トレッドミル歩行や自転車エルゴメータ，さらに改造型自転車エルゴメータがフィットネスを高めるのに利用される。

6 測定

セラピストにとって重要な関心事の1つは、進捗の度合いを正しく評価するためにパフォーマンスのどの側面を測定すべきかを決定することである。観察による分析は不確かな結果をもたらす。妥当性のある信頼性の高いテストによって患者の進捗の度合いと介入の効果を記録することが可能になる。あらゆる歩行テストを行う際に標準化されたプロトコルに従うべきである。歩行テストを受ける被検者の監督者が与える励ましの程度でさえも患者のパフォーマンスに大きな影響をもつ可能性がある（Guyattら 1984）。以下に掲げたテストは標準化された条件のもとで実施されれば信頼性があることが明らかにされている。

歩行速度は機能的能力の最も重要かつ客観的な臨床的測定指標かもしれない。実施が簡単で、患者も容易に理解し、しかも受け入れやすい。他の歩行の測定指標はほぼすべて速度依存的である（Andriacciら 1977）。たとえば、速度が増大するにつれて、股関節の伸展の程度や push off の量が増大する。もう1つの重要な指標には、地域社会での屋外における歩行能力に関するテストがある。

▶ 機能テスト

ここでは次のようなものが含まれる。
- 10 m 歩行テスト
- 6分間もしくは 12 分間歩行テスト（McGavinら 1976, Guyattら 1985）
- 運動評価尺度：歩行の項目（Carrら 1985）
- Timed 'Up and Go' Test（TUG）（Podsialo, Richardson 1991）
- Step Test（Hillら 1996）
- Obstacle Course Test（Meansら 1996）

10m 歩行

被検者が床の上に印された2点間を歩行する間の時間をストップウオッチを用いて測る。速度は距離／時間、m／s で計算される。加速や減速の影響を避けるために、被検者の 14 m 歩行路の中央 10 m だけの時間を測定する。10 m 歩行テストは進歩の指標として初期の段階では有用である。非常に短い距離であるので、機能的歩行を反映していると考えるべきではない。このことは最近になって確認されている（Deanら 2001）。

妥当性のある定量的なデータをもたらす他の臨床的に便利な時空間的な測定指標には、ステップ長、ストライド長、歩隔、歩行率がある。ストライドやステップ長は、フットスイッチ装置の付いた歩行路や Stride 分析装置* を用いて測定される。フェルトペンを踵に付けることによって、簡単にしかも安価に、これらのデータを収集することができる。

6分もしくは 12 分間歩行テスト

このテストは6分間ないし12分間の歩行距離を測定する。このテストは呼吸循環系の患者に広く利用されている。6分間テストは、比較できる標準データがあるので特に有用である（Enright, Sherrill 1998）。このテストにより、より現実的な機能の評価ができ、しかも、加速度的なトレーニングプログラムによって、患者が退院後に自立した生活を準備できる。

TUG

患者はいすから立ち上がり、3 m 歩いて向きを変え、いすに戻って座る。ストップウオッチを用いて、テストが終了するまでの時間を測定する。健常者ではこのテストは 30 秒以内で行うことができる。

Step Test

このテストは、非麻痺側下肢でステップする間に麻痺側下肢で体重を支持し、バランスをとる能力を評価するために用いられる。高さ 7.5 cm のブロックの 5 cm 前に足部を平行にして立ち、患者は 15 秒間できるだけ早く前方と後方にステップを繰り返

---

* B&L Engineering , 3002 Dow Ave, Suite 416, Tustin CA 92780, USA.

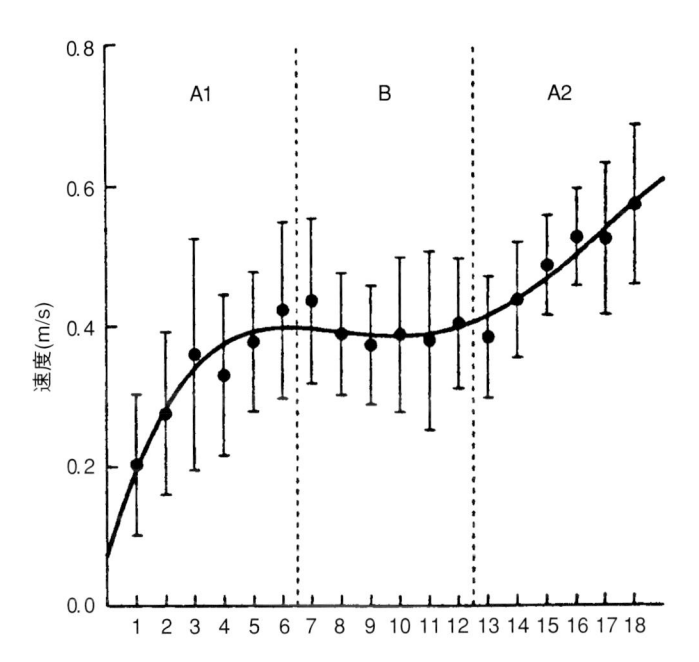

図3-29 時間に対する歩行速度の平均値と標準偏差
トレッドミルトレーニングの間，歩行速度は増加する（A1，A2）が，従来の療法の間は増加しなかった。
B, Bobath.（Hesseら 1995より許可を得て引用）

す．ステップ数を計数する．

　生体力学的研究室にリハビリテーションセンターが付設している場合，上達度を評価するのに比較を目的とした'生体力学的テスト'を利用することができる．

▶ 生体力学的テスト

検査される変数は以下のものが含まれる．
- 角度変化
- 床反力
- 力のモーメント，パワー，エネルギー

　生体力学的検査の結果と観察内容を照合することによって，理学療法士はフィードバックを得ることができ，観察力を改善することができる．

▶ 下腿筋（腓腹筋）長テスト

　臨床において他動的な足の背屈を測定する信頼性の高い方法がMoseleyとAdams（1991）によって記載されている．その方法では特製のテンプレートを使用し，皮膚表面のマーカー（第5中足骨頭，外果，腓骨小頭），ポラロイド写真，既知のトルクの適用などを用いる．下腿部分でベルクロストラップを用いて膝は一定角度の伸展位で保持される（図7-4参照）．

▶ 生理学的テスト

　生理学的テストは，歩行中の速度やエネルギーコストが歩行能力の評価における妥当なパラメータであることを示している．フィットネスは，トレッドミル，自転車エルゴメータあるいはMOTOmed Pico Leg Trainerを用いて一般に検査される．フィットネステストは第7章に記載されている．歩行に最も特異的なフィットネステストではトレッドミルを使用する．心拍数を監視することは運動が十分に強いものか確認する簡便な方法である．

7 注意点

▶ トレッドミルトレーニング

　脳卒中後の歩行に関するリハビリテーションにおいてトレッドミルトレーニングを検討することの理論的根拠は，傷害を受けた動物の運動制御メカニズムを調査した動物研究に基づいている（Grillner, Shik 1973）。脳卒中患者に対するトレッドミルトレーニングの正の効果を示す最近の臨床研究があるが，こうしたトレーニングはまだ臨床場面で広く利用されていない。神経発達学的療法（Bobath）による介入よりも優れた効果を示したとするいくつかの研究がある（図 3-29）（Richards ら 1993, Hesse ら 1995, Pohl ら 2002）。トレッドミルトレーニングは，臨床家が不安材料としてあげる可能性のある'集団共同運動'を生じたり，痙性を増大させるというエビデンスはない（Hesse ら 1995, Hesse 1999）。

　脳卒中患者にみられる歩行偏りの多くは，歩行周期における体重負荷の相の間に麻痺側下肢で体重を十分負荷することが困難な結果おこる（Carr, Shepherd 1998）。部分的体重支持（PWS）を行うためにハーネスを利用したトレッドミルトレーニングはこの問題に対応していると思われ，下肢の伸筋に高度の筋力低下をもつ患者であっても，セラピストからある程度介助されて歩行周期を経験することが可能となる。また，ハーネスによって転倒をおそれる必要がなくなった患者は安心感が得られる。

　Hesse とその共同研究者（1997）は完全な体重負荷と比較したさまざまな程度の部分的体重支持の影響について調査している。そのデータによると，大部分の正常な歩行では 30% 部分的体重支持であることを示している。脳卒中患者を対象とした最近の無作為化対照試験によると，トレッドミル上で下肢に完全に体重を負荷してトレーニングを行った被検者と比較して，部分的体重支持（被検者の歩行が改善するにつれて減少させた）でトレーニングを行った実験群のほうが帰結は良好であったと報告している（Visintin ら 1998）。6 週の終わりには，部分的体重支持による被検者の 79% が完全な荷重でトレーニングしていた。この群では，地上の歩行速度や耐久性，また Berg Scale を用いたバランスにおいて有意に高かった（表 3-1）。

　部分的体重支持によるトレッドミル上のトレーニングによる主要な利点は以下のとおりである。

- 脳卒中後の初期で，患者が麻痺側下肢で体重を 100% 支持可能となる以前であっても課題特異的な歩行トレーニングが開始できる
- 患者は完全な歩行周期，すなわち支持，バランス，踏み出しを練習することができる
- 患者が完全に体重を支持できる十分な筋力を有する以前に，下肢間および下肢内の時間パラメータが練習できる
- 麻痺側下肢への体重負荷が，体重支持する能力に従って変えられる
- ハーネスによって非対称的な歩行をかばう適応運動を行う必要性がなくなる
- トレッドミルの速度は増加することができ，その結果，患者により速く歩くよう促すことになる
- 部分的体重支持を用いずに集中的に実施（徐々に速度，傾斜，持続時間を増加すること）すれば，トレッドミル歩行によって筋の持久性と心血管系フィットネスを高めることができる（第 7 章）

　トレッドミル歩行は運動制御の改善をもたらす生体力学的刺激の働きをしている。トレッドミルと地上の歩行の間には多くの類似点がある（Strathy ら 1983, Murray ら 1985, Arsenault ら 1986）。ある生体力学的研究では，健常者において異なった速度と異なった支持の比率で部分的体重支持によるトレッドミル歩行と地上の歩行の等価性を調査しているが，これによるとごくわずかな相違点のみ報告されている（Finch ら 1991）。トレッドミル歩行と地上の歩行の大きな相違は歩行者によって認識される視覚的および運動感覚的情報である。したがって，いったん，患者が介助なしで歩くことができるようになれば，トレーニングはより自然な環境でしかも異

なった目標を組み込むようにする。

トレッドミル歩行のもつ特性は，リズミカルでダイナミックな歩行パターンを外部から強制するという点でおそらく歩行のトレーニングに有利である。動くベルトは支持相における股関節の伸展と足の底屈を'強要'する。適当な速度で動くトレッドミルを用いることによって，立脚期の終わりに股関節屈筋および下腿の筋に加わる比較的強い伸張によって振り出しのための筋活動が増強される。

Hesse（1999）が指摘しているようにエビデンスに基づく実践（evidence-based practice）（たとえば，大規模な無作為化対照施設間試験）のための基準を満たすにはさらなる比較研究が必要となる。一方，神経リハビリテーションにおけるトレッドミルトレーニングは十分科学的に合理的であり，多くの臨床研究では歩行のトレーニングにおけるその効果を従来の介入の効果不足と比較している。トレッドミル歩行は，機能的な下肢の筋力トレーニングと地上の歩行練習を組み合わせた場合に最大の効果が得られるものと筆者らは考えている。

▶ 電気刺激

電気刺激（electrical stimulation；ES）は脳卒中後のリハビリテーションにおいては長く，さまざまな歴史をもっている。ES は筋に対して正の効果をもつ可能性があるというエビデンスがある。これには，筋線維の収縮性への刺激や筋力の増大（Glanz ら 1996），拘縮の減少（Hazlewood ら 1994）さらに結合組織の形成の防止が含まれる（Williams ら 1988）。

脳卒中の初期に，患者が比較的不活動であるが，ES は筋の統合状態を維持するための運動に付加物として利用してもよい。筋の収縮性を刺激する1つの手段として，身体の不活動状態に対し負に適応する傾向のある筋（たとえば，下腿三頭筋，大腿四頭筋，前脛骨筋）に対して特に利用されるべきである。電気刺激装置は比較的安価で，きわめて丈夫で信頼性があり，指導後には患者あるいは家族も使うことができる。

機能的電気刺激（functional electrical stimulation；FES）が脳卒中後の筋力に及ぼす影響について検討した4つの無作為化対照試験に関するメタアナリシス（Glanz ら 1996）では，筋力の改善に有効であることを支持している。多チャンネル刺激装置の使用（例：Malezic ら 1987, Bogataj ら 1989）を含む機能的電気刺激装置支援による歩行に関する研究でも歩行パフォーマンスの改善が報告されている。これらの効果がいずれも持続し，臨床的に意味のある改善に転移するかどうかについては現段階では明らかではない。

▶ 歩行補助具と装具

国際補装具学会（International Society of Prosthesis, Orthtics）の定義によると，装具は，「神経筋システムの構造的および機能的特性を修正するために用いられる外部から適用する手段」である。歩行の改善を目的として最も一般的に処方される装具は短下肢装具（ankle-foot orthosis；AFO）である。

装具の使用を決定する際に最も考慮すべきことは，装具が一関節の運動を制限することによって他の関節における適応を必要とする身体のメカニズムを変えることである。これらの適応は歩行中のエネルギーコストを増加させるかもしれない。幅の狭い短下肢装具もしくは幅の広い半硬性のプラスチックによる短下肢装具を中間位で装着した健常者を比較した研究がある（Balmaseda ら 1988）。いずれの短下肢装具を用いて歩行した場合も，反対側下肢の立脚相の持続時間は減少し，圧中心は立脚相を通じてより外側に移動した。さらに，踵接地時のインパクトの位置もさらに後方に移動した。この被検者たちはつま先離地時の垂直分力の大きさは増加した。このことは短下肢装具の抵抗に打ち勝ち，しかも体重を前方に推進させるためにさらに筋力が必要であることを示している。したがって，短下肢装具は歩行パフォーマンスの側面に負の影響を与える可能性がある。

歩行中の足部および足の関節を制御する短下肢

装具の可能性に関する研究の結果はあいまいであり，いくつかの形状の短下肢装具を処方すべきか否かという問題についてはまだ意見が分かれている。

脳卒中後の歩行の側面に対するさまざまなタイプの短下肢装具の影響を比較している数種の記述的研究がある（Lehmann ら 1987, Burdett ら 1988, Beckerman ら 1996）。しかし，方法論および理論的な理由で，これらの研究から明確な結論を引き出すことは困難である。この文献を評価するうえでの問題の1つは歩行を妨げるのは下腿三頭筋の痙性であり，しかも短下肢装具は足部の位置に影響を与えるという理論的仮説である。

痙性という用語を一般的な意味で用いる場合，その問題が軟部組織の拘縮なのか，筋のこわばりなのか，あるいは反射の亢進なのか不明である。

硬性もしくは半硬性の短下肢装具が下垂足のある患者に処方されることがしばしばある。前脛骨筋の低下と下腿三頭筋の拘縮はいずれも遊脚相の足の背屈を妨げ，つま先離れと踵接地を妨げる。硬性の短下肢装具は遊脚期に足部をある程度背屈位に保持するが，push off のための底屈に機械的な抵抗が加わることになる。前脛骨筋の活動をおこすために筋刺激装置の使用や下腿三頭筋の筋力強化やストレッチングはこのような問題に対して有効であり，よりエネルギー効率の高い歩行を可能にする。

これまでのエビデンスにより，背屈や底屈が可能であるヒンジ付きの短下肢装具は固定型装具よりも望ましい。Air Stirrup Brace*のような，背屈あるいは底屈に抵抗がなく距骨下関節の内外側に安定性を与える足装具が，こうした不安定性によって歩行が阻害されている患者には有用であるかもしれない（Burdett ら 1988）。

こうした問題を解決するための研究がさらに行われるまでは，短下肢装具が必要であるならばそれを処方する際に必要不可欠な条件は以下のように考えられる。

- 歩行障害の原因となる生体力学的な歩行のメカニズムが確認されていること
- 能動的および他動的な軟部組織の構成要素が相対的に寄与していることがわかっていること
- 望ましくない運動を許したり，望ましい動作を制限したりせず，装具は適合し，個人にとって歩行の効果と効率を改善することが明らかにされていること

底屈筋が非常に硬く，反射の亢進，もしくは軟部組織の拘縮がある場合には，低用量のボツリヌス菌あるいは歩行練習と組み合わせた連続したキャストが必要かもしれない。短下肢装具はこうした状況のもとでは，さらにはっきりとした効果を得ることは期待できない。Reiter ら（1998）は，低用量のボツリヌス菌と足部のテーピングを組み合わせることによって，Ashworth score は減少し，歩行速度および歩幅が増加したと報告している。

歩行補助具

平行棒，歩行器，3点あるいは4点杖（3脚，4脚杖），杖，介助者の腕のような歩行補助具には数多くの予測できる欠点がある。それらは下肢による体重負荷構造で負荷せずに，筋活動を増大させ，しかも上肢で支持することができる（Winter ら 1993）。歩行補助具はすでに低下した歩行速度を補うように作用する。

"歩行用杖"あるいは"杖"は何年にもわたって脳卒中後の患者に処方されてきたが，安定性を高め，歩行を改善する効果については立証されていない。さまざまなタイプの杖に関する効果が比較されたのはごく最近のことである。4脚杖は立位バランス（Milczarek ら 1993），あるいは歩行時の時空間的変数（Joyce, Kirby 1991）に関して，標準的な杖と比べ利点はない。杖の使用の有無による脳卒中患者の比較研究では，杖を使用しない場合と比べて杖を使用しても速度の増加は認められなかった（Kuan ら 1999）。しかし，杖を使用した場合には麻痺側下肢の歩幅と重複歩長が増加し，歩数と重複歩幅が減少した。このことは杖が時間的変数（速

---

* Aircast Inc., P. O. Box T, Summit, NJ 07901, U.S.A

度や歩行の諸相）よりも空間的変数（ストライド長と歩隔）に対してより大きな効果があることを示唆している。最近の研究では杖を用いた脳卒中後の患者の歩行では，多くの場合，前進するために麻痺側下肢に依存している。一方，制動するために麻痺側下肢や杖を用いている（Chen ら 2001）。

"ピックアップ式の歩行器"を用いた歩行は歩行器の構造によって制約される。運動と静止の期間があり，その結果，歩行速度が著明に低下し，股関節が屈曲したままとなる（Crosbie 1993）。股関節の屈曲を十分防止できるほどの高さがあれば，ステップを長くとり，1日あたりの歩行距離を延ばしていくように促す必要のある人は，きわめて虚弱な患者に用いられる車輪の付いた歩行器（歩行車）はよりよい選択肢となる。

平行棒は上肢を補助して，下肢で部分荷重をするようにデザインされている。したがって，平行棒は支持とバランスを上肢に依存しなくてはならない脊髄損傷患者をトレーニングする際に有用である。脳卒中リハビリテーションでも時々利用されるが，平行棒内の歩行は大きく不利な点をもっている。すなわち，非麻痺側下肢の使用を促すことになり，適切なバランスメカニズムを再獲得するのを妨げることになってしまう。

非麻痺側上肢と下肢を用いて片手駆動型車いすをこぐことは，ある場所からある場所へ移動する際に早期から自立度を高めることになる。しかし，このことは非麻痺側に注意が集中し，学習された不使用の原因となりやすい。

要約すると，すべての歩行補助具はなんらかの機械的な制約を強いるが，単純な歩行杖はバランスや歩行を妨げることはほとんどないが，歩行には安定性をもたらす（Kuan ら 1999）。さまざまなタイプの装具や歩行補助具の歩行に対する効果に関する研究がさらに進められることによって，潜在的な機械的および生理的効果を理解するとともに，臨床家がどの補助具を処方すべきか，あるいは不必要かどうか判断するのに役立つ。

4 起立動作と着座動作

1. はじめに　106
2. 生体力学的記述　107
   起立動作　107
   着座動作　113
3. 加齢による変化　113
4. 運動パフォーマンスの分析　114
   研究による知見　114
   観察による分析　114
5. トレーニングのためのガイドライン　118

起立および着座動作の練習　121
軟部組織の伸張　122
筋活動の誘発　123
筋力トレーニング　125
スキルの最大化　126
6. 測定　127
   機能テスト　127
   生体力学的テスト　127
7. 注意点　128
   付加的フィードバック　128

1 はじめに

　起立動作および着座動作の能力は自立した生活を送るのに不可欠である．起立動作は地上や階段昇降のような他の活動に必要となり，それには立位になる能力が要求される．日常生活における頻度は高く，初期の研究では健常者では1時間に平均4回の起立が行われると報告されている（McLeodら 1975）．

　起立動作は最も力学的に負担の大きな日常の活動の1つであり，歩行や階段昇降に比べて膝関節の大きな可動域と股関節ならびに膝関節の大きなモーメントが必要となる（Andriacchiら 1980, Bergerら 1988）．したがって，下肢の筋力，バランスおよび身体全体の分節的結合を制御することが効果的なパフォーマンスにとって重要となる．

　脳卒中後の初期には起立動作が困難となることが多いが，退院後もこの動作が遂行できずに，日常生活の自立や参加を制約することになる可能性もある．

　自力で起立ができないと，廃用や身体の不活動がもとで，筋力や体力が低下したり，さらに軟部組織，特にヒラメ筋の適応的変化がおこりやすい．

　起立が困難であることが転倒の一般的な原因となることが報告されており（例：Sorock, Pomerantz 1980, Yoshidaら 1983, Tinettiら 1988），転倒の20%は車いすからの立ち上がりの間におこり，22%はベッドから立ち上がる際におこる（Sorock, Pomerantz 1980）とする報告もある．立ち上がりを試みようとして転倒する傾向は，脳卒中後に筋力低下や姿勢の不安定性の障害があれば驚くにあたらない．しかも，起立動作の自立度が失われることが，施設入所のリスクが増大することに関連した最もおこりやすい要因の1つであることが明らかにされている（Branch, Meyers 1987）．

　日常生活ではこの動作が重要であるにもかかわらず，最近まで，臨床場面では起立動作の特別なトレーニングに焦点を当てられることはあまりなかったし，ましてや着座動作についてはさらになかった．

筆者らはかねてから (Carr, Shepherd 1987, 1988)，下肢筋力を増大させ，麻痺側下肢で体重負荷させる方法と，起立動作／着座動作のパフォーマンスを改善するためにデザインされた集中練習の重要性について主張してきた。過去10年間に，動作の主要な動的特徴について報告された数多くの生体力学的研究やトレーニングが運動パフォーマンスを改善するのに有効であることを明らかにした臨床研究によって以前より重点がおかれるようになった（表4-1参照）。

2 生体力学的記述

▶ 起立動作

大部分の生体力学的研究は2次元ビデオ分析システムを用いて，1枚ないしは2枚のフォースプレート上で被検者に両足で起立させ，矢状面における運動に焦点が当てられてきた。研究室で行われた調査結果は，トレーニングプログラムの開発と検証のガイドラインとして用いられる生体力学的データを与えてくれる。これらのデータによっても患者のパフォーマンスの合理的な分析が可能となる。起立動作の動的な特徴やさまざまな課題および環境条件の影響に関するこうした情報なくして，セラピストは正常な運動がどのように構成されるか推測することはできない。

起立動作は，大腿と足部を支持基底面として比較的安定した座位から大腿が座面から離れ，足部が支持基底面となる比較的不安定な期間まで，水平および垂直方向に体重を移動させることが必要となる（図4-1）。水平から垂直に体重を移動するために角度および直線的なモーメントを発生させることは不安定になる可能性がある。姿勢の安定はいすから大腿が離れる時間前後に最も脅かされる。この点で，股関節を中心として比較的大きな上半身（頭部，上肢，体幹）の角度変位が屈曲から伸展へ変化し，身体の直線的なモーメントが水平方向から垂直方向に変化する。水平運動を制御するために制動力が必要であり，これによって確実に水平運動から垂直運動へ安定して移行する。身体を前方に移動することは，股関節，膝関節，足関節を横断する筋の筋力や制御に依存している。これらの筋は体重を支持し，バランスをとるのに必要な力を発生し，同時に垂直に身体を推進する。毎日の生活では，足部の位置や両足への体重分布が変化して，課題や環境の要求に適応している。

記述を容易にするために，起立動作は前伸展相と伸展相に区分されるが，その移行は大腿離地でおこる (Carr, Gentile 1994, Shepherd, Gentile 1994)。起立動作の相を区別する方法はこのほかにも報告されているが，臨床的な目的で利用するにはこれが最も単純な区分である。現実には，前伸展および伸展相は水平方向に連続的な身体の直進運動を形成しており，休止なしに垂直方向に運動を変える（図4-2）。

運動学および運動力学

前伸展相では両足は十分後方に置かれ，上半身が股関節で前方に回旋する場合に下肢の筋活動と分節的な運動は後方に床反力の有向成分を発生し，その結果身体を前方に推進させる。起立動作に関する生体力学的研究では，体幹が前方に回旋する際の上半身の活動をとらえるために，「体幹」と呼ばれる1つの分節として骨盤と脊椎をモデルとしている。こうした分節は脊椎自体内，および脊椎と骨盤との間に生じる最小の運動を伴った「仮想」の分節として，機能的に共同で作用する。背屈による足関節での下腿の回旋とともに，股関節での屈曲によるこの仮想の分節の前方回旋は両足部上で身体を前方に移動させる。すなわち，体幹と下腿の分節は，身体を前方にもたらすための機能的な単位として作用している (Pai, Rogers 1991)。"伸展相"では，垂直運動が典型的には連続して発現する形で，股関節，膝関節，足関節によってもたらされ，股関節や足関節の前に（Thighs-off；TO，両大腿離地で）膝が伸展を開始する (Shepherd, Gentile 1994)。

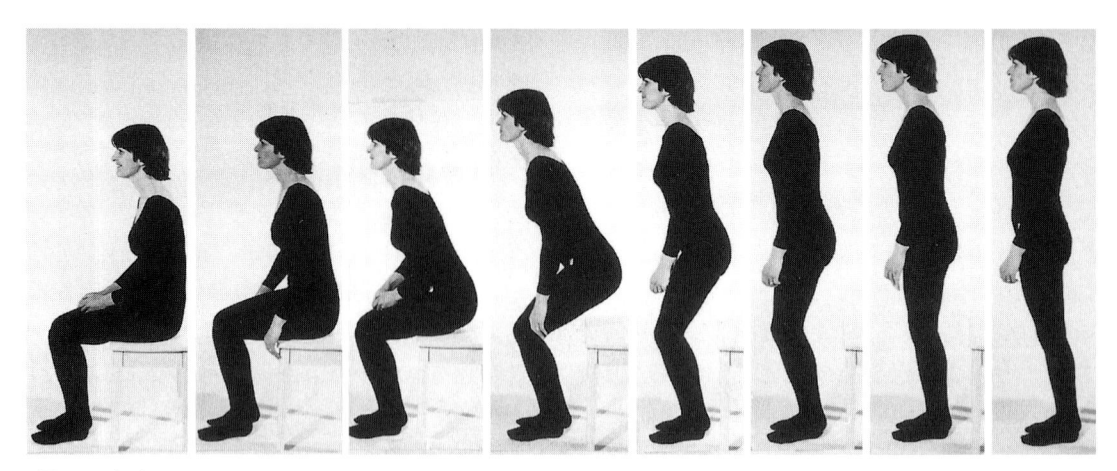

図4-1 起立
　身体の水平運動：股関節における体幹の前方回旋および足関節における下腿の前方回旋。
　垂直運動：股関節，膝関節，足関節の伸展。

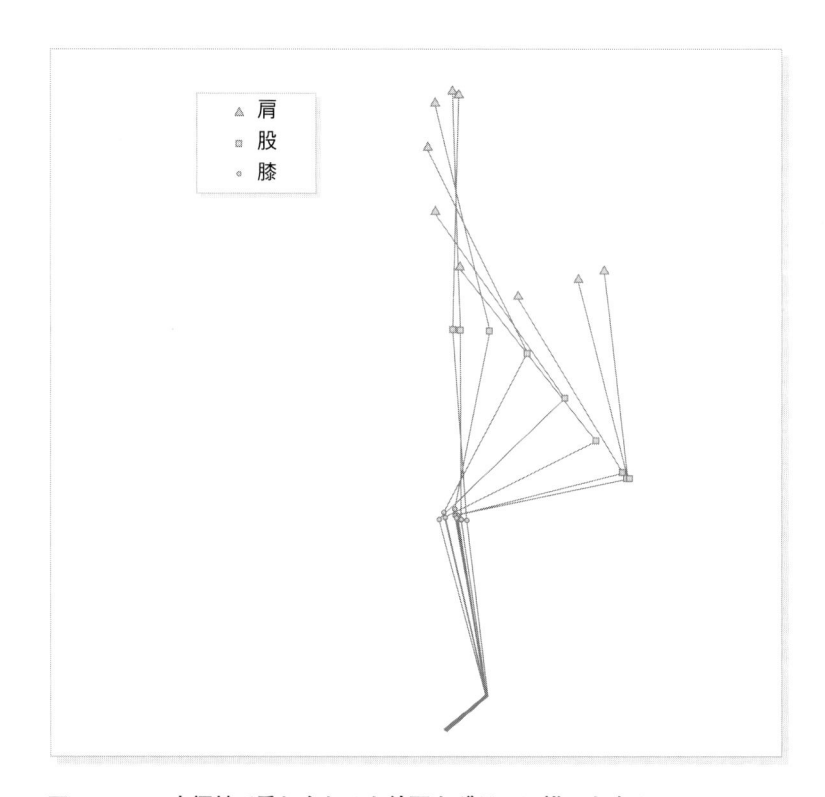

図4-2　X／Y座標軸で重ね合わせた線画をグラフに描いたもの
　肩と膝の経路が確認される。運動の初期に膝が前方へ動くこと（足背屈，膝屈曲），次に股関節と膝関節が後方へ動き足が伸展することに注意。最終の立位アライメント：股関節のマーカーは足関節のマーカー（外果）の前方にある。

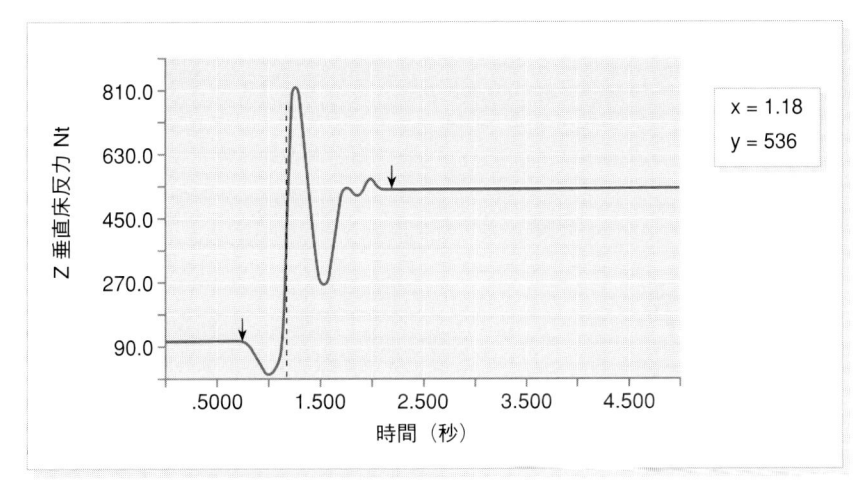

図4-3 健常者における好みの速度（約1.5秒）による立ち上がりの典型的な垂直（Z）床反力の履歴。垂直な線は大腿が離れるのを示している。矢印は運動の開始と終了を示す。

　両足が支持面上にあるので，水平および垂直の"床反力"は運動において重要な役割を果たしている。両大腿離地に先行して，後方に発生した水平床反力（体重の約10％）は身体を前方に推進するのに役立っている。これは前方のモーメントを抑制する前方向の力に続いておこる。両大腿離地では速度のような要因に依存して体重の約150％のピークまで垂直床反力の振幅に急速な増大がみられる（図4-3）。両大腿離地後にこれらの床反力は減少し，立位に到達する前に体重を安定させる。このパターンは身体を垂直方向に加速するためには体重よりも大きな力を発生させる必要があることを反映している。

　主要な伸筋の力は，したがって，両大腿離地で生じる。歩行立脚相の場合のように，個々の関節における伸筋力のピーク"モーメント"は協調して変化する。しかし，各肢全体では両大腿離地において体重のピークに対する約4倍の（股，膝，足による力のモーメントの代数和）支持モーメントによって身体を垂直に推進する（Shepherd, Gentile 1994）。

さまざまな条件のもとでの起立動作

　起立動作の基本的な生体力学的決定因子を見いだすことによって，臨床家は分節的結合内で生じる主要な動的相互作用について深く理解したうえで，トレーニングを計画することが可能となる。異なった年齢群にまたがった拘束条件下では，特定の生体力学的変数，たとえば角度変位，関節開始点の順序，身体各部の直線的経路，力の支持モーメントなどは被検者内および被検者間で一貫しており，かつ反復することが明らかにされている。

　しかし，日常の生活ではパフォーマンスの柔軟性が不可欠である。正常では，一般的な内的制約（妊娠，関節痛）や外的制約（いすの型，課題）に対して動作を適合させている。たとえば，回旋角度の程度は下肢の長さ，大腿支持部の大きさ，いすのタイプとともにいすの高さに関連して変化する。臨床の実践に関連したいくつかの外的条件（足部の位置，初期の体幹の位置，運動速度，いすの高さ）に関する研究では，筋力低下などの運動系の障害をもった患者では，動作力学的に負の影響を及ぼすことが明らかにされている。このような影響を理解することによって，動作を効果的に遂行することの困難な患者にとって最適な練習条件を設定することが可能となる。

　足部の位置：異なった足部の位置の機械的な影響を調査した研究の例として，動作の開始に先行

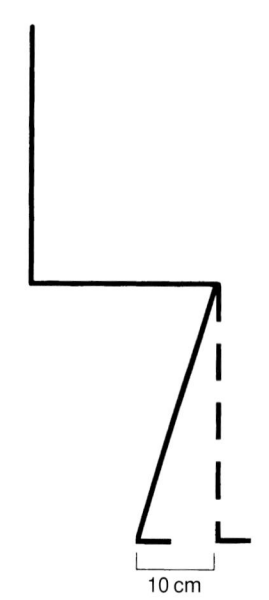

図4-4 適切な足の位置は，膝関節の中央から引かれた垂線から平均で10 cmのところにある（約75°背屈）。距離はShepherd, Koh (1996) の方法から計算した。

した足部と膝の角度である*。立位の前は，正常では両足を後ろに引くことによって足の位置は膝よりも後方に置かれる。両足の位置は体重が前方に移動する距離に影響を与える。研究では，両足が前方にあるほど股関節屈曲の大きさがますます増大し，前方に置かれた足部の位置によって生じる潜在的な制動力に打ち勝ち (Vander Linden ら1994)，しかもさらに前方に体重を移動させるためには，より大きな速度が必要となる (Shepherd, Koh 1996)。前方に足部が位置することは股関節のピークモーメントの増大と伸展相の時間の増加，さらに両足が後方にある場合よりも長い期間にわたって維持される筋力と関連があることが明らかにされている (Vander Linden ら1994, Shepherd, Koh 1996)。

これらの研究のもつ臨床的に重要な意味は，起立が容易となるためには生体力学的に最も有効な足の位置が背屈約75°にあるということである（図4-4）。脳卒中後の起立を可能にするためには，他動的および自動的な伸張によってヒラメ筋の伸展性を保持することが必要である。両足を後方に置いて起立動作を繰り返し練習することそれ自体がヒラメ筋の自動的な伸張を提供する1つの方法である。

体幹の回旋のタイミングと速度：起立動作に対して"体幹屈曲が寄与"している内容を記述した研究がある (Pai, Rogers 1990, Schenkman ら1990, Shepherd, Gentile 1994)。股関節における体幹の屈曲と下肢伸展の開始との間のタイミングの関係が運動の組織化には重要な特性となる可能性のあることは明らかである。起立動作の伸展相は膝で開始されるが，体幹は股関節で屈曲したままである。股関節のピーク角加速度は，膝の伸展の開始と同時におこることが明らかにされている。このことは，身体が前方に移動したまま，上方に移動し始めることを意味している。前伸展相から伸展相まで円滑に連続した移行がみられるが，これは分節間に協調がとれた結果として生じる。このモーメントの移動というメカニズムは，おそらくエネルギーの保存に重要な要因となっているのであろう。股関節で上半身をあらかじめ前方に屈曲させた位置から起立することが可能であるが，その後の研究の1つによると，伸筋の力という余計な負担がかかることを示している。

股関節で前方に回旋する際に体幹で生じる角度モーメントは身体の水平モーメントに大きく貢献しており (Pai, Rogers 1991)，立位におこす下肢の伸筋を促通すると考えられる。起立動作の開始時における初期の体幹角度は，直立（0°）から屈曲（60°）まで変化するとしたある研究は，このメカニズムを支持する根拠を与えている。この結果は，被検者が体幹を直立位で開始した場合よりも60°の位置から起立した場合のほうが，下肢の3つの関節上で高い水準（体重の3倍以上）の力の支持モーメントがより長い期間生じることを示している (Shepherd, Gentile 1994)。

運動の速度：運動速度もまた伸展相に強く影響を及ぼしている。ある研究では，3つの異なった速度（ゆっくりと，好みの速さで，速く）で被検者を起立させると，速く行った場合に股関節の屈曲速

---

* Fleckenstein ら1988, Shepherd, Koh 1996

第4章 起立動作と着座動作　111

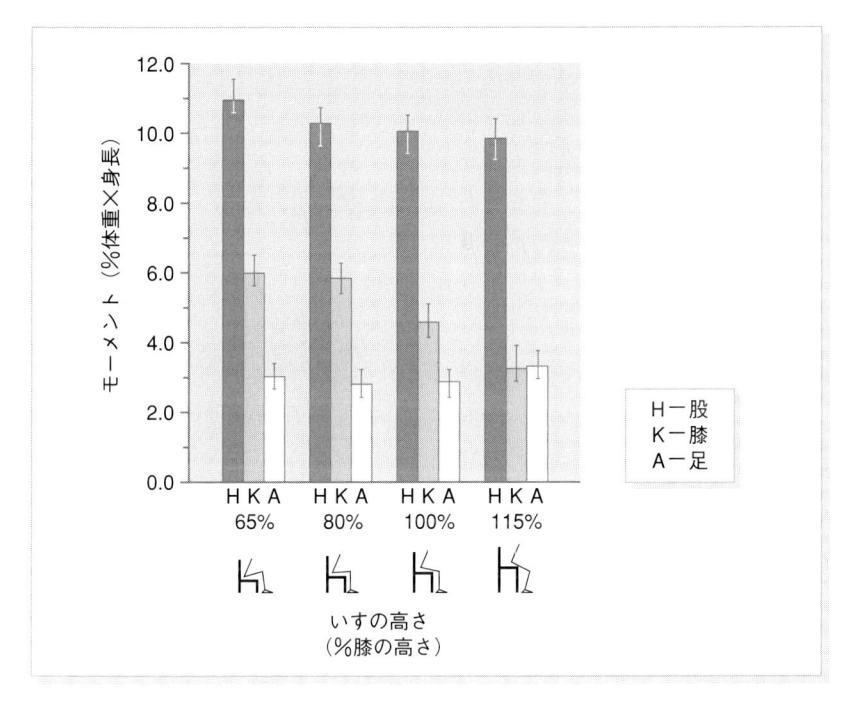

図4-5 異なったいすの高さで，股関節，膝関節，足関節に生じる力のピークモーメントにおける変化を図示したもの（Rodoskyら1989から許可を得て引用）

度が増大することによって，下肢の伸筋力の発生に増強効果があることが明らかにされている。しかし，被検者がゆっくり動いた場合には，高い水準の支持力を発生するのに有意に長い時間が費やされ，体幹運動の速度およびモーメントの低下が下肢筋力の発生に影響を与えることを明らかにしている（Carrら2002）。

これらの研究による知見は，患者が適度な速度で，30〜40°の範囲で上半身を回旋せずに身体を前方および上方に途切れずに移動させることができなければ，立ち上がるのがいっそう困難になることを示している。臨床的ガイドラインは次のような点である。すなわち，まず上半身をまっすぐにして，積極的にこの上半身を回旋させることから開始し，前伸展相と伸展相との間が途切れないようにする。これらの条件によって水平方向から垂直方向へモーメントの移動を最適化させ，下肢の伸展が可能となる。

いすの高さ＊：さまざまないすの高さが下肢の関節における力のモーメントに与える影響を調べるためにデザインされた研究によると，いすの高さはパフォーマンスに大きな影響を及ぼすことが明らかにされている（Burdettら1985, Rodoskyら1989）。Rodoskyらは，最低の高さから最高の高さの間で膝における力のモーメントが50％以上低下したと報告している。股関節におけるピークモーメントには比較的小さな変化がみられたが，足部ではピークモーメントはいすの高さにより影響されなかった（図4-5）。いすの高さが増加するにつれて，股，膝，足のピーク角度変化も低下した。

＊起立動作の間に，股関節の最大モーメントが生ずると股関節が屈曲する（Andriacchiら1980）。

関節疾患を有する者や装具を使用している者では，ストレスが股関節のダメージを促進したり，装具が緩んだりすることがおこる（Fleckenstein 1988）。両足を後方へ置いた比較的高いいすからの起立では，身体が前方に達するのに必要な股関節の屈曲が減少する。こうした者では股関節のモーメントを減少させるために起立動作を補助する肘掛けを使用する必要があるかもしれない。

この研究による臨床的なガイドラインは，立位になることが困難な者に対するトレーニングの方法やいすのタイプの選択に関連したものである。いすの高さを上げることによって筋力の低下した者が起立動作と着座動作を練習することが可能となる。筋力の増加に伴っていすの高さを下げることによって，下肢の伸筋群の漸増的な筋力トレーニングを行うことになる。

したがって，起立動作を補助するいすのタイプの重要な要因は，いすの高さと約75°背屈して後方に置かれた足部の位置を構造的に妨げるものがないことである。いすは個人が大幅な適応を強いられずに（例：体重の大部分を非麻痺側下肢にかける）起立することのできる十分な高さが必要である。いすのデザインに関して重要と考える5つの要因の順位について高齢者に質問した調査によると，いすを選ぶ際に「立ち上がりやすいこと」が最も重要な要因であった。「高いいす」は3番目の順位で，座り心地よりも上位であった（Munton ら 1981）。深くて，後方に傾斜した座面をもち，座ったときに快適となるよう特別にデザインされたいすは，大腿四頭筋の活動が大きく，しかも股関節と膝関節の屈曲が大きいことが明らかにされたことは注目すべきである。このため，普通の肘掛けいすよりも立ち上がることがより困難と思われる（Wheeler ら 1985）。したがって，いすのタイプについてアドバイスする場合には，立ち上がりが容易であることと座り心地がよいことの両方を考慮しなくてはならない（図4-6）。

筋活動

前伸展相における主要な筋は，身体を前方に移動させるための股関節屈筋と足背屈筋である。伸展した体幹を固定するための脊椎と腹筋の等尺性収縮が行われる。腹直筋の活動は最小限で，時々おこる程度である（Millington ら 1992, Vander Linden ら 1994）。股，膝，足の伸筋は伸展相で身体を垂直に推進させる。

筋電図（EMG）を用いた研究（図4-7）による

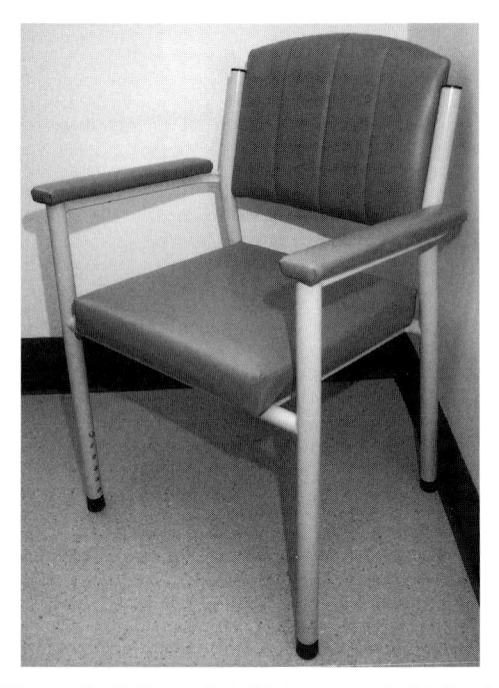

図4-6 高さ調節が可能な「立ち上がりの容易な」いす

と，前脛骨筋はこの動作の初期に活動し，足部を後方へ位置するのに寄与しており，下腿と足部を固定し，身体を前方に移動させる（Khemlani ら 1998）。股と膝の伸筋（大殿筋，大腿二頭筋，大腿直筋，外側広筋および内側広筋）は，ほぼ同時におこる傾向にあり（Kelley ら 1976, Millington ら 1992, Khemlani ら 1998），両大腿離地付近で活動のピークを示し，これは立位に到達すると減少する。腓腹筋やヒラメ筋では筋電活動に変化の多いパターンが認められ，おそらく，これは動作中に身体のバランスをとる際の付加的な役割を反映しているものと考えられる（例：Khemlani ら 1998）。

大腿直筋は初期の股屈曲ほど早期から活動することはなく（Kelly ら 1976, Millington ら 1992, Khemlani ら 1998），骨盤と大腿における活動による腸腰筋は主要な始動体（イニシエータ）となっている。二関節筋である大腿直筋と大腿二頭筋が同時に活動を開始すること（Khemlani ら 1998）は，股関節屈曲を制御するのに寄与していることを反映している。したがって，身体は前方へ運動がおこるが，これは股屈曲に寄与する大腿直筋が股関節で

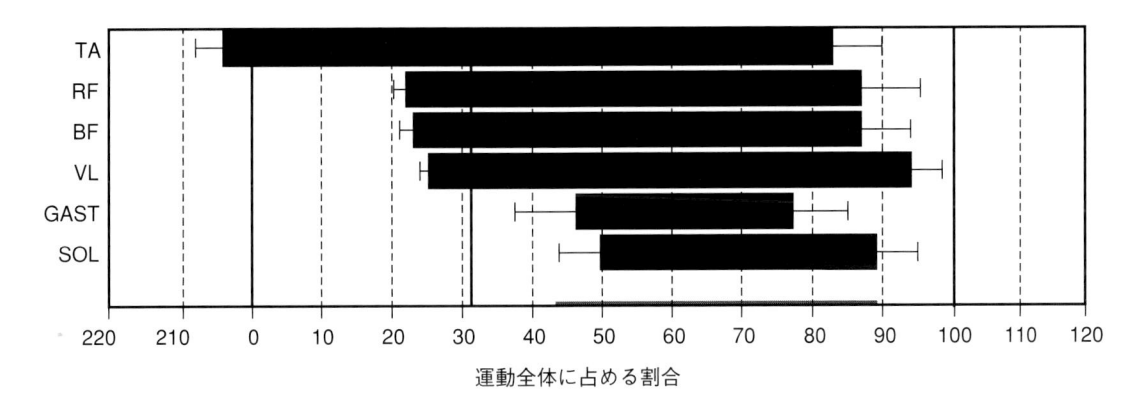

図4-7 健常者の被検者が好みの速度による起立から平均の筋活動の開始と持続時間を図示したもの。左右の誤差のエラーバーは開始時と持続時間の標準誤差をそれぞれ示している。
TA：前脛骨筋，RF：大腿直筋，BF：大腿二頭筋，VL：外側広筋，GAST：腓腹筋，SOL：ヒラメ筋（0％：運動の開始，31％：大腿部の離床，100％：運動の終了）（Khemlaniら 1998より許可を得て引用）

の制動モーメントをおこすことにより，伸展の開始に先行して上半身の運動を減速させるのに役立っている。大腿二頭筋，大腿直筋のいずれも大腿が座面から離れたあとに収縮し続ける。理論的にはこのような2つの拮抗筋によっておこる同時収縮は効率的であり，両者が組み合わさって股関節と膝関節を伸展させることで，各筋は相互に補強している（Roebroeck ら 1994）。

▶ 着座動作

観察のうえでは，起立動作と着座動作は基本的に単に同じ動作を反対にしたものと思われる。確かに，股関節，膝関節，足の関節の角度変化は類似している（Kralj ら 1990）。しかし，機械的には2つの動作は異なっており，独立したものである。着座動作には，股，膝，足部の関節における伸筋のモーメントによって制御されるこれらの関節の屈曲が含まれる。すなわち，この3つの関節にかかる下肢の伸筋群が働き，運動を通じて延長性（遠心性）収縮を維持している。体重は下方と同様，後方に移動し，上半身は前方に屈曲する。起立動作ではとても重要となる推進的な要素が着座動作では欠如している。視覚的な情報の欠如や座面の位置が不確かなため運動の持続時間が延長し，用心深く行う傾向がある（Kralj ら 1990）。起立動作と比較し

て，この動作はバランスメカニズムが異なっているため，特にこの動作を練習することが重要である。

3 加齢による変化

座位姿勢から立ち上がることが困難となることは，高齢者においてよくみられる。明らかに，病理や身体活動量の低下によって生じる関節痛や筋のこわばり，筋力低下や可動域の低下がこの年齢群の起立動作と着座動作のいずれのパフォーマンスにも影響を及ぼす可能性がある。しかし，健常高齢者では上肢を使用しない拘束された実験室内の条件下で起立を行うと，角度変化，関節の開始点のタイミング，被検者の体重で標準化された力のモーメントに関しては若年者の場合と同じパフォーマンスを示していた（Ikeda ら 1991, Saravanamuthu, Shepherd 1994）。高齢者では運動時間が延長することが報告されているが，できるだけ速く立ち上がるように指示すると，起立速度を増加させることができる（Vander Linden ら 1994）。

起立動作に関する研究では，健常高齢者群，上肢を利用せずに立つことができない高齢者群，および若年健常者について検討を行っている（Schulz ら 1992）。若年者は病歴と身体的所見は基本的に正常であるが，高齢者群を区別する際に重要となる。上

肢の利用が必要であった群の全被検者は，ある程度下肢の筋力低下と関節の変形（主に変形性関節症による）あるいは眩暈や視力低下を有していた。運動時間は若年者と健常高齢者の群で同様であったが，上肢を利用した群では有意に延長していた。いずれの高齢者群の場合も若年者に比べて，股関節と膝関節の角度変化は有意に増加したが，大腿が離れるときの力の関節モーメントについては中程度の相違にすぎなかった。関節の変化が大きくなると，その結果，大腿が離れるときの身体の質量中心はより前方に位置していた。このストラテジーはより大きな安定性を与えている。これは大腿が離れるときの身体の質量中心が足部の支持面の範囲内にあるためである。この結果は，関節モーメントの減少ではなく特に両大腿離地のときに両手がより姿勢の安定を得るのに利用されているかもしれない。しかし，両大腿離地の時に両手を使用することは，関節痛の強い患者の膝に負担となる力を減少させる1つのストラテジーであるかもしれない。

4 運動パフォーマンスの分析

▶ 研究による知見

ベッドからのおき上がりや歩行の準備としての起立動作は重要であるが，脳卒中後のこの基本的な動作に関する研究はほとんど行われていない。一般に，運動時間と各足部の垂直床反力が検討された変数である。異なった方法とプロトコルが用いられたが，2つの知見は同様であった。

- 脳卒中患者は年齢層が同じ健常者よりも有意に起立に時間がかかる（Yoshida ら 1983, Engardt, Olsson 1992, Hesse ら 1994）。着座動作もよりゆっくりしている（Yoshida ら 1983, Engardt, Olsson 1992）
- 麻痺側下肢の垂直床反力は，非麻痺側と比べて著しく低下している（Engardt, Olsson 1992, Hesse ら 1994, Fowler, Carr 1996）

年齢の異なる健常者では好みの速度で約 1.6 秒以内に起立する。この場合，前伸展相が約 30%を占め，伸展相が全運動時間の 70%を占める。運動の開始と終了の定義が異なるため，一般化することは困難である。しかし，ある研究では，脳卒中患者はきわめてゆっくり起立し，伸展相が完了するまでに平均 2.3 秒かかるとされている（Ada, Westwood 1992）。

後者の知見と関連していることは低速度でおこる股関節と膝関節における角度変位であり，これには識別可能なピークがない。しかし，起立動作の特異的なトレーニング後に，伸展相の持続時間は 1.5 秒まで低下する。膝と股関節の速度は明確なピークを示す。これは協調性のとれた運動に典型的にみられる明瞭なベル型を描く。すなわち，パフォーマンスが改善されるにつれて，股関節と膝関節の間の協調性が回復する。各関節における独立した活動からより正常な関節のカップリング（連結）への変化は，介助を伴わない起立に必要な基本的な相互作用が発生していることを示している。この研究でみられた協調性の変化はスキルが上達している健常者の場合と同様である（Ada ら 1993）。別の研究でも動作の速度がトレーニング後に増加したことを報告している（Engardt ら 1993）。どちらの研究もサンプルが小さいが，これらの結果は妥当であり，集中的なトレーニングによって脳卒中患者が改善する可能性をもつことを明らかにしている（表 4-1）。

典型的な垂直床反力のグラフは，麻痺側下肢の両大腿離地に識別できないピークか，あるいは動作の後におこる力のピーク（peak force）を示している（図 4-8）。動作中および静止立位時の垂直分力における変動（Yoshida ら 1983, Fowler, Carr 1996）は両足部上で身体のバランスをとることが困難なことを示している。

▶ 観察による分析

セラピストは起立動作や着座動作のパフォーマンスやこれらの動作を患者が試みる様子を観察し，異なった年齢群の健常者で常に報告されている生体力学的データから得られた主要な構成要素のリスト

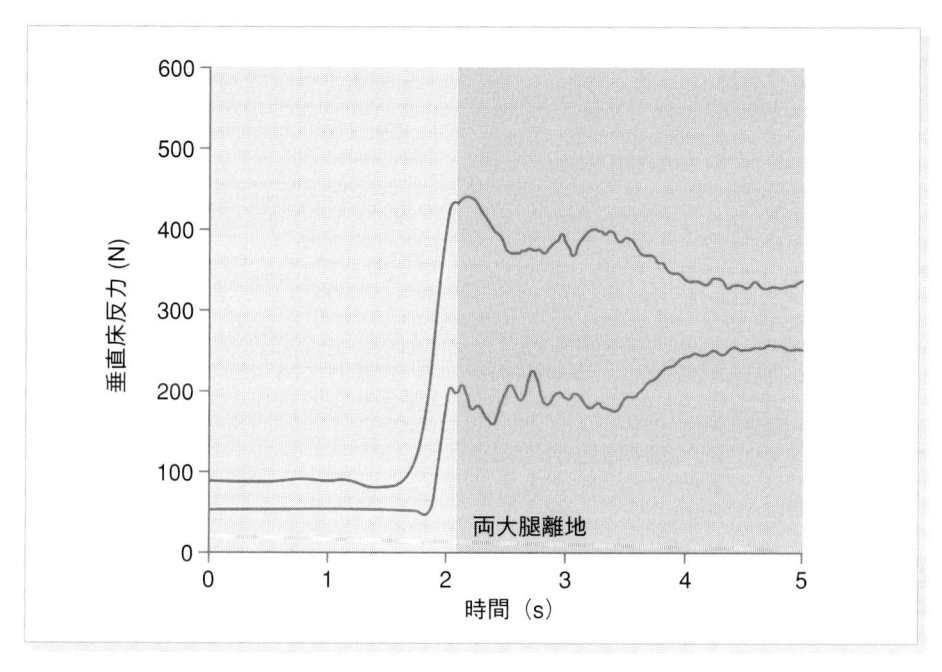

図4-8 脳卒中患者によって行われた起立動作中の典型的な垂直床反力（GRF）の履歴

とパフォーマンスを比較する。以下の構成要素が効果的なパフォーマンスには不可欠と考えられる。
- 最初の足部の位置を後方に配置すること（膝関節から下ろした垂線から約10 cm前方で，足背屈約75°）
- 足部の背屈を伴って股関節で伸展した体幹を屈曲し*，身体を前方に移動させること
- 膝，股，足部を伸展すること

上記のリストには股，膝，足部における矢状面の角度変位が含まれ，これは臨床家には容易に観察可能である。同様に，個人が動作を行う場合に肩や膝の経路も観察可能である。

肩は滑らかで，連続した前方および上方への曲線経路を動く。股関節が屈曲するにつれて，膝は直線経路に沿って前方に数cm動き，運動は足関節でおこる。

これらの構成要素は，患者のパフォーマンスを比較したり，主な適応や考えられる原因を決定したりするための動作の構造やモデルを提供している。動作の基礎となるモーメントや力の特性を観察することは困難であるが，こうした特性については観察的分析から推定することは可能である。効果的な起立のために3つのメカニカルな必要条件を知ることは参考として必要である。
- 十分な速度と，その結果，足部上で身体を前方および上方に推進するための水平および垂直モーメントを発生すること
- 身体を立位まで支持しかつ挙上するために下肢の関節の力を発生し，保持すること
- 大腿離地時に姿勢を安定させること。このとき，足部の支持面積に関連して身体の中心を制御する

---

*骨盤は下肢と脊柱を連結する分節であるが，股関節で上半身が前方に旋回するように起立動作の間に骨盤と脊柱は仮想の分節として一緒に作用する。脊柱および脊柱と骨盤間の最小の運動が報告されている。臨床では前方への骨盤傾斜として紹介されることもあるが，実際にはその運動は股関節における屈曲による骨盤-脊柱単位の回旋である。

表4-1 起立・着座動作：臨床的帰結研究

参考文献	対象者	方法	期間	結果
Ada, Westwood 1992	8名 脳卒中早性期 平均年齢 65±8.9歳	pre-test, post-test デザイン STSの課題特異的トレーニング	4週間 5日/週, 10〜20分	運動持続時間は有意な減少（$p < 0.005$）を示し，最大角速度の大きさでは有意な増加（$p < 0.01$）を示した。すべての対象者は Motor Assessment Scale (Item 3) で6に達した。股・膝関節角速度の協調性向上が認められた。
Engardtら 1993	40名 <脳卒中後3か月 平均年齢 E：64.6±6.7歳 C：65.1±9.0歳	pre-test, post-test デザイン 2つのグループを無作為に分類： C：STS / SITの課題特異的トレーニング E：麻痺下肢により生成された力の視覚フィードバックを与えた，課題特異的トレーニング	6週間 5日/週, 15分 3回/日	STS-両グループにおいて，麻痺側下肢による力は有意に増加した（$p < 0.01$）。SIT-E グループでのみ，麻痺側下肢によって生じた力は有意に増加した（$p < 0.001$）。
Fowler, Carr 1996	12名 <脳卒中後3か月 平均年齢 63.5（43〜79）歳	pre-test, post-test デザイン 2つのグループを無作為に分類： 1：STS / SITの課題特異的トレーニング 2：麻痺下肢により生成された力の視覚フィードバック＋STS / SITの課題特異的トレーニング	3週間 毎日25×2回 繰り返す	1人を除いたすべての対象者で，研究終了時点で麻痺側下肢で50％以上のピーク力が生じていた。
Hesseら 1998	35名 脳卒中後3〜23週 平均年齢 64.8（59〜79）歳 注：すべての対象者は最小限の介助で立ち上がることができる。	pre-test, post-test デザイン Bobath テクニック（緊張抑制，臥位および座位による体幹コントロール，骨盤傾斜，立位時の体重移動，歩行促通）	4週間 4日/週, 45分	STS-運動持続時間，水平および垂直床反力において変化なし。 歩行速度，ケーデンス，歩幅において変化なし。Rivermead Motor Score, Ashworth score, Motricity Index では関連性のある変化を示さなかった。
Chengら 2001	54名 <脳卒中後4か月 平均年齢 62.7歳	2つのグループを無作為に分類： C：（神経筋-促通，FES，マット運動，治療運動） E：（対称的な立位，視覚および聴覚フィードバックを与えた反復STSトレーニング）	C：不明 E：3週間， 5日/週， 50分	6か月後の追跡調査— C：STS および SIT の初めと追跡テスト後を比較した結果，有意差なし。 E：初めと追跡テスト後を比較した結果，有意差あり-STS（$p < 0.001$）とSIT（$p < 0.01$）の持続時間減少；左/右垂直床反力減少-STS（$p < 0.005$），SIT（$p < 0.001$）；STS（x：$p < 0.01$, y：$p < 0.05$），SIT（x：$p < 0.005$）における中心圧動揺減少；STSにおける力上昇率の増加（$p < 0.001$）。Eでは有意に転倒数減少（$p < 0.05$）。

C；対象群，COP；圧中心，E；実験群，FES；機械的電気刺激，GRF；床反力，SIT；着座動作，S；被検者，STS；起立動作

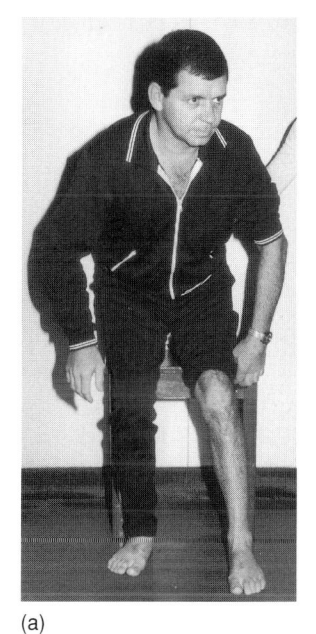

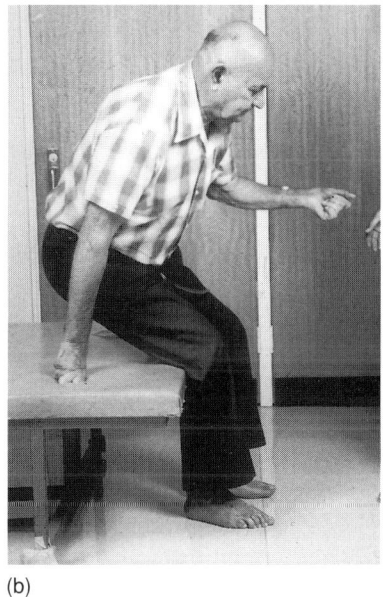

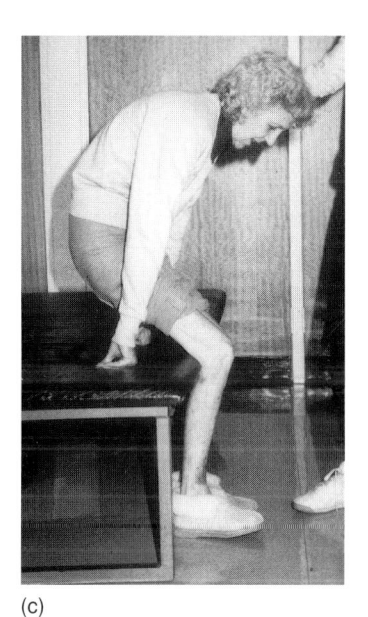

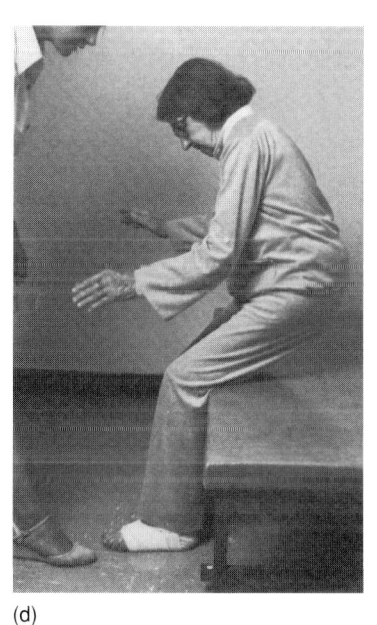

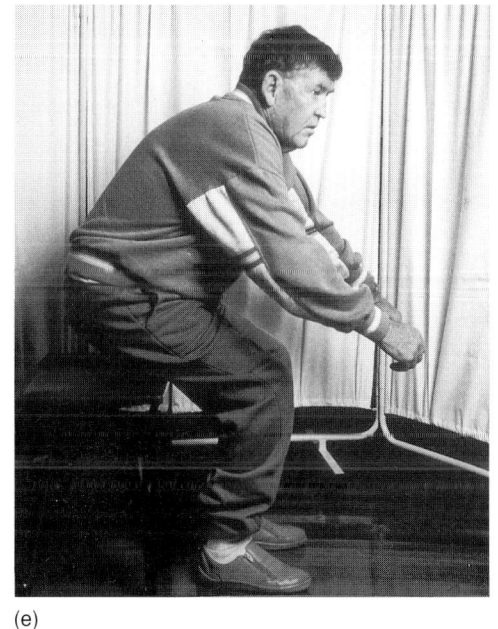

図4-9 (a) 麻痺側下肢を後方に置くことができない。適応：体重を非麻痺側である右下肢に集中する；両足部の間の距離を大きくとる。
(b) 両足部上で体重を前方に移動させることができない（不十分な股屈曲と足背屈）。両上肢を適応として使用している点に注意する。
(c) 前方に体重を移動させることができない（股関節の代わりに腰椎を屈曲させて）。両上肢を適応として使用している点に注意する。
(d) 腰を下ろす場合には，股，膝，足を屈曲するように足部上で体重を前方に残しておくことができない。その結果，患者は後方にバランスを失い，座面に腰を落としてしまう。
(e) 足部を後方に移動させておらず，両腕を前方に振ることによって前方および上方に推進するのを助ける。

観察による分析で明らかにされた"共通した運動の問題点"と可能な解釈は以下のとおりである。
- 自力で起立することが困難であること
  - 下肢の筋力低下と協調性の欠如
- 足部を後方に配置すること（膝の屈曲と足部の背屈）が行われないか，もしくは不十分なこと（図 4-9a）
  - ハムストリングスと足背屈筋の低下
  - ヒラメ筋の伸展性の減少
- 前伸展相で身体の前方への投射が減少すること（股関節屈曲と足の背屈）（図 4-9b）
  - 足部の後方への配置が不十分
  - 麻痺側下肢，特に下腿と足部を固定することが困難。正常では下肢は前伸展相でバランスと推進のために積極的に使用される
  - 股関節の代わりに脊柱を屈曲させること（図 4-9c）
  - きわめてゆっくり動くこと
  - 後方への転倒を恐れること
  - 勢いが不足していること
- 着座する際の体重の制御が低下していること（図 4-9d）
  - 下肢伸筋群の遠心性制御の低下
- 安定性が低下していること，特に身体の水平面のモーメントが制御され，股関節で上半身を屈曲から伸展へ変化させる両大腿離地時
  - 下肢伸筋群の低下と反応時間の遅延（下腿と足部を連結する筋が足部で回転する際に身体のバランスをとるのに特に重要である）
  - 分節間の協調性の欠如とタイミングの不良

筋力低下や分節間の協調性の欠如，あるいは安定性の低下に対して予測可能な「適応」が存在する。それには次のようなものが含まれる。
- より強く，より容易に制御できる側の下肢で主に体重負荷する
- 両大腿離地では非麻痺側下肢に対して側方に体重が移動するのが観察される（図 4-9a）
- 弱い側の下肢足部の後方に，より強い側の足部を置く（後方の足部に大部分の体重がかかる）
- バランスあるいは支持のために両手を使用する
- 身体を水平および垂直方向へ推進するのを助けるために両腕を前方に振る（図 4-9e）
- 両足の距離を広くとる（図 4-9a）
- 動作は前伸展と伸展相の間に休止をおいてゆっくりと行う

5　トレーニングのためのガイドライン

　脳卒中後の起立動作と着座動作に関するトレーニングは自立性や移動能力を再獲得するうえで重要である。これらの動作が効果的にかつ効率的に遂行できない者では，移動する場合に他者に依存し，活動性の低い生活をする傾向が強い。他者の力を借りて立つようになることが，肩関節複合体周囲の軟部組織に対するダメージや痛みの一般的な原因となることがある（Wanklynら 1996）。

　脳卒中直後には，患者は自立できるよう試み，また日常生活をうまく処理できることを学習するように，自然にそのパフォーマンスを適応させている。主要な適応は，強い側の下肢に主に体重をかけ，非麻痺側の上肢を使用することである。もし，こうした適応が続く場合には，患者は麻痺側肢を使用しない（すなわち無視する）ことを学習するかもしれない。脳卒中のリハビリテーションの教科書によれば，治療方法がこの適応を増強することになると思われる。臨床場面では，起立や着座を練習したり，下肢の筋力を強化したりすることを強調するのではなく，ある座面から別の座面に移乗するという新しい課題が何であるかということを患者に教示することである。移乗動作にはいくつかのバリエーションがある（低い移乗，回転による移乗，起立による移乗）。このすべての方法において，患者はある座面から別の座面に移動するために，麻痺側下肢による支持は最小にして筋力の強い側の下肢に体重を移すように教えられる。たとえば，患者が車いすから便器に移るという行動は実際に必要であるが，これは一般的なストラテジーとして教えられるよりもむしろ適切な環境下で患者が練習を行うべきであ

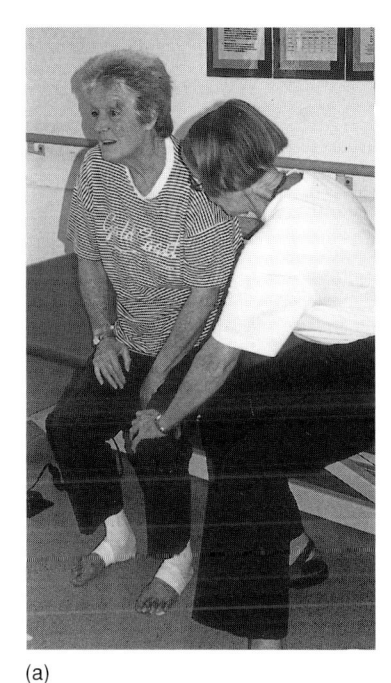

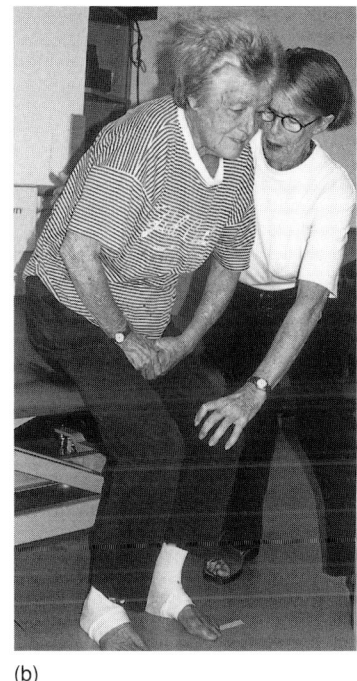

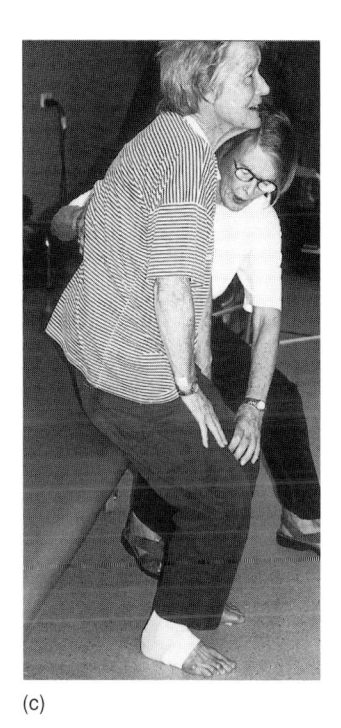

図4-10 起立と着座の練習
(a)セラピストは下腿の軸に沿って押し下げることによって床に麻痺側足部を固定させる。
(b)患者が立ち上がる際に，セラピストは左下肢への体重負荷を大きくするように側方に体重を移動させる。
(c)側面の図は，セラピストが相対的な分節間のアライメントに対し，どのようにして誘導を与えるかを示している。重要なのは，患者が身体を前方に十分にもっていく前に股関節で上半身を伸展させないことである。

る。
　起立動作と着座動作を集中して練習するためにあらゆる努力が払われるべきである。現実に自立した生活をおくるために必要なことは，非麻痺側下肢を軸にしてある座面から別の座面に移乗する能力でなく，起立して着座する能力である。起立動作と着座動作の反復トレーニングはある程度，一般化が可能であるというエビデンスがある。起立動作と着座動作の間に麻痺側下肢に体重がかかればかかるほど，Barthel Index や Fugl-Meyer Scale で測定されるような他の日常生活活動がよりうまく遂行できる（Engardt ら 1993）。
　理学療法による介入は，こうした活動の自立を獲得するために大部分の患者をトレーニングできる可能性をもっている。筋力低下は脳卒中直後の制限因子であるが，生体力学的研究によって得られたいくつかの鍵となるメカニカルな要因が存在する。

これは，虚弱な患者がこの動作を練習する場合にも利用できる。
- 少しの努力ですむように初期の足部の位置は足の背屈は約 75°とする
- 下肢の伸筋群の筋力に応じていすの高さを変える
- 身体の水平モーメントを最適化するために体幹垂直位（水平に対して 90°）で股関節を能動的に屈曲し始める
- 前伸展相と伸展相の間に休止期をおかない
- 動作をすばやく行う

　脳卒中後の機能障害を考慮すると，トレーニングを効果的に行うために以下のことが必要となる。
- 適応による軟部組織の短縮を防止する
- 下肢筋の活動，筋力や協調性を高める

　以下のガイドラインでは，脳卒中後の多くの患者に対して，起立動作と着座動作を最適化するため

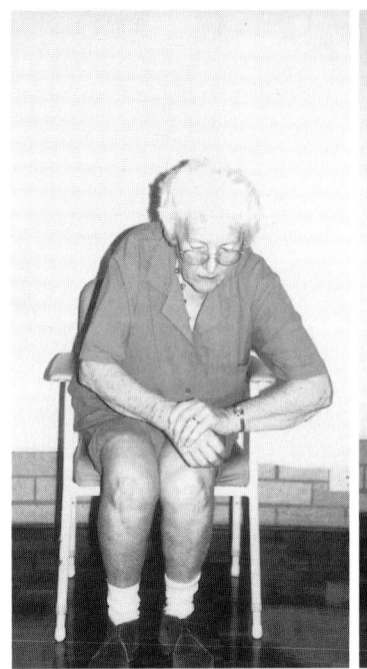

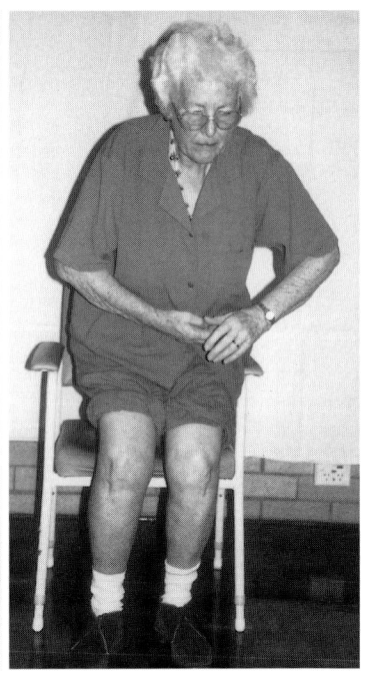

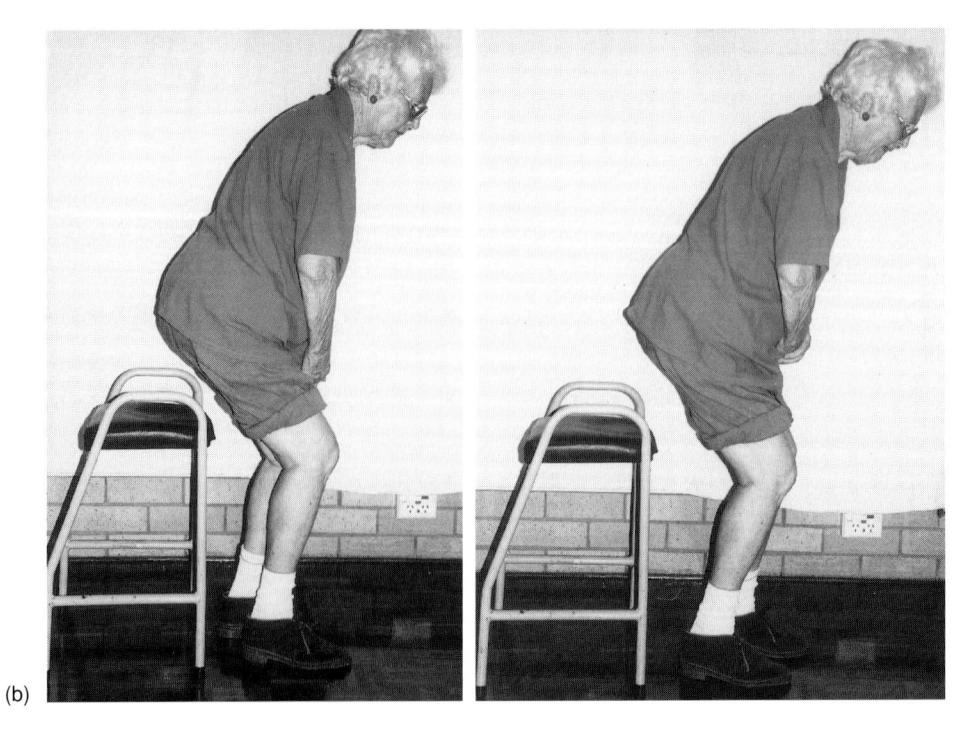

図4-11 (a)患者は自力で立ち上がることができるが，右下肢よりも左下肢に体重がかかっている。患者が大腿の離床前に非麻痺側の左下肢の足部をずっと後方に動かしている点に注目せよ。
(b)患者はより高い座面から反復して練習するほうがよい。左：初期には患者は左足部を麻痺側足部の後方に動かしている。右：セラピストは，麻痺側である右下肢にさらに体重負荷するために右足を後方に配置するように促す。

のクリニカルパスと考えられる内容を提供してくれる。このガイドラインは各患者の機能障害，機能的能力のレベルやニーズによって個別に提供され，処方された手順を意図せずに決められる。このガイドラインは，効果的なパフォーマンスにとって不可欠であり，研究の成果を総合したものである。

▶ 起立および着座動作の練習

起立動作

上半身を垂直にして，両足を後方に位置することで開始する。患者は股関節で上半身を前方に移動して立ち上がる（図4-10）。
- 患者はしっかりとした平らな面に座る
- 肘掛けは使用しない
- 足部は床に平らに置く（足関節が75°背屈するように大腿による支持を調節）
- 動作の間，上半身は屈曲させず，目標を注視させる
- 麻痺側下肢に体重負荷するように促し，適応により非麻痺側下肢へ負荷しないようにいすの高さを選ぶ（図4-11）

Note
- 起立動作と着座動作の間，目標物に視線と注意を向けることは，頭部の位置と垂直位の感覚に影響を与えることによって適切な身体のアライメントに役立つ。
- もし必要であれば，動作が最適な開始位置から行われるようにセラピストが足部の配置を援助する。足部の配置のためのハムストリングスと足背屈筋の随意的収縮を座位で特別に練習する。
- 高度に筋力低下のある患者では，セラピストは床に足部を固定し，下腿の軸に沿って下方および後方に押すことによって麻痺足下肢による体重負荷を促すようにする。こうすることで，大腿四頭筋の活動によって足部を前方に滑らせるよりもむしろ膝を伸展するように下腿に対して大腿を動かすこ

とが確実に行われる。水平線の経路に沿って膝を誘導することによって，患者が両足部上で身体を前方に移動させるのに役立つ。

Check
- 患者に対し立つ位置が近すぎて身体の前方への運動を妨げることのないようにする。すなわち，肩や膝が前方に動くのを妨げないようにする。
- どの身体の部分を動かせばよいのかわかるように指示を与えること。例：「両肩を前方に振って，立ち上がりなさい」「前方に傾けなさい」という指示のしかたは適切ではない。これは身体のどの部分を動かすべきか，あるいは水平モーメントの発生をどのように考慮したらよいか明らかでないからである。
- 両手を使わないようにさせる。
- 麻痺側の手を他方の手でつかまないようにさせる。これによって麻痺側下肢への体重負荷が増加したり，対称的に体重が負荷されなくなる（Seelenら1995）。
- 患者が脊椎間で屈曲し，股関節で屈曲しない場合には，注意（視覚）は直接，目標物に向けるようにする。
- 最終の立位アライメントは，角度がほぼ0°で股関節と膝関節とも伸展位とする。股関節が伸展位の状態にある間は膝の伸展を介助することは避けるべきである。さもなければ，患者は後方へのバランスを失ってしまう。

座り方（シーティング）：脳卒中患者に提供されるいすは受動性を強要するものが多くみられる。いすを選択する際に，快適であることと起立が容易であることの両者の間で妥協しなくてはならない。脳卒中の早期の患者や筋力低下のある者ではこのようないすを使用しなくては介助なしで起立するこ

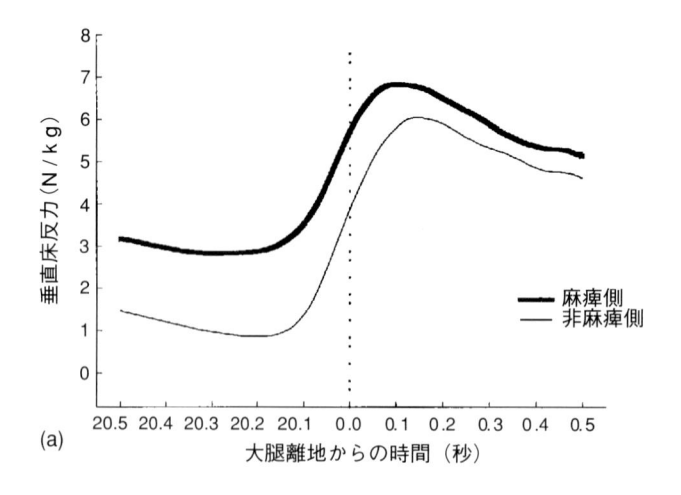

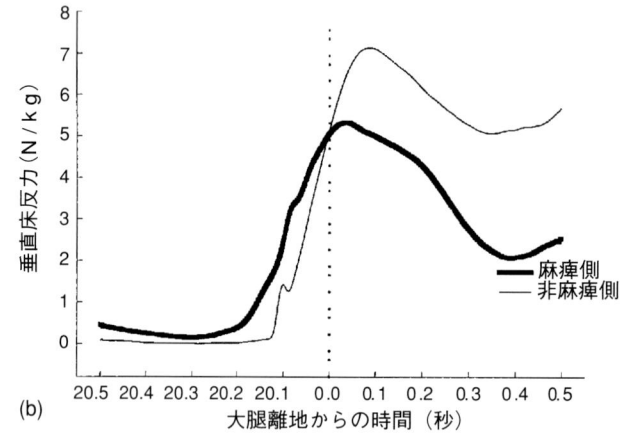

図4-12 (a) セラピストが下腿の軸に沿って下方および後方に外部から圧迫を加えることで床に麻痺側足部を固定している効果。両下肢に垂直床反力が再分布されていることに注意せよ。
(b) 非拘束下の起立時の垂直床反力。

とはできない。肩周囲の支持的な筋活動がなければ，患者が座っている場合にも支持が必要となる（**図5-23参照**）。

着座動作

患者は座面に対して身体を下げるために股関節，膝関節，足関節を屈曲する。
- 身体を下げるように股関節で上半身を前方に屈曲させる
- 体重は両足にのせたままでおく。座面に近づいたら，座面に接触することができるように身体を後方に移動させる

Note
- 膝を前方に移動させることによって膝屈曲の開始を補助する
- 麻痺側下肢への体重負荷を補助するために下腿と足部を固定する
- 麻痺側下肢に体重が負荷する着座動作の特別なトレーニングがパフォーマンスを改善するために必要と思われる（Engardtら1993）

▶ 軟部組織の伸張

ヒラメ筋の伸展性は足部を後方に配置し，麻痺側下肢への体重負荷に重要となる。機能的な筋長

を保持するには，他動的および自動的伸張が必要となる。

短時間の他動的伸張は，筋のこわばり（stiffness）を低下させるために運動の直前に行われる。麻痺側下肢に体重が負荷され，足関節が初期に背屈されると，起立や着座の練習や，以下の体重負荷練習の間に自動的な伸張がおこる。

ヒラメ筋：座位で伸張する（図 4-13）

> **Note**
> ● 約 20 秒間伸張を保持し，さらに弛緩し，これを 4 〜 5 回反復する。患者はこれを自分自身で行えるようにする。

身体的な活動量が低く，高度の筋力低下のある患者では，1 日のなかで持続的な他動的伸張の期間が必要となる。

ヒラメ筋：座位で伸張する（図 4-14）
腓腹筋ーヒラメ筋：立位で持続伸張（図 3-18c 参照）

> **Note**
> ● 30 秒間持続伸張を保持する。

▶ 筋活動の誘発

初期に足部を後方に位置させることは起立動作を容易にするために重要である。これは身体が足部上で前方に移動する距離を最小にするためである。ハムストリングスと前脛骨筋を活動させるための特別なトレーニングが必要となるかもしれない。セラピストはその筋が活動していることを確認するためにハムストリングスを触診するか，あるいは筋電図モニタを使用する。前脛骨筋の活動は容易に観察できる。

足部を後方に置くこと

患者は床に足部を平らに置き，足部を前方や後

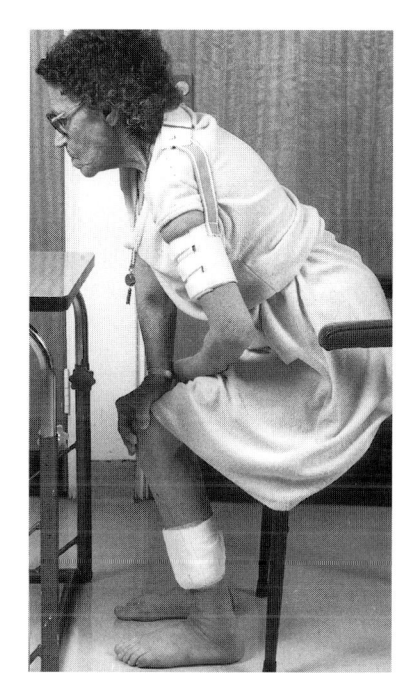

図4-13 患者は起立動作と着座動作の練習を行う前に20秒間左側のヒラメ筋を伸張する。

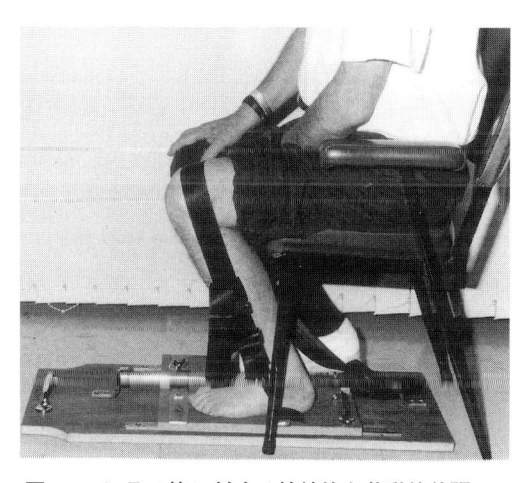

図4-14 ヒラメ筋に対する持続的な他動的伸張
（シドニー，バンクスタウン‐リィカム病院理学療法部の K Schurr 氏と J Nugent 氏により着想され開発されたもの）

方に滑らせる。滑りやすい床面やローラースケートを用いて抵抗を減らすことによってこの動作を促すことができる（図4-15）。

Note

- 足部の下で摩擦を減らすように軽く大腿を持ち上げるように患者に促す。
- 患者がこれらの筋を随意的に活動でき，運動の要領を得るようになれば，速度を増すように促す。
- 起立動作の練習に組み込むこと，すなわち，患者が介助なしに足部を動かせるよう期待する。

座位で足の背屈に対して電気刺激を行うことによって運動を補助する。

股関節で上半身を前方や後方に移動すること

初期の患者のなかには転倒の恐怖が身体を前方に移動させるときの大きな障害となっていることもある。この動作は患者の自信を高めるために，リハビリテーションの開始時に短期間ある程度練習を行う必要があるかもしれない。

患者は，体幹と頭部をまっすぐにして，ほぼ肩の高さでテーブルの上に上肢を置いて座る。患者は両手をテーブルの端に滑らせることによって，股関節で上半身を前方に屈曲し，まっすぐな位置に戻す（図4-16）。患者に前方の目標物を見せるようにして体幹と頭部をまっすぐに保持させる。身体を足部に対して前方に移動するのに，テーブルの遠いほうの端は腕の長さの少なくとも1.5倍の距離が必要となる。

Check

- 必要であれば，麻痺側上肢の運動を介助する。
- 患者が前方に動く際に，床反力の発生と前脛骨筋の活動を促すように床の上の足部を

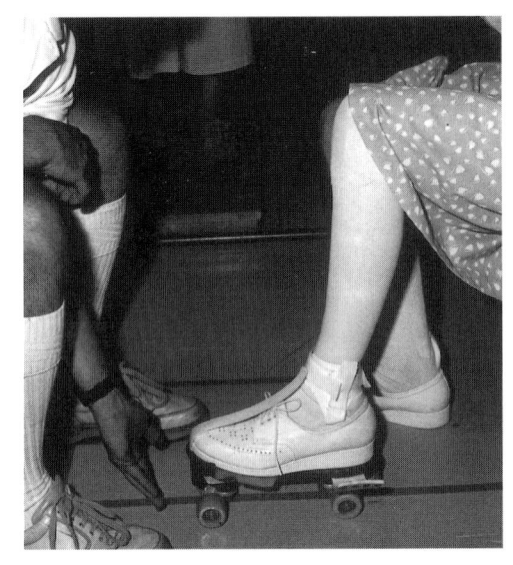

図4-15 ローラースケートは靴と床の間の摩擦を軽減し，この間，患者は足部を後方に移動させるためにハムストリングスと足部を横断する筋を活動させる練習を行う。患者は床上の線の後方までつま先を移動させることが目的となる。

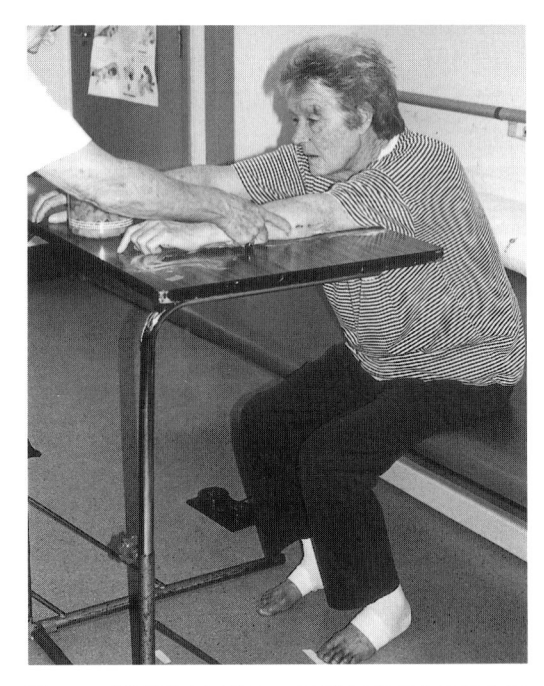

図4-16 股関節を屈曲し，足部を背屈することによって両足部の上で身体を前方や後方に移動するという考え方を獲得する。これは患者が前方に移動することを恐れる場合に役立つ。麻痺側足部を固定しておく必要があるかもしれない。

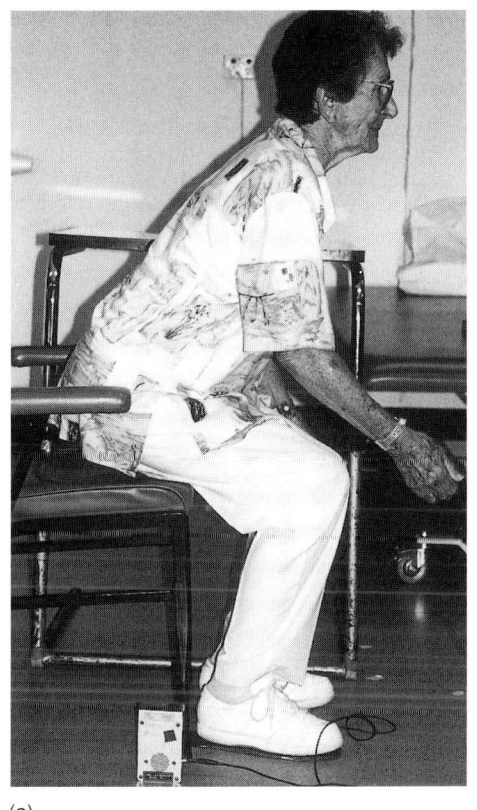

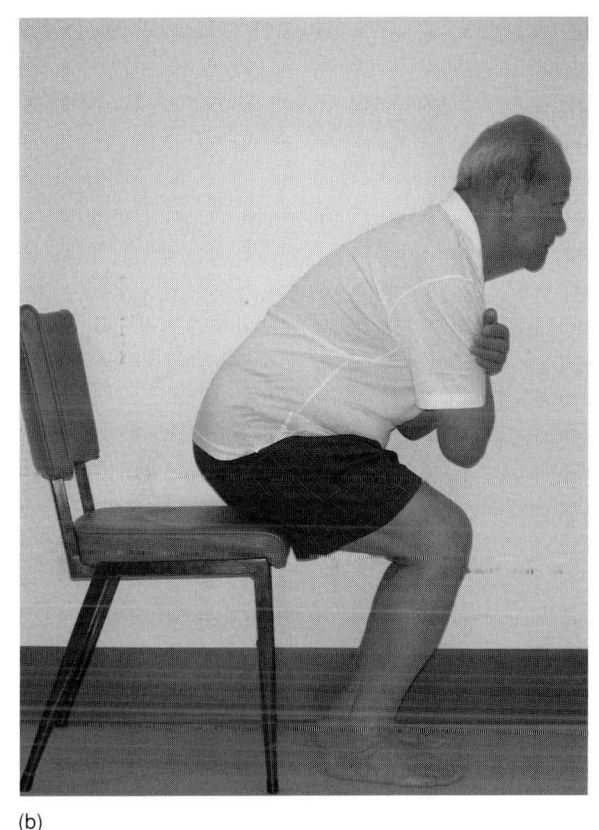

図4-17 (a) 一部監視による起立動作と着座動作の反復練習。患者は下肢の体重負荷モニタにより下肢への体重負荷に関するフィードバックを得ることができ，カウンターで反復回数が記録される。
(b) 腕を組んで反復練習を行うと下肢伸筋力の必要量が増大する（シドニー，バンクスタウン-リィカム病院理学療法部のK Schurr氏とS Dorsch氏のご厚意による）。

固定する。
- 両足に体重をかけ，この運動の速度を高めるように促す。
- 起立動作の練習に組み込む。

▶ 筋力トレーニング

筋力の低下，特に下肢の伸筋の筋力低下は，分節間の協調性の欠如や姿勢の不安定性とともに起立動作と着座動作の主要な制限因子である。機能的な筋力トレーニングには動作自体の反復練習が含まれる。

漸増的な体重による抵抗を用いた起立と着座

最大の反復回数で負荷（体重）の増加に抗した起立/着座動作を練習することによって，下肢伸筋の筋力を増加し，維持することができる（Kotakeら 1993, Carr, Shepherd 1998）。漸増的な筋力トレーニングでは，いすの高さを低くしたり，反復回数を増やしたりすることが行われる。選定されたいすの高さで起立/着座の周期を最大の反復回数10回まで，3回繰り返すように促す。これが達成されれば，いすの高さを下げる。いすの高さは両下肢によって比較的均等に体重負荷する能力を観察することによって決定される。

Note
- 筋力と（力の）制御能力を改善するためには，休息を入れずに数多く反復することが必要である。したがって，目標回数を設定し，反復回数を数えるべきである（**図4-**

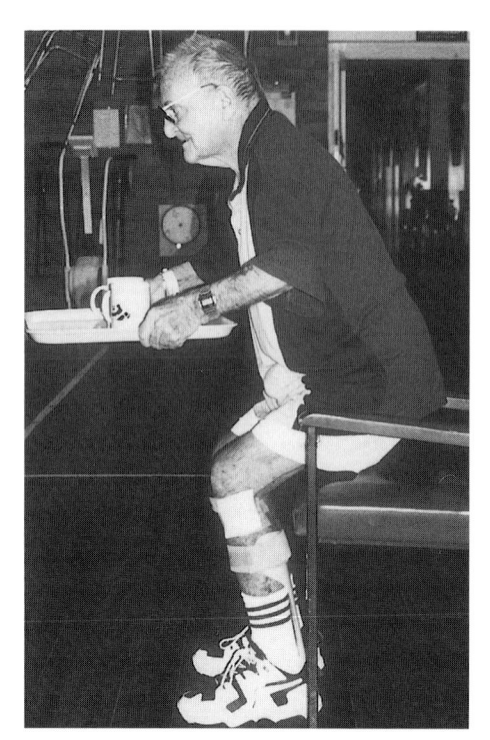

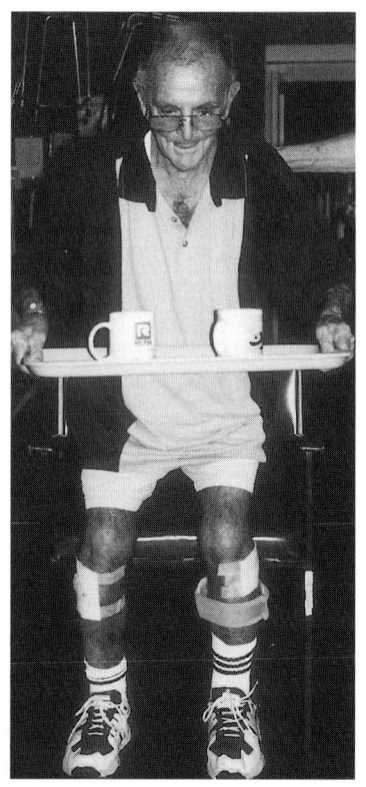

図4-18 安定性とスキルを高めるためのトレーニング
トレイの上に置かれたカップのバランスをとることで注意の焦点が変わる。

17a)。
- 筋力の弱い下肢の足部をもう一方の足部の後方に置き，筋力の弱い下肢に体重をかける（後方に置かれた足部のもとでは垂直床反力は，特に両大腿離地のときに大きくなる）。
- 下肢の筋力はモーメントの発生と制御および動的安定性を増強し，最終的には起立と着座の能力に影響を与える（Scarboroughら 1999）。
- 筋力が増加するにつれて，速く行うように促す。腕を組むことによって上肢の介助を減らすようにする（図 4-17b）。
- これは下肢の筋力や機能的能力を保持するために，特に高齢者にとって，長期にわたって行うためのホームエクササイズとして適切である。

患者にとって起立動作／着座動作と類似した力学（すなわち，両足で身体を上げたり下ろしたりするために下肢の関節を屈曲したり，伸展したりすること）による筋力強化運動が有用である。

・ステップアップ（図 3-22 参照）
・踵の上げ下げ（図 3-24 参照）

Note

上記の運動は最小の監視下でグループサーキットトレーニングによって実施することもできる。

▶ スキルの最大化

リハビリテーションの初期の段階では，患者とセラピストは基本的な運動の協調性，すなわち，数多く反復することによって，起立動作／着座動作に不可欠な時間的・空間的要素をつくり上げていく

ことに集中する。反復練習は，効果的しかもより信頼性を高めるよう活動を調整するのに重要な役割を演じている（Gallistel 1980）が，可変練習（これは Bernstein（1967）が「反復でない反復」と記している）がスキルを上達させるのに必要である。患者が手を借りずにいすから立ち上がれるようになると，意欲や生活スタイルが大きく改善する。しかし，パフォーマンスの柔軟性のためには，練習は，異なった背景に対しパフォーマンスの適合のしかたについて学習する機会を患者に提供しなくてはならない。

したがって，スキルのトレーニングには，さまざまな限定的条件のもとで起立動作／着座動作を練習することが含まれる。

- トレーの上にのせられた水の入ったグラス，食器をのせたトレー，さまざまな大きさや重さの物を持つ，会話をしながら行う（パフォーマンスへの意識の集中を減らす），速度を変える
- 動作は次の順序で行う：起立動作→別のいすまで，右や左へ歩く→着座動作→起立動作→元に戻る→着座動作
- バランスを失わないようにして，合図があれば止める（大腿の離床の直前または大腿の接床直後）
- 異なったタイプのいすからの起立動作／着座動作

6 測定

起立動作と着座動作における最も一般的に報告される運動上の問題は，同年齢の健常者と比較して動作が遅いこと，麻痺側下肢への体重負荷が減少すること，およびバランスの低下である。観察による分析では不確かな結果となるため，介入の進捗度と効果を記録するために妥当性と信頼性のあるテストが必要となる。次のテストは，標準化された条件のもとで実施されれば信頼性が高いことが確認されている。

▶ 機能テスト

- Motor Assessment Scale：起立の項目（Carrら 1985）
- Timed 'Up and Go' Test（Podsialo, Richardson 1991）
- Quadriceps strength using a hand-held dynamometer

Note

起立動作テストの所要時間もまた膝伸筋筋力の間接的な測定法の1つである（Fiatarone ら 1990, Bohannon ら 1995）。Bohannon らは筋力計によって測定された等尺性膝伸展筋力と10秒間に行われた起立／着座の回数の間に一定の曲線関係があることを報告している。反復回数もまた最大歩行速度と関連がある。

運動の持続時間は，起立動作および着座動作の開始と終了に関する視覚的評価によって簡単にテストできる。両者の開始位置と終了位置が標準化されていなくてはならない。運動は被検者の頭部が前方に動き始めた時に始まり，骨盤の移動がそれ以上おこらなくなった時点で終わるとされている。着座動作は頭部が動き始め，骨盤が座面上で静止した時に終了する。これに基づいたテクニックは，観察された時間の値が運動分析システムによるデータと比較された結果，信頼性の高いことが明らかにされている（Engardt, Olsson 1992）。検者はストップウオッチを持って被検者の横に立つ。

▶ 生体力学的テスト

検査可能な変数には以下のものが含まれる。

- 運動の持続時間
- 垂直床反力の大きさとタイミング
- 角度変化と速度の協調性（相—平面上に座標）（Cahill ら 1999）

7 注意点

▶ 付加的フィードバック

　特別に設計された垂直床反力フィードバック装置（Engardtら 1993）あるいは Limb Lord Monitor*（Fowler, Carr 1996）を用いて聴覚フィードバックを与えた場合の効果についてははっきりとした結果が得られていない。聴覚的信号を与えることに集中することは，下肢に体重を負荷したり，動作のイメージを頭に描くことよりも動作の目標となるかもしれない。さらに，すでに生じた力に関する聴覚刺激はあまりにも遅すぎて動作の修正を行うことができない（Fowler, Carr 1996）。したがって，特異的な力―時間曲線の必要とされる視覚的テンプレートはピークの力自体よりも，もっと有益な形式のフィードバックとなるかもしれない。しかし，さまざまな外部のフィードバックを利用することと同様に，患者は体重分布に関して自然に生ずるフィードバックを利用して動くことができなければならない。

---

*Electronic Quantification, Model 101-1

5 リーチングと手の操作

1. はじめに　129
2. 生体力学的記述　131
    把持するためのリーチング　131
    手の操作　134
3. 脳卒中後の上肢の回復　136
4. 運動パフォーマンスの分析　138
    研究による知見　138
    観察による分析　140
    リーチング，把持，手の操作に重要な要素　140
5. トレーニングのためのガイドライン　143
    軟部組織の伸張　144
    筋活動の誘発　146

単純な自動的エクササイズ　146
リーチングとバランスの練習　151
手の操作と技能の練習　152
両手の練習　154
筋力トレーニング　154
肩の痛みの予防　156
6. 特別な方法に関する注意　161
    強制的使用：強制誘発運動療法
    (constraint-induced movement therapy)　161
    コンピュータ支援トレーニング　164
    電気刺激　165
7. 測定　167

1　はじめに

　上肢の使用の大半は片手や両手で複雑な課題を行うことと関連している。作業環境においては適切な場所に上肢を動かして手の操作を行い，1つの場所から他の場所へ物を運搬するために上肢を動かす。リーチングができる距離は上肢長により既定される。上肢長の範囲外にある物に手を伸ばす場合は，肩甲帯の前方突出と股関節，足関節で体を前方に移動することにより到達距離を伸ばす。立位では足を前に出して上肢長の範囲外にある物に手を伸ばす。特定の動作において発生した筋力，関節運動のタイミング，順序は，行われる課題，対象，その人と物との相対的位置，環境的制約により変化する。どのように動くかは課題の内容により異なる。たとえば，対象の形状や，何をするかによって把持のタイプが決定される。口とコップの相対的位置関係によって，空間における手の運動軌跡が決まり，肩関節と前腕の回旋角度が決まる。

Bernsteinは，運動動作それ自体にスキルはみられないが，環境変化との相互作用においてのみ技能がみられることを観察した（Latash, Latash 1994より引用）。

　上肢と手によって行われる広範囲にわたる運動動作では，Bernstein（1967）が最初に提唱した運動制御における2つの基本的な問題（①神経筋骨格系から得られる多くの自由度，②内容―特異的可変性あるいは内容―条件付可変性に対するニーズ）がみられる。ここにはまた脳卒中リハビリテーションのジレンマがある。損傷の結果，日常生活での自立において患者が再学習しなければならない，簡単なものから複雑なものへと多岐にわたる多くの動作がある。したがって，最も重要となるのは患者が運動制御を最適化することを学習する機能的トレーニングである。トレーニングの意図は，多くの異なった目的をもつ機能的動作において，患者が上肢の自由度を抑制し，上肢を協調性のある単位として機能させる能力の再獲得を支援することである。

熟練した運動動作は，動作の空間的・時間的要求に最もよく対処する体節の運動パターンを特徴とする。神経筋システムの柔軟性（自由度）のために理論的には多くの運動オプションがあるが，最も効率のよい（費用効果の高い）オプションが利用される（Kelsoら1994）。通常，制御システムは，与えられた解剖学的構成，神経接続，連結されている体節の生体力学的特性のなかで可能な「単純化」ストラテジーを用いる。たとえば，リーチや手の操作をする場合には，物を把持するときの手指のように上肢と手は1つの協調性のある単位として機能する。両手を使用する動作では，左右の上肢に異なった制約がみられても運動の開始，終了は同時に行われる。単純化の概念はまた，エクササイズによる効果を多くの異なった課題のパフォーマンス向上に反映されるようなエクササイズの開発を可能にする。

日常行われる多くの動作はいくつかのカテゴリーに分類することができる。ある動作ではボールを受ける場合のように外から時間的要求が課され，また，針を拾う，キーボードを打つ場合のように高度の正確さを要求される動作もある。課題を容易かつ効率的に行うために両手が用いられることが多い。飲み物の缶をあける場合のような両手を用いる動作では，両上肢は協調性のある単位として機能する。このことは，主として一側性障害がみられる人が，両手が関与する特別なトレーニングを行わない限り，効率的な機能が期待できないことを意味する。これは介入を計画するうえでもう1つのジレンマとなる。麻痺側上肢の弱化筋の活性化およびトレーニングのためのエクササイズが必要であるが，エクササイズでは両手を使用することも強調しなければならない。多くの患者にとって麻痺側上肢の学習された非使用（learned non-use）を避け，麻痺側上肢を機能的に使用するためのトレーニングとして，麻痺側上肢の集中的エクササイズとトレーニングが最適な介入であり，場合によっては非麻痺側を拘束することにより麻痺側上肢の使用を強制する。しかし，毎日のトレーニングには，両手を使用する課題を用いた集中的トレーニングを組み入れなければならない。

体節連鎖の動力学により，上肢が関与する動作の多くは身体全体も関与する。また，両上肢はバランスを保つメカニズムにも関与する（Gentile 1987）。重心の安定性が限界に近づくと，両上肢は安定性および支持的機能を行う。バランスを失い転倒しそうな場合は，上肢は支持的な役割を行うか，あるいは最低限転倒を避けようとする。

手の機能は運動だけでなく感覚にも関与している（Hogan, Winters 1990）。手掌の触覚受容器は，対象物とその特性の識別に不可欠な情報を伝達する。触覚情報は，手の中の対象物の感触，性質（大きさ，形，3次元の形状，組成，手ざわり）の認識，手の中の対象物の位置から得られる。固有受容性情報には，それぞれの手の各部の相対的な位置関係，ならびにそれらの空間における位置関係の認識が含まれる。手の操作のための感覚識別は，対象物の圧縮性——dynamaesthesia（運動動作において加えられた力の認識），kinaesthesia（指の位置変化の識別），指先に加わる圧の3つの組み合わせを正しく認識することが重要となる（Roland 1973）。

対象物に手を伸ばし，対象物との間でやりとりする際には，視覚が重要な役割を果たす。目，頭，上肢運動の間の動的連鎖により巧みに手を使用することが可能となる。運動制御を理解することの重要性に関する情報は，Gibson（1977）の研究に由来している。Gibsonはわれわれが適合する環境特性を示すために"アフォーダンス（affordance）"という用語を用いた。ある人に本人が何を行っているかを観察するように指示すると，その人は課題パフォーマンスを補助するような対象と環境（相互作用に対して与えられたアフォーダンスあるいは可能性）に関する情報を入手することを期待する。

したがって，手を使用するための主な必要条件は以下のような能力である。
- 動作を行う場面まで手を動かすことができること

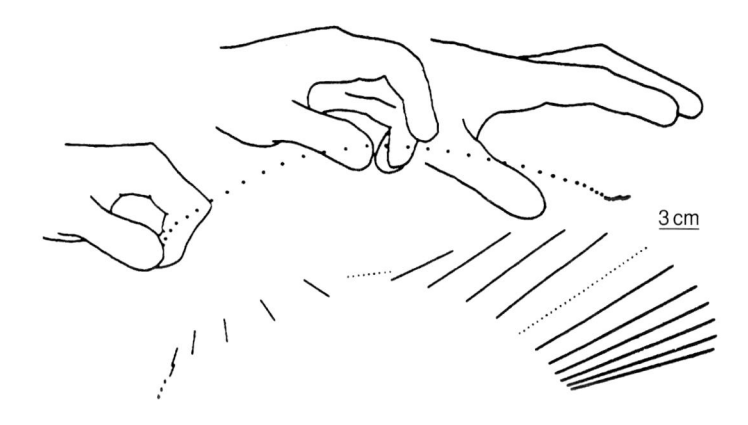

図5-1 Jeannerodによる対象へのリーチングの映像学的研究。図中の点は20 msecごとの手の位置を示す。対象に手がゆっくり近づくことに注意せよ。直線は40 msecごとの把持開口の大きさを示している

運動開始直後に開口が開始し，最大3cmまで到達した後，対象の大きさに合わせて小さくすることに注意せよ。(Long, Baddeley 1981 から Jeannerod 1981 の転載を許可してくれた International Association for the Study of Attention and Performance に謝意を表する)

- 対象と環境の両者を観察し，注意を払うことができること
- 上肢運動に伴う姿勢調節をすることができること
- 体性感覚情報を利用することができること

2 生体力学的記述

初期に行われた上肢機能に関する科学的研究は，比較的拘束された条件下での単純なリーチ動作や手の操作時の上肢と手の運動を調べたものが多い。最近では，実生活での機能的課題におけるリーチングと手の操作の相互作用が研究されている。

▶ 把持するためのリーチング

対象を把持するためのリーチングは，運搬と操作の2つの要素に分けることができる（Jeannerod 1981）。運搬要素は比較的直線的に行われるが，操作要素には視覚的フィードバックが必要とされ，適切な大きさの把持開口で正確に対象にアプローチする。運搬と操作の2つの相の関係に関する研究（Marteniuk ら 1990, Hoff, Arbib 1993, Rosenbaum ら 1999）では，リーチング中に上肢と手は1つの単位として機能し，リーチング動作の開始時に手が開き始めることが示されている。把持開口の最終的な調節はリーチ動作の終わりで把持のわずかに手前で行われる（図5-1）。把持開口の度合いは対象物の大きさを反映し，数cmの余裕をもたせてある。また，把持開口は運動のスピードと関係し，速い運動では開口が広くなる（Wing ら 1986）。母指を外転位に固定することにより，把持開口と対象の大きさの関係をモニターしている（図5-2）。すでに外転している母指に対して他の指が動くことにより開口が調節され，対象を把持する直前に開口が減少する（Wing, Fraser 1983）。

片手あるいは両手を使うかによって，運搬要素と手の操作要素の空間的・時間的構成が変化する（Castiello ら 1992）。2つの要素の空間的・時間的構成は，対象の形状および易損性などの物理的性質と，何をするかによって変化する（Iberall ら 1986, Rosenbaum ら 1992, van Vliet 1993, Smeets, Brenner 1999）。

運搬と手の操作要素の構成は，被検者が手全体で把持するためのリーチ，あるいは正確な把持をするためのリーチかによって異なる。たとえば，缶をあける際，一方の手は缶を固定するようにリーチ

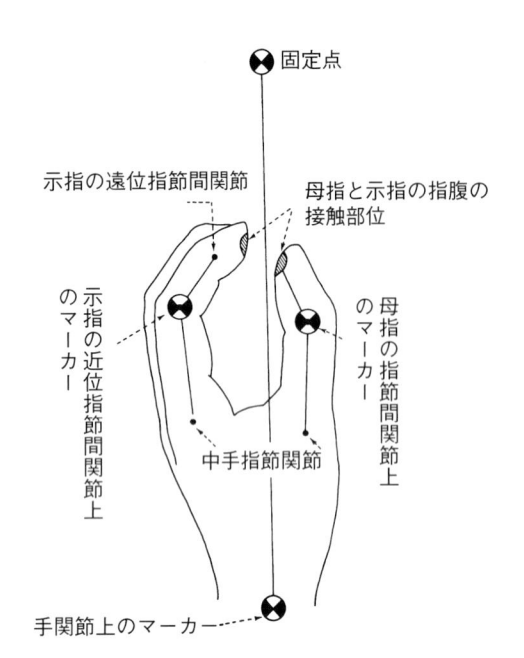

図5-2 開口は外転した母指を中心とした手指の運動によって開閉する。図は運動学的研究に用いられるマーカーの位置を示す。
（Wing, Fraser 1983 から許可を得て引用）

し，他方の手は母指と示指でリングをつかんで引っ張るためにリーチする。健常者を対象としたこの動作の研究（Castielloら1993）では，左右の手の細部の運動学的差異はみられるものの，運動の開始と終了は左右同時であることを示している（図 5-3）。特に正確さが要求されるリーチでは，他の手よりも最大速度が相対的に小さく，早期に減速した。リングを引っ張る課題で減速時間が延長したことは，この課題が保持課題よりも相対的に複雑であることを示している。一側の手で引き出しをあけて，他側の手で引き出しから棒を取り出すという課題においても両上肢間に同様の関係がみられた（Wiesendangerら1996）。

被検者が他方の手に持ったカップ内にボールを落とす実験によって，両手の連携と課題の予測的特性が示された（Johansson, Westling 1988）。カップを握る力は，ボールの衝撃の予測，すなわち，ボールがカップに当たる前に，増加することが発見された。このような研究の結果は，一側性障害がみられる患者では，両手動作を練習しない限り両手動作の再獲得が難しいことを確認するものである。両手で練習したときのみに，体肢間のタイミングパラメータを再獲得することができる。さらに，両手エクササイズは，同側経路への脳損傷の影響によりみられるかもしれない非麻痺側の技能低下の問題に対応する。

上肢はまた，投げたり打ったりする動作に関与する。これらの動作の多くは，上肢連結において近位体節が最初に動くという特徴がある。この順序により遠位体節，すなわちボールに最大スピードが加わる（Putnam 1993）。

腕の長さ以上に手を伸ばす場合のような安定性の限界への身体の運動は，その人を不安定性にする可能性がある。座位と立位における支持基底面上の身体運動では，通常，リーチ前およびリーチ中に上肢運動に連動した下肢筋の姿勢による活動がみられる（第2章）。

座位および立位で上肢が関与する動作には多くの制御すべき自由度がある。座位で上肢長を越えるリーチングを行ったときの体幹と上肢運動の相対的な関与に関する研究では，課題と内容によりパフォーマンスが変化したが，被検者間のパフォーマンスには一貫性がみられた（Kaminskiら1995, Deanら1999a, b, Seidler, Stelmach 2000）。課題自体が協調性の時間的領域に影響を与え，単純な課題（スイッチを押す）は複雑な課題（水がいっぱい入ったグラスを持ち上げる）よりも速く行われる（Deanら1999a）。一方，リーチ距離は体幹と上肢の間の空間的・時間的協調性に影響を与え（Salingら1996, Deanら1999a），リーチング距離が増加するにつれて，体幹と上肢の運動が増加し，肘関節の運動が減少する。遠くにリーチするときの身体バランスと支持において下肢が重要な役割を果たす（Deanら1999a）。概して，一般的な運搬の役割を体幹が行い，矯正的な役割を上肢が行うことによって，目標物に手が近づくときの運動の多様さに対処しているようである（Seidler, Stelmach 2000）。

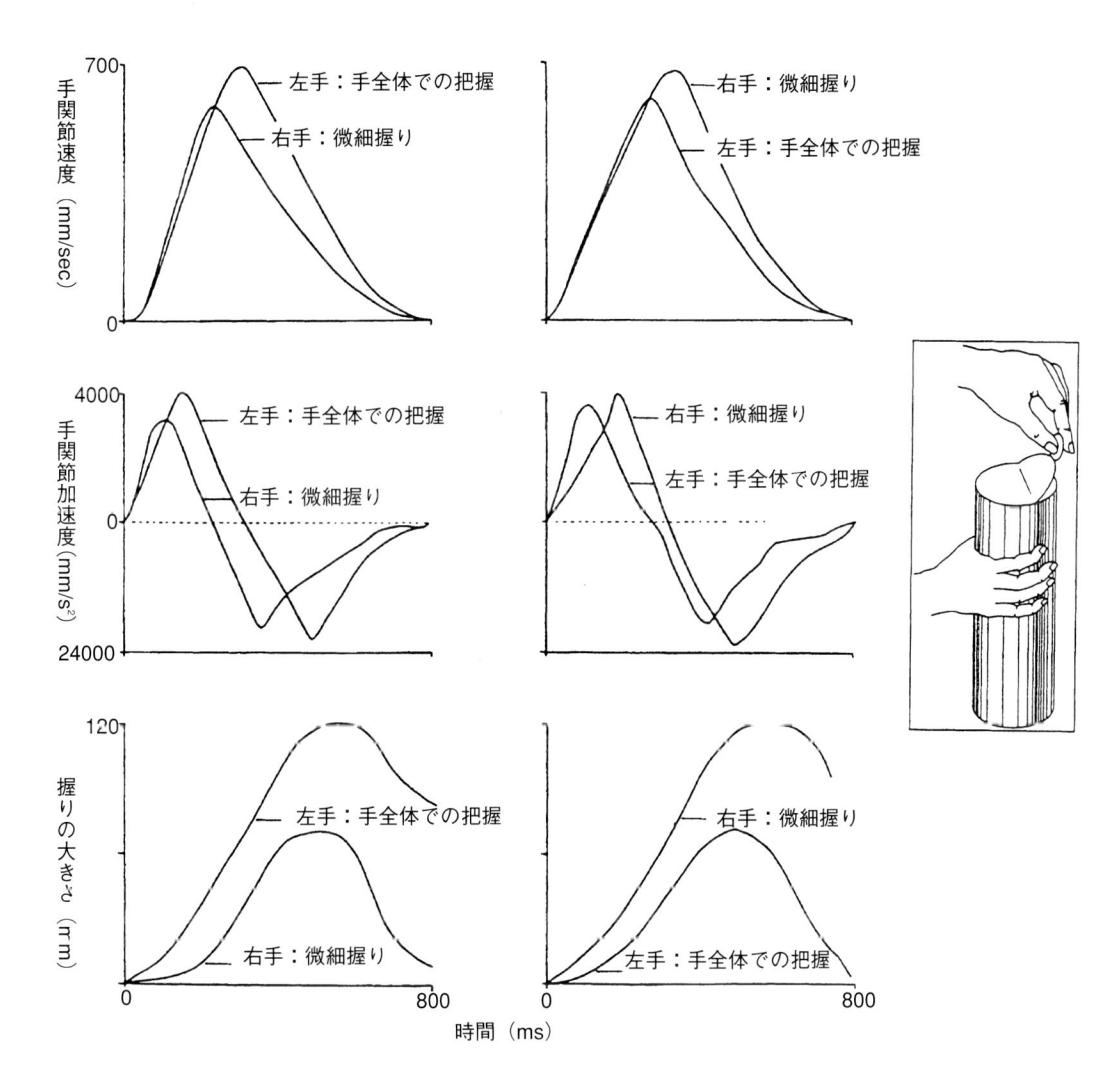

図5-3 手を伸ばして一側の手で缶を保持し，他側の手でタブを引っ張るという両上肢課題を1回行ったときの手関節速度（上），手関節加速度（中），把持の大きさ（下）の変化。両手で同時に缶に手を伸ばしたとき，微細握りは手全体で把持しているほうよりも最大速度，加速度・減速が早期にみられ，最大速度は遅い。

(Behavioral Brain Research, Vol. 56, U Castiello, KMB Bennett and GE Stelmark, The bilateral reach to grasp movement, p. 48 1993 より Elsevier Science から許可を得て引用)

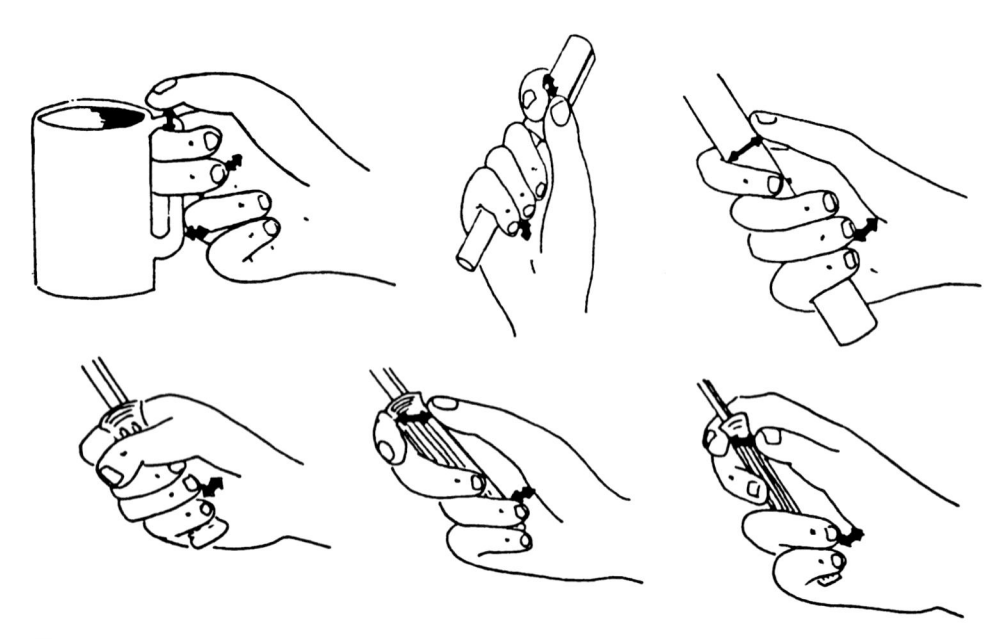

図5-4 課題に関連した把持では異なったパターンの力の発生がみられる。
（Iberallら 1986から許可を得て引用）

▶ 手の操作

手は環境のなかで人間と対象（目標物）とを橋渡しする重要な手段である。把持は繊細握りおよび力握りに分類され（Napier 1956），繊細握りは指腹が関与し，力握りは手全体が関与する。このような一般的な相違はあるものの，最近の生体力学的研究では，対象と実施される課題における把持の相対的位置の依存性に注目している。

把持は複数の関節運動が関与する複雑な動作である。複雑かつ高度な手の操作を行う場合には，手は多くの異なった相対的位置を呈する。しかし，コントロールは特定の解剖学的位置関係および力発生パターンによってある程度単純化されていることが明らかとなりつつある（**図5-4**）。たとえば，多くの課題で，対象，母指，示指の間の相互作用がみられる。主として母指と手指の長い屈筋群によって指腹をとおして力が対象物に作用している間，母指は外転・回旋し，示指は屈曲する。各指は関節配置と内在筋作用の組み合わせによって固定される。母指により示指に生じた力は第1背側骨間筋により拮抗され，母指の手根中手関節に作用する力はすべての母指球筋の収縮によって制限される。結果的な力の軸回旋モーメントは手と手関節を横断する他の筋群の収縮によってバランスが保たれる（Lemonら 1991）。筋の相対的な関与は異なり，課題に関連している。

課題によっては，第4指，第5指，母指が関与する「ロッキング（locking）把持（食卓用金物や道具を持つ）」および「支持（supporting）把持（重い皿やトレイを持つ）」が必要となる。これらの把持に関してはBendz（1993）によって詳細に記載されているが，ここではBendzの研究の一部を記載する。

ロッキング把持（locking grasp）（**図5-5a**）では，第4指と第5指のすべての関節が屈曲し，中手指節関節が回旋することによって手掌内に器具がロックされる。第5中手骨は小指球筋によって（手根中手関節で）屈曲し，小指対立筋が直接的に中手骨に作用する。小指外転筋と短小指屈筋は小指基節骨への共通の付着をとおして中手骨を間接的に屈曲する。したがって小指外転筋の主な作用は，屈曲および回旋力を第5指の基節骨へもたらすことである。この筋によって発生した力は豆状骨への共

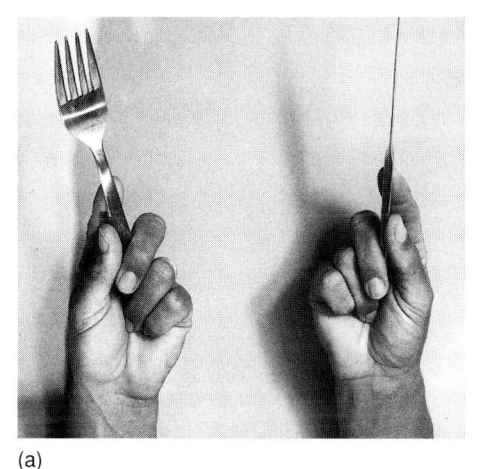

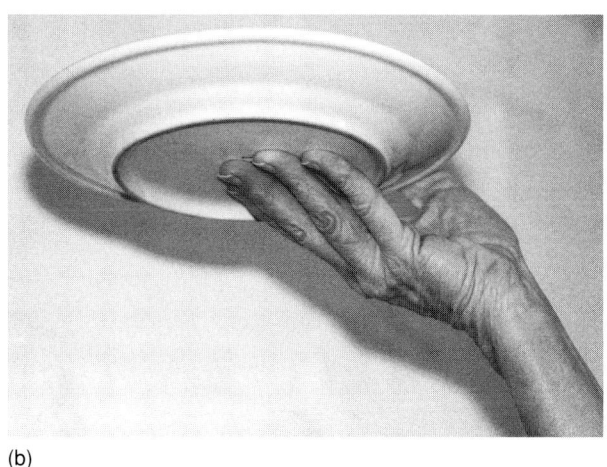

図5-5 (a)ロッキング把持は刃物類を持つときに使われる。第4指と第5指は手掌内に道具をしっかりと保持する。
(b)支持把持（supporting grasp）では，第4指と第5指は皿を平らに保つ。

通の付着を介して尺側手根屈筋の作用によって増加される。支持把持（supporting grasp）（図5-5b）では，第5中手骨の屈曲により小指が皿を下から支え，水平位を保つ。Bendz の研究は，手の尺側の（特に第5指）手の形づくりへの関与を詳細に調べているので興味深い。また，彼の研究はこれら2つの把持がおこる課題のなかで，これらの把持を特別にトレーニングすることの重要性を明らかにしている。

内在筋が働き，手根骨と中手骨で手に凹みが形成されることにより，対象や課題に対して適切な手の形状が形成される。Lemon ら（1991）はこれを正確な運動を促進するための「姿勢セット（postural set）」と呼んでいる。同様の概念は，ひとまとまりの指が1つの機能的単位（仮想の指 virtual finger）として作用するというものである（Arbib ら1985, Li ら 1998a, b）。対象が母指と4つの指との間で力強く握られるとき，協調的に働く機能的単位である4つ指に力が分配される（Li ら 1998a）。図5-4 はマグカップを持つときに，それぞれが異なった方向に力を発揮する3つの機能的単位が，安定した把持を確実に行うためにいかに協調して作用するかを示す。

解剖的構造と手の筋への皮質運動ニューロンの接続により，多様な関節形状と機能的可能性がみられる。単シナプス性の皮質運動性軸索は脊髄内で発散し，少数の異なった標的筋と機能的に接続し，皮質運動ニューロン細胞の「筋領域」を構成する。楽器を演奏するときは，主に細分化されたパターンがみられるかもしれないが，把持のように力が必要とされるときに指は協調性のあるパターンで一緒に動く（Lemon ら 1991）。強い把持動作の間，各指の力発生への関与は，母指に対する相対的位置によって異なる（Zatsiorsky ら 1998）。強い把持においては，あまり関与していない力の分配および筋の同時作用への関与は，異なった筋群をコントロールする広範囲に広がる神経の相互作用のような神経要因を伴う（Zatsiorsky ら 2000），機械的なカップリング効果かもしれない（Kilbreath, Gandevia 1994）。これらの研究はいかに多数の筋（共同筋）が協調して必要とされる共通の出力を生み出すかということを示している（Li ら 1998b）。実際の対象と実際の課題自体が手の制御を促進するので，患者が実際の対象で実際の課題を練習することが重要であることが明らかである。

手の操作を行うために手を形づくることは解剖学的な機能の一部であるので，脳卒中後の初期の段階で，手の骨の関係（すなわち，関節の柔軟性および筋長）が完全な状態となるよう保ち，対象物を保持し，操作する能力へとつながる筋力を回復

することが重要である。

対象へのリーチングはほとんど視覚的コントロールにより行われるようであるが，ひとたび対象に手が触れると，手の皮膚の触覚および圧力センサーが主に運動のコントロールに関与する。これらにより対象を同定し，対象の手ざわり，形，重さ，滑る可能性に従って分類し，それによって運動出力（筋の力）を調節している。対象の重さおよびその摩擦特性に反応して生み出された2つの力は，それぞれ，垂直リフティング力（vertical lifting force）と滑り誘発性把持力（slip-triggered grip force）という（Johansson, Westling 1984, 1990, Johansson ら 1992a, b, c）。しかし，感覚制御の範囲は課題予測性に依存し，対象の特性が予測できる場合にはより間欠的に用いられる（Johansson, Westling 1990）。

もう1つの興味ある要因は，運動によっておこる慣性力に反応して対象が動いている間に把持力が変化することである。上肢運動中に対象物把持を維持することが困難な患者の多くは，適応的な力のコントロールが不足し，力を急激に調節する能力に欠けている。

3 脳卒中後の上肢の回復

初期に重度の麻痺がみられる場合には回復は最小限となるというエビデンスが増えている（Nakayamaら 1994, Coote, Strokes 2001）。初期の機能障害とは無関係な機能的使用の回復に関する報告では，5%（Gowland 1982）～52%（Dean, Mackey 1992）とばらつきがある。このような研究は初期の麻痺が重度である人と，中等度か軽度の人との間の回復の違いを表すものではない。真の機能的能力の指標として実際の上肢の使用に関する測定が報告されるようになったのはごく最近のことである（Liepert ら 1998, Kunkel ら 1999）。さらに，結果が意味あるものになるためには，リハビリテーションそれ自体が脳の再組織化（Liepert ら 2001），ならびに回復に影響を与えるため，回復に関する研究では介入のタイプと強度の詳細を提供する必要がある。

初期の報告では，脳卒中発症から2週間後に上肢に弛緩性麻痺がみられる患者で，手の機能的使用を再獲得した患者はわずか20%のみであることを示している（Wade ら 1983）。また，脳卒中発症後1か月で測定できる握力がない場合は，機能的回復が不良であるという報告がある（Sunderland ら 1989）。もう1つの最近の研究（Pennisi ら 1999）によると，脳卒中発症から最初の48時間に手の筋に麻痺がある者で，経皮質磁気刺激（transcortical magnetic stimulation；TMS）に対する運動誘発電位がみられない者では予後がかなり不良であることが示されている。このような重度の麻痺がみられる患者群は一般に最大の介入を受けるグループであり，使用可能な機能を再獲得する可能性のある者を犠牲にしているかもしれない。ここで記載した臨床研究は，異なった患者群に適切な介入を特定するうえで重要である。

軽度～中等度の障害をもつ患者の回復の可能性についてはあまり明らかにされていない。このような患者群では，用いられた介入方法により影響を受けやすい。いくつかの研究では，反復的エクササイズと課題指向的な，しかも機能的に関連のある動作の練習を含む介入によりポジティブな効果が報告されている（Sunderland ら 1992, Butefisch ら 1995, Duncan 1997, Kwakkel ら 1999, Parry ら 1999b, Nelles ら 2001）。また，手の筋をやや動かす能力のある人の非麻痺側を拘束し，麻痺側上肢の集中的な課題指向的エクササイズを行うことによりポジティブな効果を報告している研究の数が増えつつある（例：Taub ら 1993, Liepert ら 2001）。しかし，Butefisch ら（1995）が指摘しているように，一般に行われている多くの介入は依然として遠位の上肢や手の筋の随意的な活性を強調せずに，他動的な皮膚性および固有受容性のファシリテーションテクニックを用いて，まず最初に手よりも近位の上肢コントロールを目的にしている。

課題特異的エクササイズおよびトレーニングや強制的使用のような介入効果の良好な結果は，少しずつ臨床実践に移行されている（そのような介入の

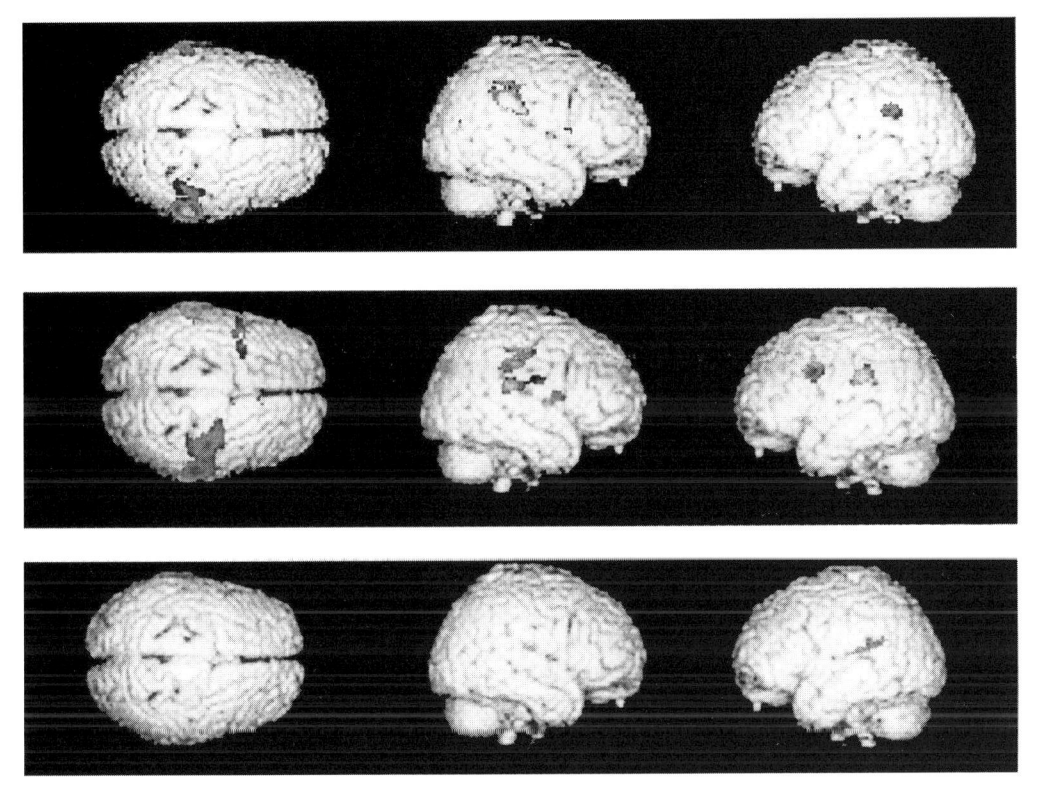

図5-6　脳卒中後のトレーニングによる可塑性
　被検者の麻痺上肢を他動的に動かしたときの血流領域の拡大により示された両側の運動・感覚システムの機能的再組織化。動作領域：（上段）トレーニング前，（中段）実験群における課題指向型トレーニング後，（下段）対照群。(Nellsら 2001 から許可を得て引用)

継続的検査に必要なステップである）。しかし，多くの治療は依然として，麻痺側上肢を拘束するスリングやスプリント，非麻痺側で駆動する車いす，麻痺側の他動的操作に焦点が当てられている。さらに，1日にわずかな時間（ある調査によると1日に10分（Goldie ら 1992））だけ上肢機能が使われているにすぎない。

　一般に，脳卒中後の回復のほとんどが最初の3か月以内におこるとされているが，運動トレーニングに関する臨床的研究によると，指と手関節をある程度能動的に動かすことができる患者のうち，脳卒中後1年以上経過した者に機能的な上肢のパフォーマンスの向上がみられている（Taub ら 1993，Liepert ら 1998）。したがって，浮腫の吸収のような脳損傷後の修復メカニズムを含む自然経過の結果として，大半の急速な回復は通常かなり初期にお

こるが，麻痺側上肢を能動的に使用できる患者では機能的回復がより長く続くというほうが正確である。このような後になってみられる回復は，使用および動作に反応する神経系の再組織化の過程が進行中であるということを反映している。これらのプロセスは使用状況に依存する可能性が高い。

　脳卒中後，早期および後期にみられる脳の再組織化の過程は，麻痺側上肢の集中的な使用に関連している。小グループの患者を対象とした最近の無作為化対照研究（Nelles ら 2001）において，本書の初版（Carr, Shepherd 1987）で示したプログラムを基礎とした3週間の集中的な課題指向の機能的上肢エクササイズ後にポジトロン CT（PET）上で明らかな脳の変化がみられた。筆者らは，トレーニングにより両側の運動・感覚システムにおける機能的な脳の再組織化が促されたと結論した（図5-6）。

2つ目の研究は，中等度に手を用いる能力のある9例の被検者を対象として，非麻痺側の拘束により麻痺側手の使用を強制したときの脳卒中後4～8週に脳におこった変化を調べた（Liepertら2001）。その結果，非麻痺側の拘束と一般的な理学療法（非特異的）後に，麻痺側の大脳半球の運動出力マップは有意に拡大した。このような運動皮質における興奮性の増加に伴い，器用さが有意に改善した。筆者らは麻痺側の手のより高頻度の使用がこのような変化の主な寄与因子とした。発症後数年を経過した脳卒中後患者の研究では，隣接する脳領域のリクルートメントを示唆する麻痺側大脳半球における手の筋出力領域の有意な拡大を報告し（Liepertら1998），これらの変化は6か月後にも残存したことを示している（Liepertら2000）。これらの所見は麻痺側上肢の強制的な使用が，脳の再組織化，機能的パフォーマンスの改善との関連を示しているため興味深い。

したがって，回復の実態は最初の機能障害のレベルだけでなく，行われるトレーニングや練習の量・タイプと患者が強制的に手を使用させられるか否かを反映している。

手をわずかに自動的に動かすことができる患者で上肢機能を効果的に回復させるために脳の回復過程を刺激するには，非麻痺側上肢が「唯一の使用可能な上肢」として再組織化されるのを防ぐことと，麻痺側上肢の動作を強制することが不可欠である。

興味は別として，脳卒中後の上肢には「自然の」4つのステージの回復パターンがあるとするBrunnstrom（1970）の見解を支持する実証的根拠はない。最近の研究は，目標物へのリーチのときの運動学的パターンは関節間の協調性障害によるもので，Brunnstrom stageとは無関係であることを示している（Tromlly 1992, Levin 1996）。他のいくつかの研究では，Brunnstromによって観察された回復過程とはかなり異なる回復パターンであることが報告されている（Wingら1990, Tromlly 1993）。さらに最近の研究では，使用と内容が運動パターンに影響し，筋活動パターンは固定概念的な神経学的な連結ではなく，課題の生体力学的要求と筋力低下の分布を反映することを明らかにしている（Tromlly 1993）。それでもなお，これらのステージは測定ツール（Brunnstrom-Fugl-Meyer scale）の基礎となり，妥当性が疑問視されているにもかかわらず，臨床や研究にいまだに使用されている（Malouinら1994）。

結論として，脳卒中後早期に手の筋が麻痺した多くの患者では，機能的な上肢使用への回復がみられたとしてもわずかであるようである。しかし，手の筋活動がある程度みられる患者では介入を早期に開始し，反復的エクササイズ，意味のある課題指向的トレーニング，集中的な麻痺側上肢の強制的使用，両手エクササイズを強調した場合には回復は良好となる。これらの患者に対しては集中的な上肢トレーニングおよびエクササイズを行うべきである。

4　運動パフォーマンスの分析

運動出力の低下，神経活性化率の低下，体節運動のタイミングと協調性の低下，感覚障害のような機能障害は，上肢の機能的パフォーマンスに多大な影響を与える。軟部組織変化と肩の痛みの発生と，非麻痺側のみを日常生活で使用するようになるという自然な傾向により，筋力低下と手の技能低下が悪化する（Carr, Shepherd 2000）。筋力低下と運動制御の障害は，障害された筋の分布に従って運動パフォーマンスに影響を与える。また，運動の異常性はその人が動こうと試みるときに行われた適応を反映している。

▶ 研究による知見

脳卒中後の上肢機能に関する生体力学的研究および生理学的研究は比較的少ない。このような研究の結果は，徐々に上肢機能に対する理解を高め，臨床的観察を説明するのに役立っている。脳卒中後の上肢筋力低下に典型的なパターンは存在しな

い（Colebatch, Gandevia 1989, Duncan ら 1994）。筋力低下は遠位よりも近位で著明にみられるわけではなく，屈筋よりも伸筋に著明にみられるわけでもない。また，回復が近位から遠位におこるというエビデンスもない。

肩関節内転筋群（大胸筋）のように，両側性神経支配をもつ近位筋は比較的少ない（Colebatch, Gandevia 1989）。2つの拮抗筋（三角筋と大胸筋）への皮質脊髄性の影響に関する研究は，両側大脳半球からの入力は特に内転筋に著しいことを示し，さらに，三角筋への直接的皮質脊髄投射の根拠を与えた（Colebatch ら 1990）。これらの結果は，肩関節の自動的内転はしばしばみられるが，三角筋にはみられないという臨床的観察に基づいたいくつかの考えられるメカニズムのエビデンスを与えている。

脳卒中において伝導する皮質脊髄ニューロンがまず急速にダメージを受ける可能性がある（Hauptmann, Hummelsheim 1996）。上肢筋群（橈側手根屈筋，長橈側手根伸筋，上腕二頭筋，上腕三頭筋）のリクルートメントのタイミングがゆっくりであることと，収縮保持が難しいことが報告されている（Sahrmann, Norton 1977, Hammond ら 1988）。これらのことから，臨床でよく観察されるように，運動が緩徐であり，上肢の位置や物の把持を維持することが困難なことを説明できる。

肩甲上腕関節（glenohumeral joint；GHJ）の外転筋群，屈筋群，外旋筋群と，回外筋の筋力低下は，リーチング動作にかなり影響を与え，手関節伸筋群，手指と母指の屈筋群，伸筋群，外転筋群，内転筋群は手の操作に影響を与える。対象物の把持およびリフティング中の握力の維持と制御が問題となることが多い。握っている間に発生は緩徐で，特定の課題に対して必要とされるレベルに固定することが困難で，力が不規則に変化することが特徴である（Hermsdorfer, Mai 1996）。リーチング動作中に関節間の協調性低下が明らかであり，視覚に基づいた正確かつ円滑な上肢の持続的運動が難しい（Trombly 1992, Levin 1996, Cirstea, Levin 2000）。一般にリーチング運動は健常者よりもゆっくりである（Trombly 1992）。

個々の筋は特定の動作において弱化することが臨床的に観察される。すなわち，筋活動は課題に依存して変化することが示唆される（Carr, Shepherd 1987, Trombly 1993）。このようなことが実際におこり，これが他の共同筋に発生するトルクによるものである可能性を示すエビデンスがある（Beer ら 1999）。健常者では等尺性筋力曲線は体肢の相対的位置により変化することが示されている（Winters, Kleweno 1993）。したがって，脳卒中後の弱化筋（特にその筋が1関節以上を横断している場合）によって課題および内容により生じる力の違いには，体節相互作用に起因する生体力学的メカニズムが関与している可能性がある。

対象物を用いない無条件の課題よりも，対象物を用いて有意味な相互作用を含む具体的な課題を行うときのほうが，患者は優れたパフォーマンスを示す（van der Weel ら 1991）。1つの研究において，患者が水の入ったコップに手を伸ばしてとって飲むという（具体的な）課題と，対象物との相互作用を含まない（無条件の）課題のどちらかを行ったときのパフォーマンスを調べた結果，具体的な課題における運動のほうが速かった（van Vliet 1995）。別の研究では，機械的エクササイズとしてハンドルを回す（回外する）場合よりもサイコロゲーム中に行われた自動的回外運動の可動域のほうが有意に大きく（Sietsema ら 1993），手を伸ばしてコインをテーブルからすくい上げるほうが同様の運動をコインなしに行うよりも運動学的パフォーマンスが良好であった（Wu ら 2000）。

脳卒中後に筋力と運動スキルを獲得するためには，筋力強化エクササイズと機能的動作の反復的練習が不可欠である。しかし，痙性が増加するおそれがあるなどの理由から，しばしば反復要素が理学療法の臨床では不足している（Butefisch ら 1995）。運動機能異常の根底にある機能障害として痙性を重要視し，介入において焦点を当てる必要性が臨床研究によって支持されていないにもかかわらず，リハビリテーションでは依然として強調されている。

脳卒中後に反射性過活動，連合反応，同時収縮がみられるが，それらは必ずしも機能を障害するものではない（O'Dwyer ら 1996, Ada, O'Dwyer 2001）。現在用いられているいくつかの治療アプローチは，抵抗運動は痙性を増加させるという信念を基礎としている。しかし，積極的な自動的運動によっても反射性過活動や筋のこわばりが増加することはない。逆に，これらの現象は積極的な課題特異的エクササイズおよびトレーニングに対してポジティブに反応する（Miller, Light 1997, Teixeira-Salmela ら 1999）。

痙性の臨床徴候についての誤解は，逆効果を招いた。たとえば，脳卒中後初期の手指屈筋群の筋活動の出現が運動単位の支配によるものではなく，痙性を反映するものであると仮定されると，自動的エクササイズとトレーニングは避けられ，他動的テクニックが選択される。さらに，臨床検査において痙性としてとらえられたもの（例：他動運動に対する抵抗）は，筋のこわばりの増加や拘縮のような筋の適応的変化を反映している可能性がある。用いられる臨床検査（ほとんどの検査は上肢の他動運動に対する抵抗を検査する）は，反射性過活動と剛性のような適応的な軟部組織変化を区別できない（例：Ashworth scale, Fugl-Meyer scale）。

また，ある人にとっては感覚知覚障害（特に触覚と固有受容感覚）および視空間機能障害がリーチングと手の操作を阻害する大きな要因となる。握力のコントロールは母指と手指からの求心性入力に依存し，手指の求心性入力低下（手指の感覚脱失）によって母指と示指の握力のコントロールが障害されることが実験的に示されている（Johansson ら 1992c）。

▶ 観察による分析

上肢機能に関して客観的かつ機能的関連性のある情報を与える，いくつかの妥当性と信頼性のある検査がある。それらをこの章の最後に選択してリストアップした。しかし，セラピストは毎日の運動トレーニングの一環として，運動パフォーマンスの視覚的観察によって継続的な分析をし，介入の指標としなければならない。

人が随意動作を行うとするとすぐに適応的運動が明らかになる。適応的運動パターンは，筋力低下，関節間の協調性の程度，体節連結に内在する生体力学的可能性，軟部組織長の変化と筋のこわばりの増加による関節と筋の柔軟性低下を反映している。

上肢使用時の適応的運動の典型例を以下に示す。

- **上肢長の範囲内にある対象物へのリーチング**：肩関節が屈曲するのではなく，股関節での体幹屈曲がみられる（Cirstea, Levin 2000）。この運動は肩関節屈曲が向上するにつれて減少する
- **前方へのリーチング**：肩甲帯挙上，体幹側屈，肘関節屈曲，肩関節内旋，前腕回内を伴う肩関節外転（図 5-7a）
- **把持前**：不正確性を補うための把握時の過剰な手のオープニング
- **対象物のリリース**：長指屈筋群の拘縮，手関節伸筋群の低下により手指伸展時に手関節屈曲を伴う；母指は手根中手関節で外転せずに手根中手関節および中手指節関節で伸展する（図 5-7b）
- **把持**：コントロール低下の代償としての過剰な屈筋力（図 5-13 参照）

さらに，次のような3つの脳卒中の続発症がよくみられる。

- 自動運動が可能なときには非麻痺側が優先的に使用され，それによって「学習された非使用」がおこる
- 麻痺側上肢の習慣的姿勢。筋の伸張性低下および剛性増加を含む適応的な軟部組織の長さに関連した変化がおこる（図 5-8a, b）
- 特に肩甲上腕関節および手関節に，関節のこわばりと痛みがみられる

▶ リーチング，把持，手の操作に重要な要素

上肢運動の複雑さは，意図や目標，対象，環境との間の可能性のある相互作用の数に起因する。しかし，同様の動的特徴を共有する課題中の運動要

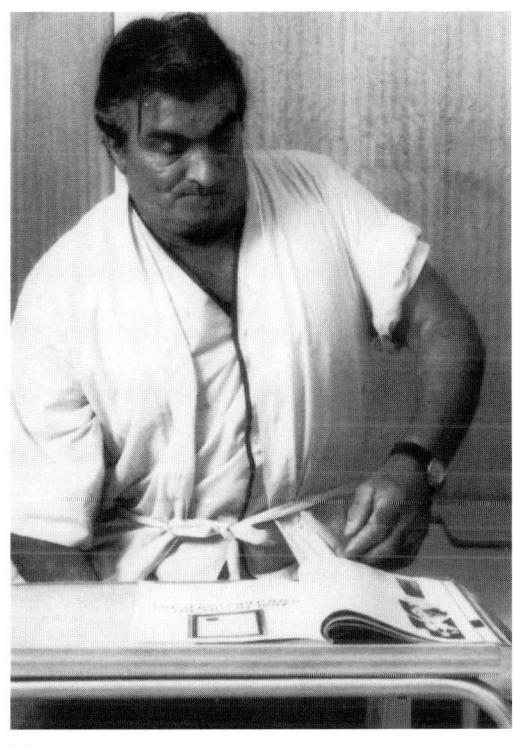

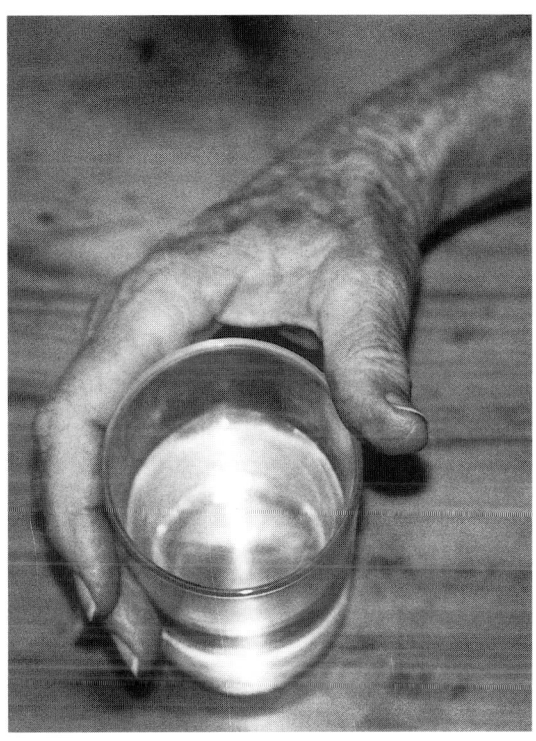

(a) (b)

図5-7 (a) 肩関節筋群の弱化や麻痺に対する適応。患者は肩甲帯挙上，体幹側屈・回旋によって上肢を前方に振り出す。
(b) 目的は母指を外転してコップを離すことである。短母指外転筋の弱化を代償しようとして母指伸展と手関節屈曲がみられる。

(a) (b)

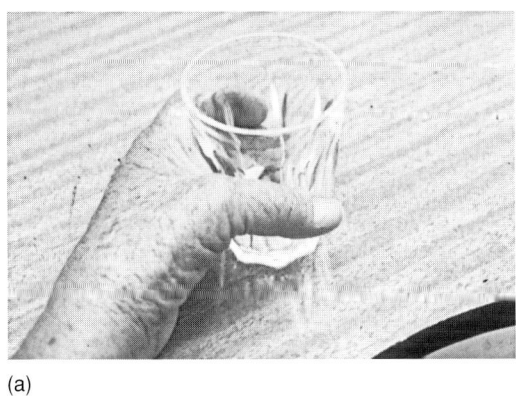

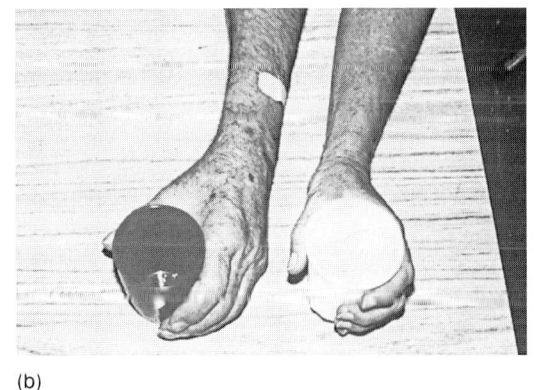

図5-8 (a) 正常と比較するとウエップスペースが低下し，グラスを把持するときに母指の手根中手関節で不自然な屈曲，外転がみられる。
(b) 正常姿勢（右）と障害された手の姿勢（左）の比較。前腕の回内とともに手関節が屈曲し，第4指，第5指がグラスに接触できない。異常な手関節―前腕関節の関係がみられる。

BOX5-1　上肢機能動作のトレーニング

動作	運動
リーチング	前方：肩甲上腕関節屈曲* 側方：肩甲上腕関節外転* 後方：肩甲上腕関節伸展*に伴う 　—肩甲帯挙上 　—肩甲上腕関節外旋 　—肘関節伸展 　—前腕回外・回内 　—手関節伸展
把持	手関節・手指伸展，母指と第5指の手根中手関節の外転と連動した回旋（「対立」）を伴う対象物のまわりでの手指・母指の屈曲
リリース	手関節伸展 手指中手指節関節伸展 母指手根中手関節外転・伸展
手の操作	手関節伸展位での手指中手指節関節屈曲・伸展 母指手根中手関節の掌側外転と連動する回旋 第5指と母指の組み合わされた屈曲と連動した回旋 　（例：カッピング（cupping）） 独立した手指屈曲・伸展（例：タッピング（tapping）） 鍵握り，たとえば，母指—示指；母指—第5指；第4指， 第5指を手掌内へ；母指＋手指の中手指節関節屈曲，指節間関節伸展（紙を保持するときの握り）

*肩甲上腕関節におけるこれらの運動は肩甲帯における運動を伴い（外転時の肩甲上腕関節と肩甲帯の比は，30°までが6：1で，30°以降は5：4），上肢長以上のリーチングでは上体の動きを伴う。

素，あるいは下位課題を同定することが可能である。

複雑な動作の重要な要素をリストアップする際の単純化は，手指の課題および動作に関連したグループ化を行うためのエビデンスから導かれる。毎日行われる課題は明らかに無限であるが，各課題は比較的少数の要素の組み合わせを表している（Kapandji 1992）。これらの要素は立体配置（すなわち，対象およびその対象に対して行うことに適合した手指と母指の位置）として視覚化される（**図5-4**）。もちろん，このことは技能を単純化しすぎているが，脳損傷のある人の広いニーズを扱うには実際的な方法である（Carr, Shepherd 1998）。

このような考え方は，手関節と指の単純なエクササイズ後の改善を示した最近の臨床研究（Butefisch ら 1995）によって支持される。たとえば，種々の負荷に抗して手指と手関節の屈曲・伸展の15分間の反復的練習を1日に2回行った患者群では，握力，手関節伸筋の等張性最大筋力，運動スピード，機能的運動パフォーマンスに改善がみられたが，これとは対照的に，筋に対する直接的エクササイズを行わずに，筋緊張を落とすことに焦点を当てた神経発達学的治療を受けた対照群では機能的運動に改善がみられなかった（Butefisch ら 1995）。

上肢機能は基本的にリーチング／ポインティングと把持／手の操作という2つのグループの作用からなる。到達可能距離を延ばすには，座位では上体運動が，立位では全身運動が要求されるので，その人が全面的に支えられていない限り，重心のバラ

ンスをとることが上肢動作の一部となる（第2章）。

これらの2つのグループのなかで，トレーニングの焦点と分析の指標を提供する鍵となる要素がある。これらの要素を含む動作のトレーニングは，一般に行われる種々の異なった機能的課題を一般化させる可能性をもっている。筋力トレーニングではこれらの運動を行う筋に焦点を当てる必要がある（**BOX5-1**）。

一般に，熟練を要するタイプの動作は，短いリストに要約することができ，トレーニングにおいて最も強調すべき不可欠なものに焦点を当てやすいようにすることができる。前述した研究からの臨床的示唆から以下に示すリストが導かれる。

- 異なった形，大きさ，重さ，手ざわりの対象物をピックアップし，把持し，リリースする
- 対象物を保持し，1つの場所から他の場所へ移動する
- 対象物を手の中で動かす
- 特定の目的のために対象物を巧みに扱う
- 座位，立位であらゆる方向の対象物に手を伸ばす
- 両手を用いて特定の課題を行う
  ・片手で持ち，他側を動かす（例：瓶のふたをあける）
  ・両手で同じ運動をする（例：パンの生地をのばす）
  ・それぞれの手が異なった運動をする（例：りんごの皮をむく）
- 時間的動作能力を再獲得し，ボールのスピードにすばやく反応することを目的として，投げたり，受けたりする動作（例：ボールを投げる，ボールをつく，ボールを棒で打つ）

5 トレーニングのためのガイドライン

現在，エクササイズとトレーニングを課題および内容に対して特異的である必要があること（すなわち，学習されるべき課題に具体的に関係するようにすること）が一般に受け入れられている。練習する動作は無条件なものではなく，むしろ具体的なものとし，対象物を使用するべきである（Wuら 2000）。課題特異的トレーニングおよび目的関連トレーニングは，拘束誘導トレーニングなどいくつかの研究から支持される（Coote, Stroke 2001）。

上肢機能の複雑さと神経損傷の性質を考えると，効果的な方法論を開発することは難しい課題である。Duncan（1997）が指摘するように，脳卒中後に随意運動がみられる人に対しては積極的な参加および反復的な練習からなる介入が必要となる。いままでのところ次のような介入がエビデンスにより支持されている。

- 手関節伸筋群，手指屈筋群，手指伸筋群に対する反復的エクササイズ（Butefischら 1995）
- 強制的使用（非麻痺側上肢の拘束による）と集中的エクササイズおよび課題トレーニング（Taubら 1993, Morrisら 1997, Liepertら 2000, 2001）
- 両手トレーニング（Mudie, Matyas 1996, 2000, Whitallら 2000）

次のような状況下で行われるエクササイズとトレーニングは最も効果的であると考えられる。

- 手関節と手指の自動的伸展がみられる（Wolf's 'Minimum Motor Criteria'）（例：Taubら 1993）
- 十分な強度＊での意味のあるエクササイズ（Sunderlandら 1992, Kwakkelら 1997, 1999, Parryら 1999b, Taub, Uswatte 2000）
  ・無条件な練習ではなく物を用いた具体的な練習（van Vlietら 1995, Wuら 2000）
  ・反復的エクササイズ（Taubら 1993, Butefischら 1995, Duncan 1997, Dean, Shepherd 1997）

また，機能的電気刺激（functional electrical stimulation；FES）（Faghriら 1994），コンピュータ支

＊上肢に対する理学療法の強度を増加することは有益であることを示すいくつかのエビデンスがある（例：Sunderlandら 1992, 1994, Kwakkelら 1999）。しかし，効果的でない治療法の強度を増加することにより帰結が改善するとは考えにくい（Lincolnら 1999）。

援トレーニング（Sietsema ら 1993）および"感覚認識の特別なトレーニング"（Yekutiel, Guttman 1993, Carey 1995）など，特定の状況下における"電気刺激"（electrical stimulation；ES）の効果に関するエビデンスがある。

下記のガイドラインには次のものが含まれる。
- 特定の鍵となる筋の伸張性の増加を目的とした軟部組織伸張
- 重度の筋力低下がみられる患者に対する急性期における単純なエクササイズ
- 物へのリーチングと手の操作を含む日常課題（練習セッションに興味および刺激を加えるために意図された課題を含む）のトレーニングと練習を組織化するためのガイドライン

退院後，患者の多くはエクササイズおよび練習を続ける必要がある。適切なエクササイズを提案するコンピュータにより出力された印刷物を供与してもよい。Smits, Smits-Boone（2000）は，脳卒中を経験した筆者の1人が開発した，簡単な測定方法を含む家庭でできるエクササイズについてのすぐれたアドバイスを提供している。

作業療法は在宅を含む現実の環境において，上肢が関与する機能的課題の練習に関係している。理学療法士と作業療法士は協力して働き，それぞれが提供する患者への介入に一貫性をもたせるようにする。

主な推奨事項

1. **意味のある課題指向型エクササイズの強度の増加**：練習の強度は，理学療法士およびアシスタントが監督し患者を支援するだけでなく，グループ練習，サーキットトレーニング，ワークステーションによって促通される。
2. **非麻痺側の拘束により麻痺側上肢を強制的使用する課題特異的エクササイズ**：手関節と手指伸筋群に随意的動作がみられ，上肢を機能的にある程度使用できるにもかかわらず，治療セッション以外では麻痺側上肢を使用できない患者の非麻痺側を拘束して，後述の一側性エクササイズおよび課題を練習する。
3. **両手エクササイズ**：患者にごくわずかな随意的動作がみられるときでさえも，両手の練習（例：瓶のふたをあける）は，筋活動および麻痺側上肢の協調性を促す効果がある（Mudie, Matyas 2000）。良好な機能レベルがあるにもかかわらず在宅でうまく上肢を使用できないという報告（Broeks ら 1999）の理由の1つは，両上肢を一緒に用いることが難しいことによるものかもしれない。両手の運動制御は片手制御とは異なる（特に時間的パラメータが異なる）ため，協調性トレーニングが必要となる。特別に設計した上肢トレーニングマシンを用い，リズミカルな聴覚的手がかりを与えた反復的上肢トレーニング（BATRAC）のトレーニング直後と2か月後に，運動機能，筋力自動的関節可動域に改善がみられたことが報告されている（Whitall ら 2000）。
4. **軟部組織の伸張**：上肢を随意的に最終可動域まで動かすことができない患者では，処方された期間，毎日短縮する危険のある筋群（肩甲上腕関節内旋筋群，内転筋群；前腕回内筋群；手関節・手指屈筋群；母指内転筋）が伸張される位置での上肢のポジショニングが必要である。上肢を随意的に動かすことができる患者では，これらの筋群を自動的に伸張するエクササイズを行う必要がある。

▶ 軟部組織の伸張

短時間の他動的ストレッチは筋のこわばりを軽減させるためにエクササイズセッションの直前に行い，必要に応じてエクササイズ中に行う（**BOX5-2a**）。自動的伸張は自動的エクササイズ中を通して行われる。母指のウエッブスペース（内転筋）は異なった大きさの対象物の保持を含むエクササイズ中に伸張される——大きな対象物ほどより大きな伸張となる。

筋力低下が著しい患者（特に肩甲上腕関節周囲筋群）では，より持続的な他動的伸張と日中のポジショニングが必要である（**BOX5-2b**）。

第5章 リーチングと手の操作　145

BOX5-2a　短時間の他動的軟部組織ストレッチング

組織	ストレッチング方法
長指屈筋群，手関節屈筋群，母指内転筋	手を壁やテーブル上に置くこと，および徒手的に行う短時間のストレッチ*
前腕回内筋群	前腕をテーブル上に置いた短時間のストレッチ*。円回内筋を確実に完全に伸張する（図5-9a）
肩甲上腕関節内転筋群，内旋筋群	短時間の徒手的ストレッチ―座位（あるいは背臥位）で両手を頭の後ろに置く（図5-9b）；座位で上肢をテーブルの上に置く；座位で上肢を外転，外旋，肘関節伸展する

＊約20秒間のストレッチおよび弛緩を4〜5回繰り返す

BOX5-2b　長時間の軟部組織ストレッチング

組織	ストレッチング方法
前腕回内筋	車いす上のガーター上に前腕を置くことによる回内・回外中間位でのポジショニング（図5-23）
母指内転筋とウエッブスペース	母指を掌側外転位に保持することを目的とした母指スプリントにラップを巻くことによる持続的ストレッチ**。これにより自動的把持が可能であり，手の筋の弱化がみられる患者の拘縮を予防することができる。手に大きな物体を把持する課題の練習は，ウエッブスペースの自動的ストレッチとなる
肩甲上腕関節の内転筋群，内旋筋群	背臥位での長時間のストレッチ――両手を頭の後ろにする（図5-9b），テーブル上に上肢を90°外転し，肘関節を伸展，前腕を回外（図5-9c）する

＊＊20〜30分間ストレッチを保持する

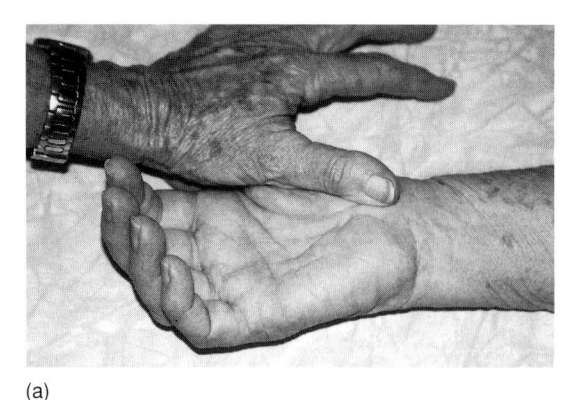

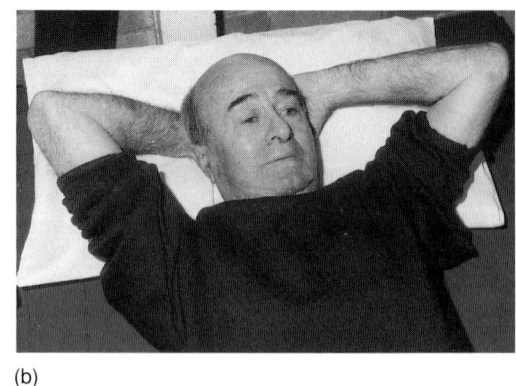

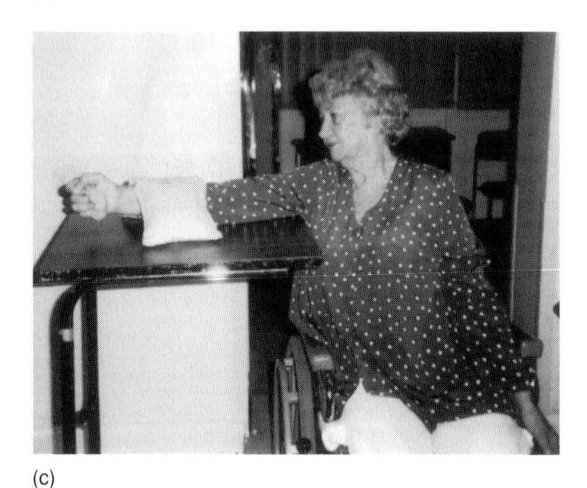

図5-9 伸張とポジショニング
(a) トレーニング開始前の回内筋の短時間のストレッチ。
(b，c) 肩甲上腕関節内転筋群と内旋筋群のストレッチを目的としたポジショニング。

▶ 筋活動の誘発

脳卒中後初期に筋力低下が著しい患者に対しては，単純なエクササイズが筋活動を誘発し，力を発生する能力を増加させる可能性がある。エクササイズにより単純化された状況における筋力発生能力が再獲得される。手指や手関節の反復的分離運動や等尺性収縮は，神経メカニズムの促通効果がある（Hauptmann, Hummelsheim 1996）。

筋電図（EMG）フィードバック（Wolfら 1994）は，かなり弱化した筋の活性化を支援するうえでは有用である――筋の弱化により運動をおこすことができないため，筋からの信号が刺激となる（図5-10a）。鍵となる筋群（手関節・長指伸筋群（図5-10b），母指の掌側外転筋，三角筋，棘上筋）に対して，日中に電気刺激（できれば筋電図にトリガーされた電気刺激が望ましい）を行う。電気刺激は筋線維の収縮性を維持し，最小限の監視で行うことができるので，筋のエクササイズを行う時間を増やすことができる。単純な身体的動作の「頭の中」でのリハーサルとなる"メンタルプラクティス"（あるいはイメージトレーニング）では，行われる動作に患者の注意を集中させる（Pageら 2001）。

▶ 単純な自動的エクササイズ

単純なエクササイズは，可能性を探索することによって患者に筋収縮の感覚を与えることができる。対象物の把持，手の操作，リリースする際には手

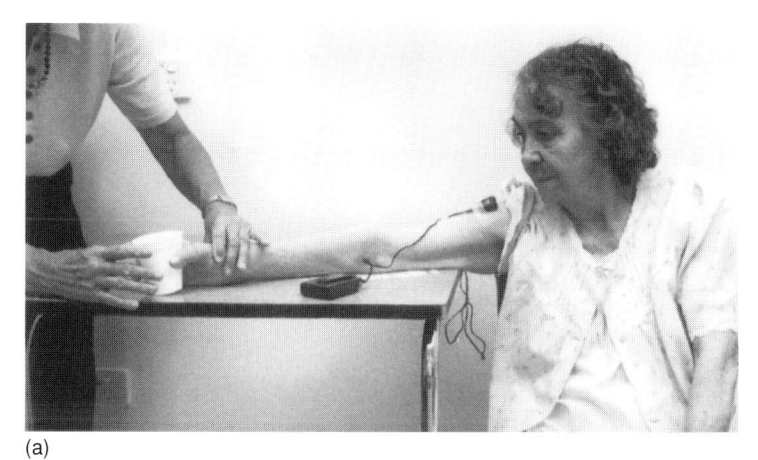

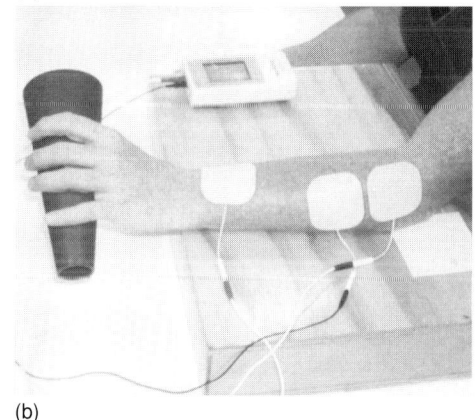

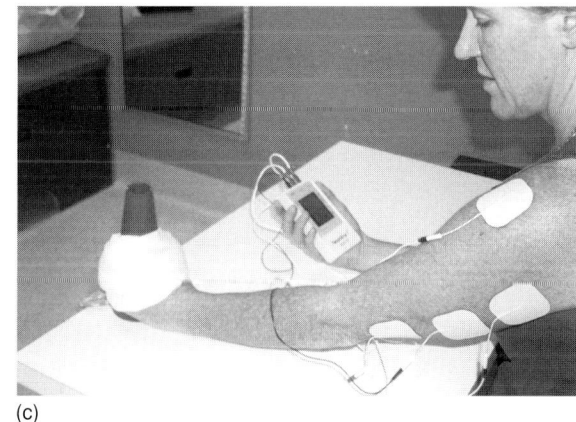

図5-10 筋活動の誘発方法
 (a) カップを手渡そうとするときの三角筋活動をEMG装置でモニターする。
 (b, c) 麻痺側手関節・手指伸筋群の筋電図を使用した機能的電気刺激[*]を示す。
 (b) FES電極は手関節伸筋群の運動点上に貼付し，基準電極は手関節近くに貼付する。両者の中間にある電極は信号を検知する筋電図の電極である。
 (c) ここでの目的は重り（豆の入った袋）をテーブルから押し出すことである。上腕三頭筋に対するFESの関電極は右に，基準電極は左にあり，筋電図電極は両者の中間にある。三角筋前部線維に対する電極も同様に配置するが，ここではみえない。
 （*Neurotrac 5, Verity Medical Ltd. 写真はブリスベンのクイーンズランド大学，Ruth Barker氏のご厚意による）

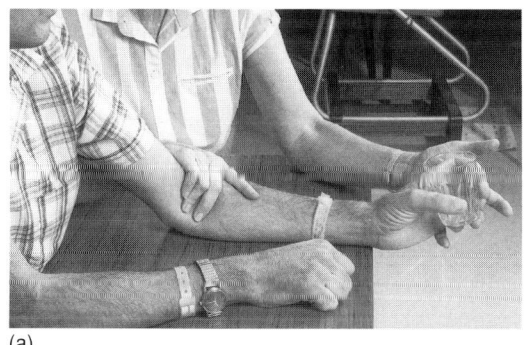

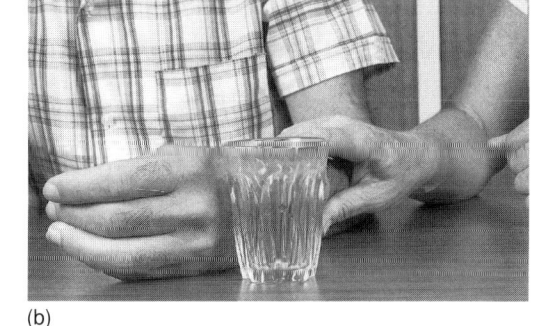

図5-11 筋活動を誘発するための単純なエクササイズ
 (a) グラスを上下しようとする試みにおいて，セラピストは前腕を中間位に保つのを助け，手関節筋群の活動に集中させる。
 (b) テーブル上でグラスを動かそうとする試みにより手関節伸筋群と屈筋群の動作がおこる。

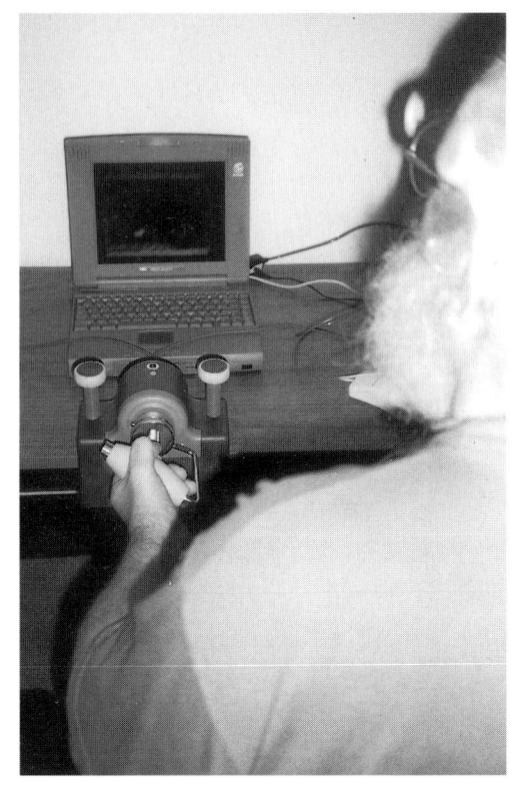

図5-12 上肢練習器での前腕回外・回内の自主練習
コンピュータゲームに接続することにより動機づけおよび量的フィードバックを与えることができる。
(Biometrics Ltd, PO Box 340, Ladysmih, VA 22501, USAより提供)

関節伸展が重要となる。

上肢をテーブル上にのせた座位
テーブルの端での手掌内に保持した対象物の上げ下げ
手関節橈屈，前腕中間位でテーブルからグラスを持ち上げ（図 5-11a），手関節屈曲・伸展によりグラスを左右に置く
手関節を伸展することによってテーブル上のグラスに触れ，グラスを滑らす
指でテーブルをたたく

Check

- エクササイズに必要とされない限り，手関節屈曲がおこらないようにする。

Note

- どこまでグラスを動かして置くのかに関する目標を提示する。

前腕の自然の安静位置は回内位である。自動的回外練習および回外筋の機能的長さを維持するためのエクササイズが必要となる。

長い物差しを持ち，前腕を回外し，物差しの端をテーブルに接触させる
握り拳でプラスチック粘土に押印する（示指の指節で行う）
非麻痺側で種などを注ぐことによって，手の回外と手のカッピングを促す
ドラムを打つ（回外位で）

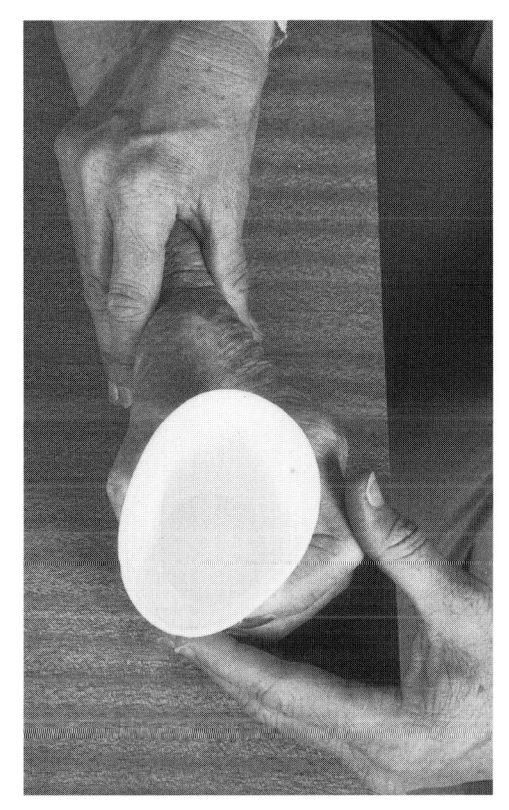

図5-13 ポリスチレンカップの把持
ポリスチレンカップを把持することにより，過剰な力の出力に関するフィードバックを与えることができる。患者が筋力を調節してカップを変形させないようにする間，セラピストは前腕を中間位に保持することによって援助する。

コンピュータゲームをする（図 5-12）

Check
● テーブルから前腕が離れないようにする。

把持に使われる力のコントロールをトレーニングするための特定の課題を練習する。次のような課題において患者がカップの形に注意を払うときに運動感覚のトレーニングとなる。

水を入れたポリスチレンカップを変形させないように持つ（図 5-13）；他側の手にカップを移す；目標点にカップを置く

Check
● カップを動かすとき，カップを変形させな いようにする。
● 水をこぼさないようにする。

肩関節周囲筋群の動作を誘発するための簡単なエクササイズ。

背臥位において，セラピストは患者の上肢を挙上して屈曲位に保持し，患者は種々の簡単な動作を行う。

目標物に手を伸ばす

手掌を頭部にもっていく（上腕三頭筋の遠心性活動）（図 5-14a）

手を頭上に持っていき，枕に触れる（上腕三頭筋，肩関節内転筋群・伸筋群の遠心性収縮）

手を前頭部に置き，肘を枕に触れるように下げた

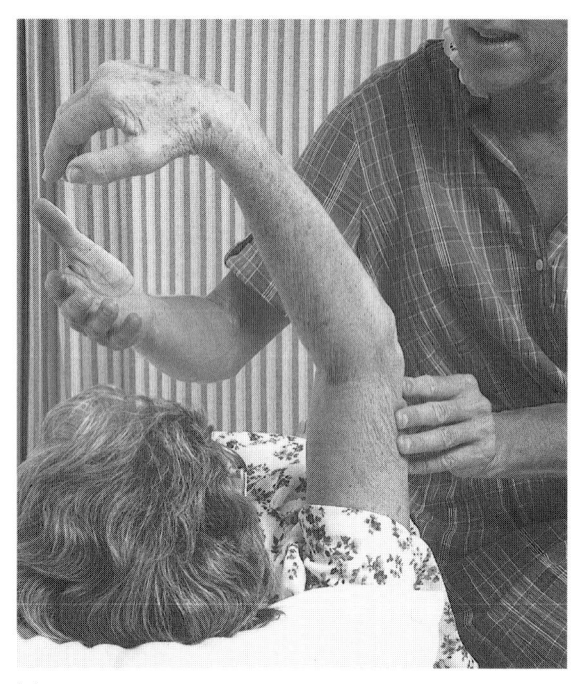

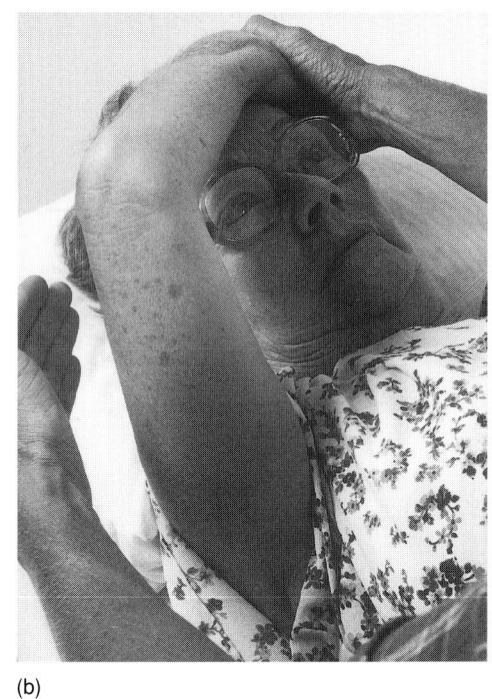

図5-14 簡単な上肢エクササイズ
(a) 患者が手を頭部へ動かし，再び戻すときの肘関節伸筋群の遠心性・求心性動作。
(b) 患者が肘を枕に触れるように下げ，再び戻すときの肩関節内転筋群（胸筋）の遠心性・求心性活動の練習。

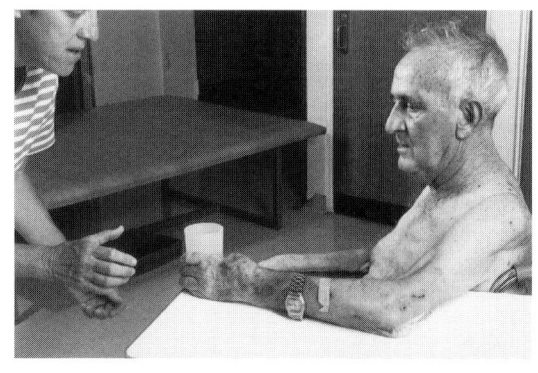

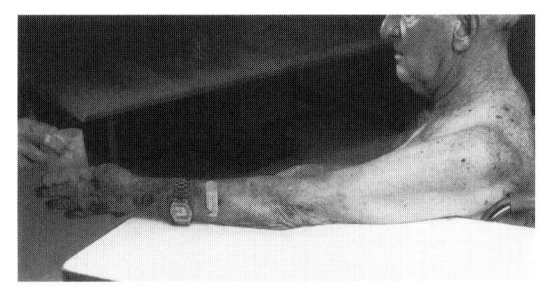

図5-15 患者はテーブル上で上肢を滑らせながら上肢を伸ばしてグラスを手渡す。この運動によって三角筋の弱い収縮が誘発される。（通常はこの収縮によってテーブルからの摩擦が軽減する）

り，上げたりする（図 5-14b）

Check
- 上肢を他動的に挙上したときに患者が痛みを訴える場合は，セラピストはわずかに牽引を加え，関節面の間に伸張された軟部組織が挟まるのを防ぐようにする。

上肢運動には肩甲帯の挙上が不可欠であり，この運動ができない場合には回復が不良であることを示唆する。次のようなエクササイズによって患者が運動の感覚を得ることができる。

座位で前腕を支持し，肩甲骨を挙上する。

Check
- 代償として体幹や頭部の側屈運動がおこらないようにする。

座位でテーブル上に上肢を置き，肩関節運動，肘関節屈曲・伸展を目的とした簡単なリーチングエクササイズの練習を行う。これらのエクササイズではテーブルと皮膚との間の摩擦を軽減させるための三角筋の自発的な活動を刺激することができる。

水の入ったグラスを手に持ち，上肢をテーブル上に置く。
前腕を中間位に保ちながらグラスを前方の種々の方向（体幹を横切ったり，側方に動かしたりして）に滑らせ，目標物に触れさせる。
肘関節屈曲・伸展によってグラスを前後に滑らせ，目標物に触れさせる。

Check
- 最初のエクササイズでは，肘関節を屈曲してはならない——上肢がたどるべき「軌道」を示す2本の線を描く。

Note
- テーブルの高さを肩の高さになるように調節し，肩関節 90°を開始位置とし，屈曲と外転の間を行き来する。
- 外側方向へのリーチングは肩甲上腕関節の外旋を伴うのでより重要である。

患者の肩関節周囲筋に筋活動がみられる場合，小さな可動域で三角筋（および僧帽筋上部線維のような共同筋）のエクササイズを目的としたリーチングエクササイズを練習する。

テーブル上で肩関節 90°屈曲位から開始する。コントロールできる可動域内で 90°を超えてリーチングとポインティングを行い，徐々に前方および側方への可動域を増やす。

Check
- 屈曲や外転の代償として過剰な肩甲帯の挙上を行わせないようにする。
- 回内だけでなく，前腕中間位や回外位を必要とするリーチング課題を含める。
- 肩関節挙上などの非麻痺側上肢の過使用を避ける。

Note
- 肩関節の外旋（図 5-16），前腕中間位のような特定の運動要素を「強いる」ように対象を置く。
- 「指先で目標物に触れるようにしてください」というように，すべての練習において具体的な目標を設定する。

▶ リーチングとバランスの練習

スツール上の座位：前方，側方，後方に手を伸ばして物を拾い，それを別の場所（たとえば床上）に移し，再び拾い上げ，できるだけ遠くに手を伸ばして物を下ろす。また，両手を必要とする大きな物を拾い上げることにより両手で練習する（図 2-10

参照）。

目標物を描いた紙を壁に貼り，目標物の異なった部分に指を触れる

立位：下方に手を伸ばしてスツール上や床上の物を拾い上げたり，置いたりする。能力に応じて動かす距離を調節する（図 2-9）

上方に手を伸ばし棚から物をとる。能力に応じて高さを調節する（図 5-17）

▶ 手の操作と技能の練習

スピードと運動の正確さの増加，および，結果としてスキルを高めるために用いられる多くの動作がある。練習するための適切な課題は患者と協力して考案すべきである。以下にいくつかの例を示す*。

- タッピング課題
  - 各指の先をできるだけ速く順番に母指に触れさせる（与えられた時間内に与えられた数を行う）
  - 1本の指でテーブルをたたく
- 手の橈側と尺側の対立のトレーニングを目的とした手をカップ状にする課題
  - 手掌内の種を皿に注ぐ
  - 一方の手でテーブル上のコインをすくい他方の手掌内に集める（手を変える）
- 母指と手指の間で異なった対象物を拾い上げ，種々の目標物上に置く
  - 母指と第4指，第5指で拾い上げる
  - 母指と他指，母指と示指でカップの中から小さな物を拾い上げる（図 5-18a）
  - 反対の肩から紙を拾い上げる
  - 鉛筆を拾い上げ，テーブル上に置き，反時計方向に回して反対側に向け，次に時計方向に行う（図 5-18b）；テーブル上に目標となる線を描く
  - ドミノを重ねる
  - 母指と手指を最大に広げる「スパイダー（spi-

---

*ここにあげた項目はまた非麻痺側を拘束された患者のトレーニングプロトコルとしても用いることができる。

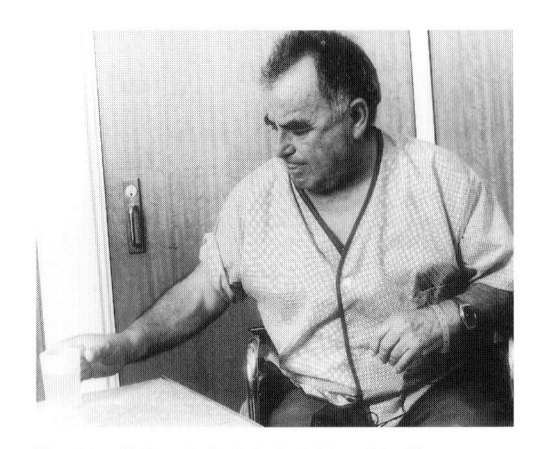

図5-16 グラスをとるためのリーチング
肩甲上腕関節の外旋がおこるような位置にグラスが置かれていることに注意。

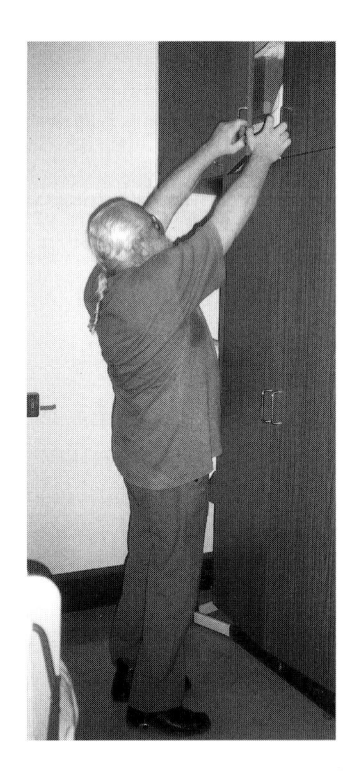

図5-17 食器棚の扉を開き，物を取り出すためのリーチングを一側および両手で練習することができる。

(a) (b) (c)

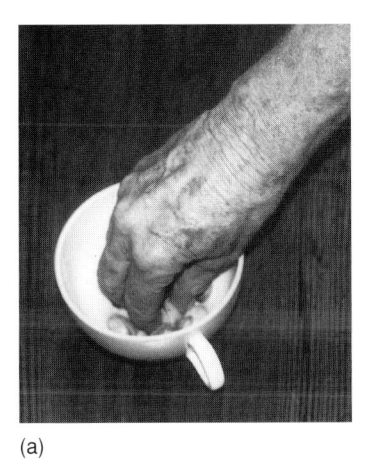

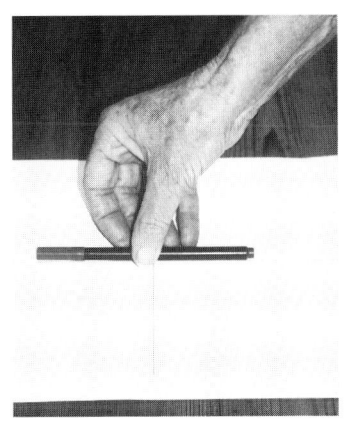

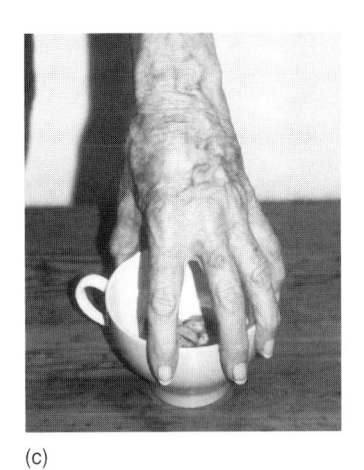

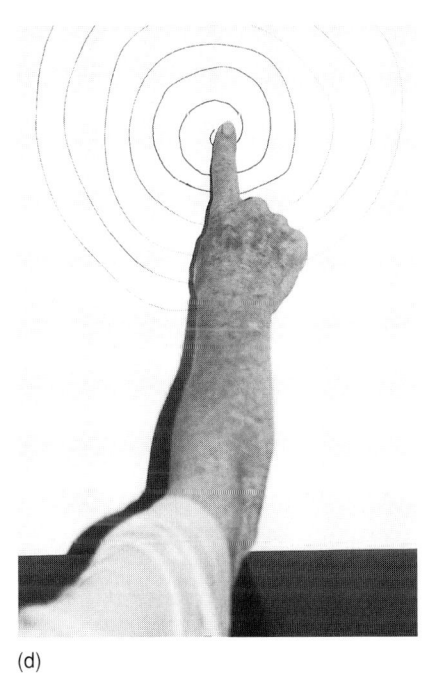

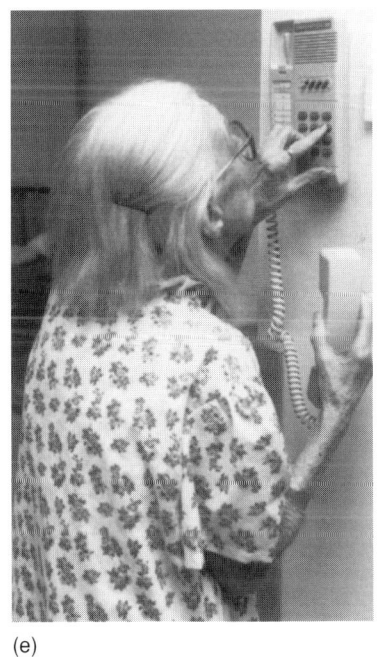

(d) (e)

図5-18 手の操作と技能の練習。これらの課題により手指，手関節，前腕の運動の協調性をトレーニングする
(a) カップ内から小さな物を拾い上げる
(b) ペンを180°回転する
(c) 「スパイダー (spider)」握りを用いる
(d) 線に触れないように円をたどる
(e) 電話のキーパッドを押す。

der)」握り（Kapanji 1992）を用いて皿や大きな瓶のふたを拾い上げて持つ（図 5-18c）
- テーブルの一側から大きな物を拾い上げ，他側に置く；重さや動かす距離を変化させる
  - 水の入ったグラスを持ち，飲む
  - 水の入った水差しを持ち，グラスに注ぐ；水の量，水差しの大きさを変化させる
  - 水の入ったマグカップを持ち，飲む
- ストップウオッチを用いてグループの他のメンバーの時間を計る
- より難しい課題（より複雑な，あるいはより筋力を必要とする課題）
  - コンピュータのキーボードをタイプする，ジョイスティックを用いてコンピュータゲームをする
  - 絵を描く，字を書く
  - 線に触れないように円をなぞる（図 5-18d）
  - 電話のキーパッドを使用する（図 5-18e）
  - ペグボード課題，ボードゲーム，トランプ
  - ドアハンドルやノブを回す
  - ボールをつく，キャッチボールをする
  - 雑誌のページをめくる
  - 水の入ったシチュー鍋（取っ手が1つのもの，2つのもの）を持ち上げ，移動する
  - 水の入ったグラスやティーカップを持ちながら歩く

Check
- 母指と手指の側面ではなく，指腹で把持する。
- これらの課題では手関節を伸展位にする。
- すべての対立運動は CMC 関節でおこるべきである。

▶ 両手の練習

患者が麻痺側上肢で単純な運動をコントロールできるようになったら，なるべく早く両手の運動を開始すべきである（図 5-19）。最初の2つのエクササイズはわずかな筋活動で行うことができる。必要に応じて，弾性包帯を用いて取っ手に手を固定する。
- 上肢サイクリング
- 固定自転車（上肢を含む）
- 壁を押す（プッシュアップ）
- 水差しに入った水をカップ・グラスに注ぎ，元に戻す
- タオルをたたむ
- こね棒を前後に転がす
- テーブル上のコインを他方の手にすくい集める
- 瓶，缶のふたをあける
- ポリスチレンカップから他のカップに水を注ぐ（カップを変形させないようにする）
- 水の抵抗に抗してコーヒーメーカーを上げ下げする
- キーボードのタイピング——2本指から始める，以前に熟練していた場合にはさらに進める
- ポケットから小さな物を取り出す
- 新聞を保持する——テーブル上でページをめくることから始め，手に持った状態でページをめくるところまで進める
- 戸棚の箱に手を伸ばす，能力に応じて重さを変える
- 異なった形，重さの大きな物を拾い上げ，置く
- 物をのせたトレイを持っての歩行，段差昇降，立ち上がり
- 投げる，受ける
- ボールの操作

患者が特定の道具（歯ブラシ，くし，仕事やレクリエーションに使う道具）を操作することを学習するためには，セラピストは患者の動作のパフォーマンスを分析し，どの要素が効率的なパフォーマンスを妨げているかを明らかにする必要がある。刃物類を使用するためのトレーニングの一例を BOX5-3 に示す。

▶ 筋力トレーニング

脳卒中後に筋活動がみられる患者では，上肢の筋力低下を改善することができる。筋力発生能力

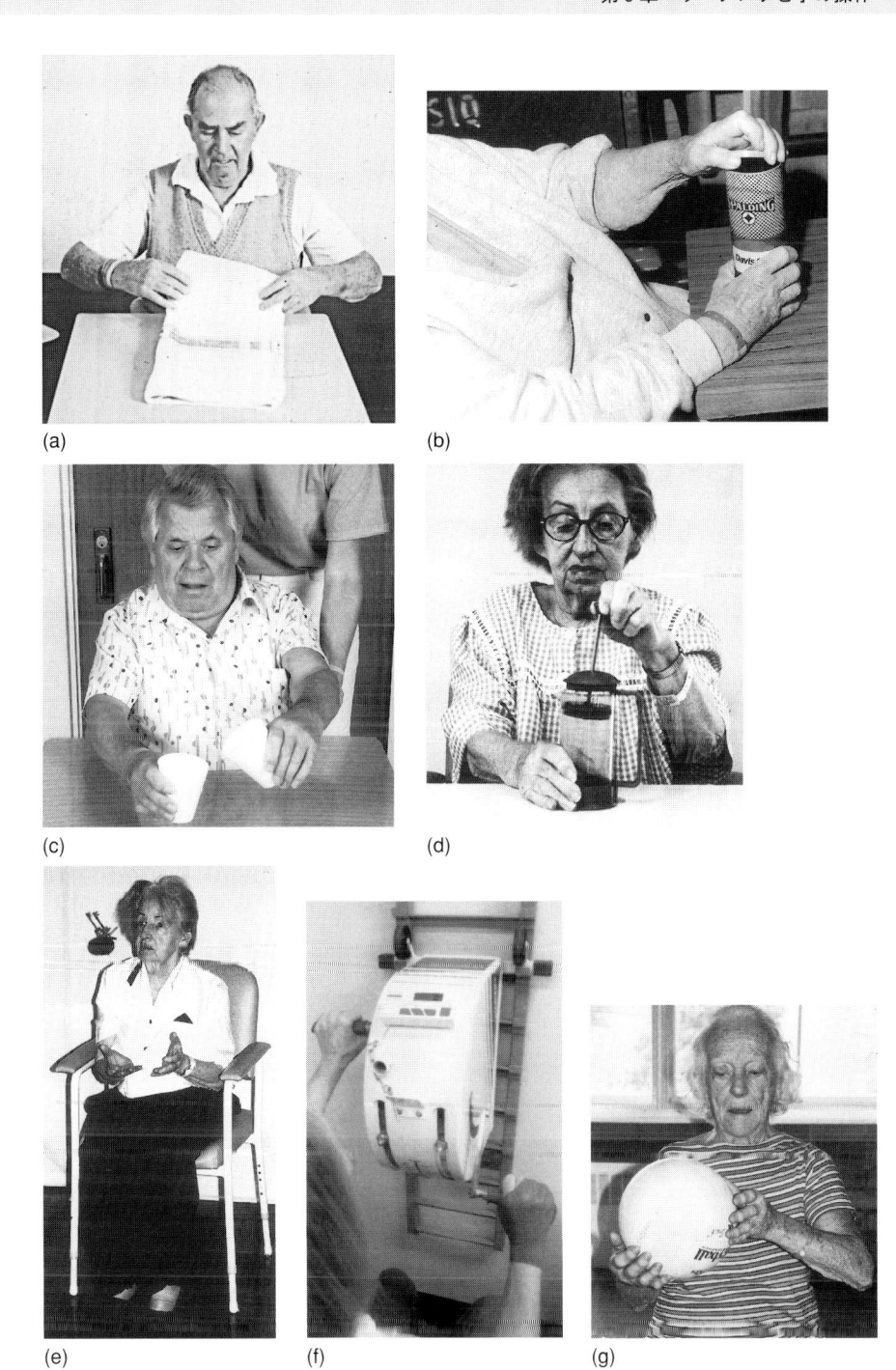

図5-19 両手の練習
(a) タオルをたたむ
(b) 缶のふたをとることとふたを回してあけることは異なった動作である
(c) 一方のカップから他方のカップに液体を注ぐ
(d) 上げ下げする動作
(e) 鍵を受け取る
(f) 上肢サイクリング
(g) 両手間でボールを転がす

BOX5-3 両手トレーニング――刃物類の使用

課題*1	動作
手の中に拾い上げるときのフォーク，ナイフ，スプーンの操作	前腕回内位で，母指と手指で手の中の小さな物をひっくり返す。 道具を拾い上げて使える位置にする。
第4指，第5指，手掌との間でのフォーク，ナイフの保持	母指と第4指か第5指で小さな物を拾い上げ，置く；物を持って前腕を回内・回内位する。 第4指と第5指と手掌で紙，プラスチック粘土などを持つ――他の手で把持した紙を引き抜いてみる。
食べ物を押さえるあるいは切るためのフォーク，ナイフの押し下げ	前腕をテーブル上に置き，第3，4，5指を握り，示指でプラスチック粘土を押す。示指のIP関節は伸展位とする。
スプーンで飲む*2	スプーンを持ち，液体を口に運ぶ。液体がこぼれないように手を動かす練習。

*1 最初のトレーニングのあと，これらの課題を食物がある状態で練習する。
*2 空間内を手でスプーンを運ぶ間，スプーンを把持を維持し，液体を平らに保たなければならないので難しい課題である。

を再獲得する患者では，筋力トレーニングにより，特に上肢90°以上の挙上位で行われる課題に用いられる筋群および対象物の把持・保持に関与する筋群に改善がみられるようである。

Note
- 量と強度（すなわち，抵抗量と反復回数）は，個人の能力に応じて増加する。10回を上限として3セットを行うことを指標とする。
- 筋力トレーニングにより痙性を高めることなく筋力を増強することができる。
- 弾性バンドエクササイズは異なった色のバンドに変えることにより進行する。各エクササイズはバンドが緊張した状態（弛みをとった状態）から開始する（第7章）。

いくつかの例
- 握力計，バネ抵抗を用いた把持装置，プラスチック粘土を使用した把持エクササイズ
- 肩甲上腕関節屈筋群・外転筋群・外旋筋群，肘関節屈筋群・伸筋群のための弾性バンドエクササイズ（図5-20）
- 手関節伸筋群・屈筋群および上記の筋群のための，手に重りを保持した状態でのエクササイズ
- リーチング，リフティング，手の操作課題において徐々により重い物を使用する

▶ 肩の痛みの予防

筋力低下，関節不動，廃用による軟部組織・関節変化の結果として，癒着性関節炎，腱炎，滑液包炎が生じ，肩や手関節の痛みを引きおこす。これらの炎症性・有痛性病変は肩関節の損傷がトリガーとなることがある。弛緩した上肢を長期間懸垂することにより肩甲上腕関節の関節包構造が過剰に伸張され，肩甲上腕関節の亜脱臼がおこることがある。脳卒中発症後の最初の2週間以内に無痛性の可動域低下がおこり（Bohannon, Andrews 1990），3週間以内に亜脱臼がおこる（Chaco, Wolf 1971）。これらはよくみられる脳卒中の合併症であり，他書

(a) (b) (c)

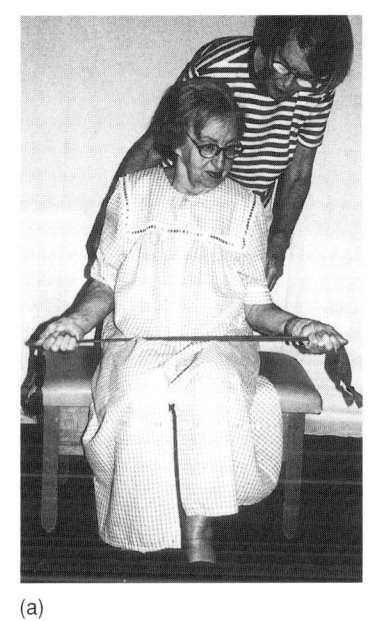

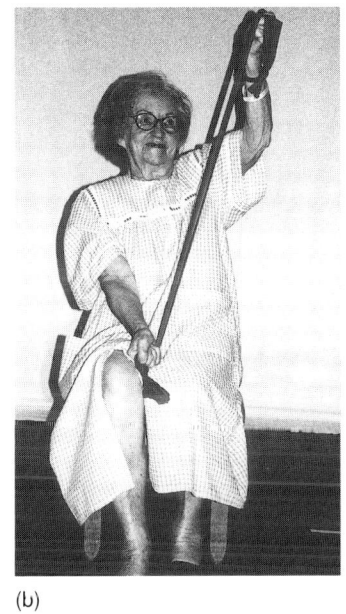

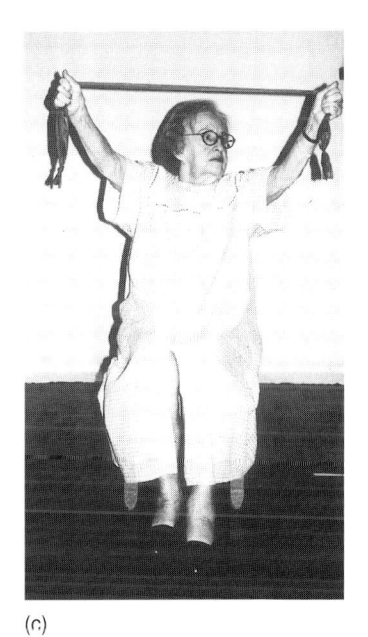

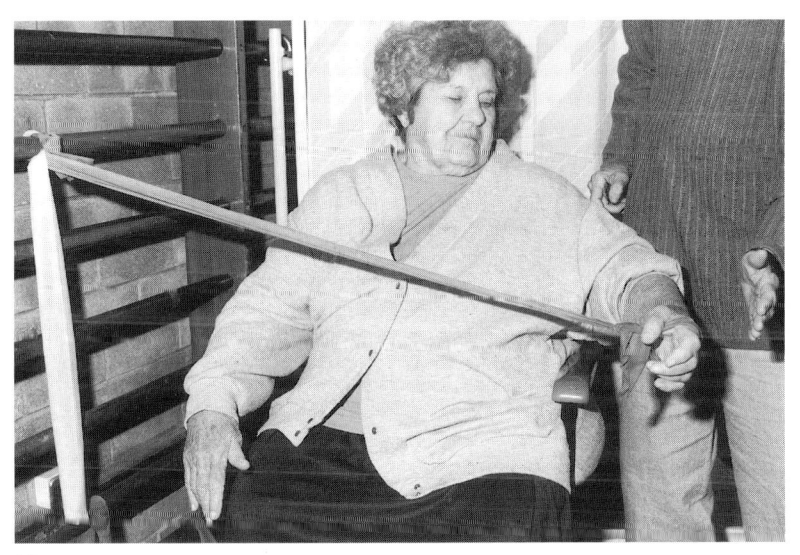

(d)

図5-20 弾性バンドエクササイズ
(a)肩甲上腕関節外旋筋群のためのエクササイズ
(b, c, d)特に肩甲上腕関節と肩甲帯筋群に焦点を当てたエクササイズ

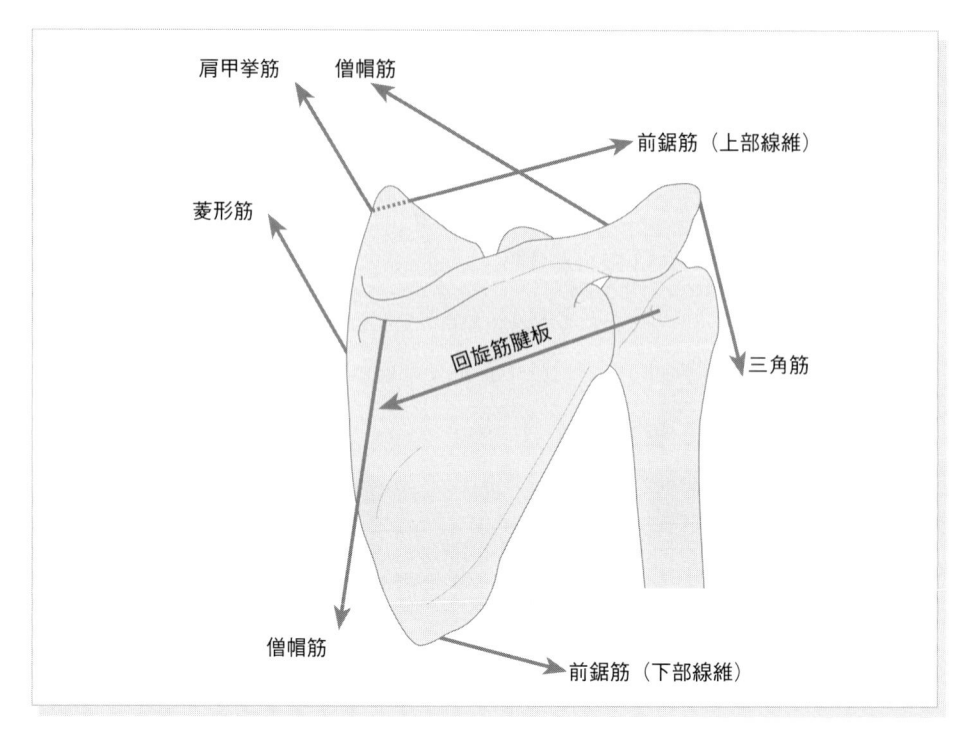

図5-21 肩甲帯の筋群と肩関節に作用する主な力
(Peat 1986, によるDvir and Berme 1978 より許可を得て引用)

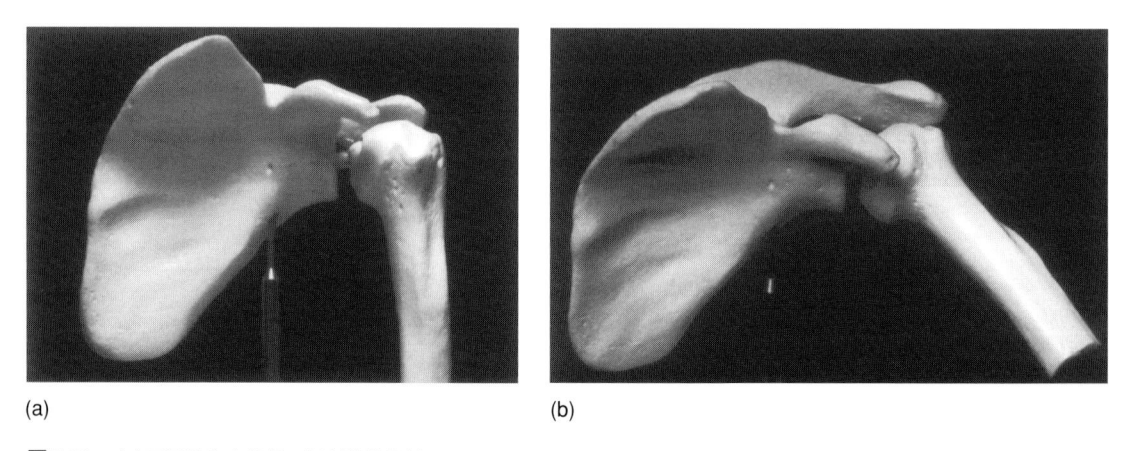

図5-22 (a)肩甲骨と上腕骨の解剖学的関係。
(b)外転中に上腕骨の外旋がおこり，上腕骨大結節が肩峰突起に当たらないようにしている。

> **BOX5-4** 肩の痛みの予防プロトコル
>
> - 1日に少なくとも30分間のポジショニング。
>   - 背臥位で：両手を頭部の後ろに（**図5-9b**）
>   - テーブルで：肩甲上腕関節の外転，外旋（**図5-9c**）
> - 車いす上でのポジショニング：肩甲上腕関節の回内・外旋中間位，上肢をガーター上に置く（**図5-23**）。日中になるべく上肢が内旋位にならないようにする。
> - 肩甲上腕関節の外旋筋群，外転筋群，屈筋群の無痛性自動運動，指標として肩甲上腕関節90°と最大挙上の間を重要視する（**図5-18d**）。
> - 電気刺激：三角筋前部線維と後部線維
> - 他動的関節可動域エクササイズ。患者の腕を引っ張るような肩を損傷させる可能性のある動作を避ける。

で詳述されている（Carr, Shepherd 1998, 2000）。

肩の痛みは機能的回復にマイナスの影響を及ぼし，リハビリテーションを遅延させることが知られている（Bohannon ら 1986, Wanklyn ら 1996）。痛みの主な原因は癒着性関節包炎によるものであり（Ikai ら 1998），これは持続的な肩甲上腕関節内旋・内転位での不動により生じている可能性がある。筋の変化，特に適応的剛性，内旋一内転筋群の短縮，肩甲上腕関節外旋筋群・外転筋群の弱化は肩の痛みの発生に関係がある（Bohannon 1988）。痛みの原因として肩甲上腕関節の亜脱臼が考えられているが，そのようなエビデンスはない（Arsenault ら 1991, Ikai ら 1998, Zorowitz 2001）。しかし，亜脱臼がみられる肩関節の他動運動では，関節面の間に伸張された軟部組織が挟まれるために痛みが出現する可能性がある。

他動的関節可動域エクササイズが，肩関節の損傷や無症候であった麻痺側の肩関節異常の活性化に関与していることが示唆されている（Kumar ら 1990, Cailliet 1991）。肩関節周囲筋群（特に肩甲骨と上腕骨を連結する筋群）（**図 5-21**）の適応的短縮は，肩甲上腕運動を阻害し，その結果として軟部組織の微細断裂を引きおこす。肩甲上腕関節の外旋を伴わずに肩関節が他動的に屈曲あるいは外転され，肩甲骨に対して上腕骨頭が圧迫されると，軟部組織のインピンジメント（impingement）がおこることがある（**図 5-22**）。

肩関節の偶発的外傷が肩の痛みに関与しているため（Wanklyn ら 1996），このような外傷を予防する必要がある。特に，ベッドから起きることやいすから立ち上がることにかなりの介助を必要とする患者ではこのような損傷がおこりやすい。上肢を引っ張って患者を持ち上げることによって，随意的筋活動に保護されない肩関節の損傷を予想以上に引きおこし，軟部組織の断裂をおこす可能性がある。

脳卒中ではない人の場合と同じように，あらゆる痛みの訴えを検査し，適切な介入を行うべきである。これが関節モビリゼーションのような治療を開始するきっかけとなる。特に外旋，外転，屈曲への自動的エクササイズおよび他動的伸張に重点をおいた標準的な肩の痛みの予防プログラムが有痛性肩関節の予防に最適である（**BOX5-4**）。

筋力低下が著しく，上肢を使用しない患者に亜脱臼が好発し，主として不活発な軟部組織が重力によりストレッチされることによっておきる。肩甲骨関節窩を垂直位にする肩甲骨下方回旋との関連性が考えられていたが，事実とは異なることが最近の研究で示唆されている（Culham ら 1995）。亜脱臼の減少は肩関節外転可動域の増加と著しい運動回復と関係がある（Zorowitz 2001）。

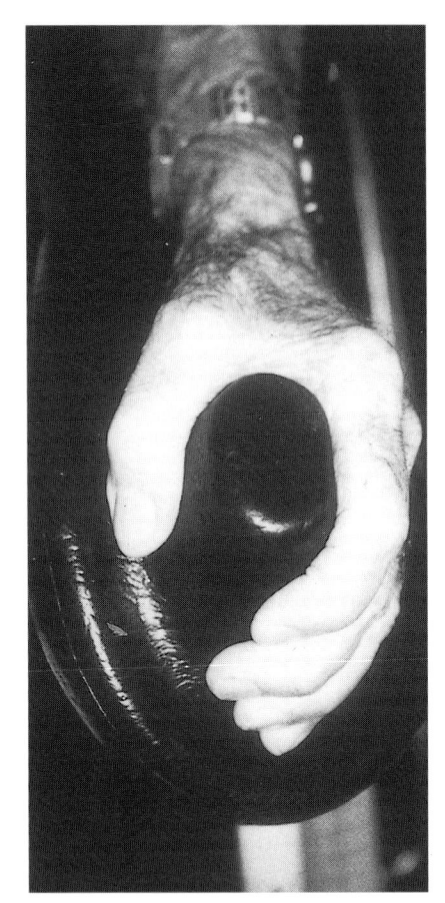

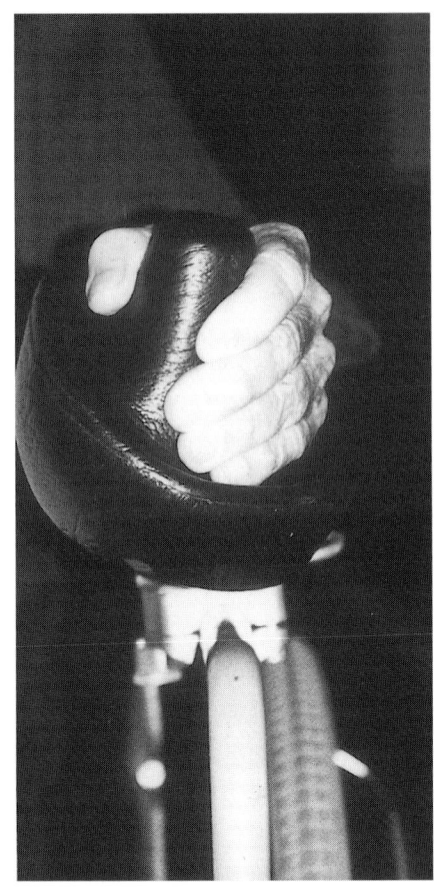

図5-23 肩甲上腕関節と前腕を中間位に支持し，手関節部で手が転がらないようにガーターを調節する。右側に示すように傾斜を増加することにより手関節を圧迫する。

肩関節を支持するためのスリング

亜脱臼と肩の痛みの予防を期待して多くのスリングとサポートが臨床で用いられる。サポートのなかにはすでにみられる亜脱臼をある程度矯正するものもあるが，亜脱臼を予防するというエビデンスはない。ほとんどのタイプのスリングは機能的な上肢の回復にとって，①スリングが学習された麻痺側上肢の非使用を促進すること，②スリングが肩甲上腕関節の内旋筋群，内転筋群の拘縮とこわばりをおこす，の2つの理由で禁忌となる。これらの理由で，少なくとも肩甲上腕関節を内旋位に保持する三角巾やその他のスリングを装着すべきではない。早期の段階における介助入浴中の損傷の可能性を予防するために使用する場合は例外である。

脳卒中の急性期において，上肢が麻痺し，肩関節周囲筋に随意的活動がほとんどみられない，あるいはまったくみられないときのみにアームサポートを考慮すべきである。上肢を自然な状態で体側に懸垂するカフタイプのスリングは，患者がスリングの装着に不快感を感じない場合には，座位からの立ち上がりや歩行練習中に装着してもよい。座位時にテーブル上や車いす上のアームガーター上で上肢を支持する。肩が落ちない高さにアームガーターを調節し，回内筋群の短縮と前腕に対する手関節の回内を防ぐよう上肢を位置させる。

皮膚反応を防ぐ非アレルギーテープ上に非伸張性テープを使用した肩ストラップは，上肢をある程度自動的に使用できる患者に，ある程度の支持と

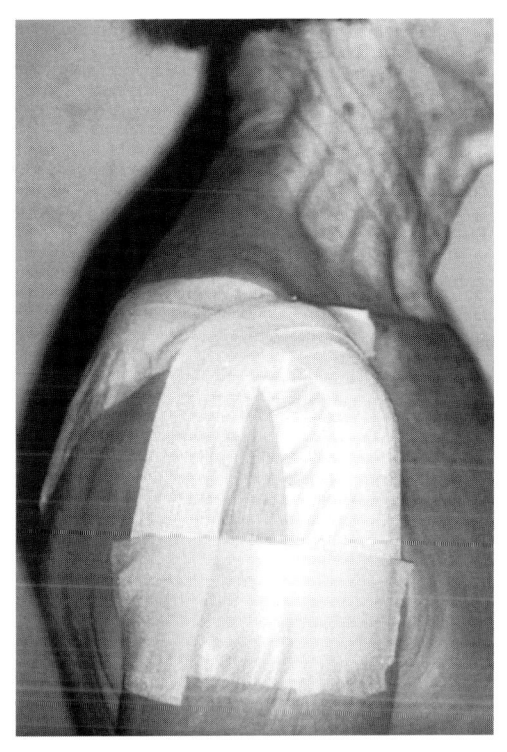

図5-24 上肢を支持するストラッピング
(J McConnellより提供)

心地よさを与える（図 5-24）。

6 特別な方法に関する注意

強制的使用：強制誘発運動療法 (constraint-induced movement therapy)

Taub（1980）は，一連の霊長類の研究を行ったのちに，「学習された不使用（learned non-use）」と呼ばれる現象を記載した。彼が提唱した「学習された不使用」は，運動制御と筋力が十分なレベルであり，臨床検査でよいスコアを記録したにもかかわらず，退院後在宅で麻痺側上肢の使用が困難である患者の根底にある可能性がある。エビデンスのある強制的に上肢を使わせる1つの方法は，非麻痺側の拘束と意味のある運動課題の集中的練習を組み合わせる方法である（Taub, Wolf 1997)。このアプローチの理論的根拠は，上肢の不使用は運動の条件抑制が関与する学習現象であるとするものである（Taub 1980)。集中的反復練習と拘束により，現実的に動く必要性を生み出すことによってこのような条件反応を克服できる可能性がある。これとは対照的に，標準的な病院およびリハビリテーション環境では，患者に対する要求は限られ，麻痺側上肢の使用が刺激されない。日がたつにつれて患者は非麻痺側上肢を使用することとスタッフの援助によって，種々のことにどうにか対処できるようになる。非麻痺側上肢に集中し，過使用が明らかであるにもかかわらず，一側上肢による車いす駆動が行われ，スリングを装着して日中のほとんどの時間，麻痺側上肢を保持していることがいまだに頻繁に行われている。

少数の患者群を対象としたいくつかの研究において（表5-1)，スリングにより非麻痺側を拘束した状態で集中的に練習を行うことにより，運動機能が有意に改善し（Taubら 1993, Kunkelら 1999,

表5-1 上肢機能：臨床帰結研究

参考文献	対象者	方法	期間	結果
Sunderlandら 1992	132名 <発症後5週 平均年齢67.5 (範囲32～92)歳	層別無作為統制デザイン ET：強化された治療(より集中的＋運動学習テクニック CT：従来の治療(ボバース)	ET：10週 CT：18週 ET群は1週間に2倍以上の治療を受ける	1か月で：CTに比較してETで有意に大きなExtended Motricity Index(EMI)の改善($p<0.01$) 6か月で：群間に有意差なし；しかし、ET-軽症群にEMI、Nine Hole Peg Testにおいて有意に良好な上肢機能($p<0.01$) 上肢痛の頻度：ET＜CT
Sunderlandら 1994	97名			1年後のfollow-upで改善は維持されなかった
Taubら1993	9名 ＞発症後1年 平均年齢65歳	分離グループデザイン 1：CIMT：非麻痺側の拘束＋患側上肢の練習 2：注意－比較群：自動的トレーニングを行わない(患側上肢に注目した方法＋他動運動)	14日 拘束：覚醒時間の90% トレーニング：6時間 5日/週	1：Emory Motor Function Testでの時間の減少および一連の課題(Arm Motor Activity Test)を行うのにかかる時間の有意な減少 2：どの検査にも改善はみられず 2年後のフォローアップ：改善が維持されていた
Butefischら 1995	27名 発症後3～19週 年齢35～80歳	マルチプルベースラインデザイン 1：手関節と指に対する反復的抵抗エクササイズ 2：上記のトレーニング後2週間のTENS	基準線：3週間(45分間のボバース治療)8週間 15分を2回/日	基準線：両群に変化なし 1：握力($p<0.006$)、最大等尺性手関節伸展力($p<0.05$)、等張性手関節伸展のピーク加速度($p<0.05$)の有意な増加 2：改善はみられず
Liepertら 1998	6名 発症後6か月 平均年齢51.9±10.9歳	検査前，検査後デザイン CIMT：非麻痺側の拘束(手のスプリントとスリング)＋患側上肢の集中的トレーニング	拘束：詳細不明 トレーニング：2週間 6時間/日，5日/週	Amount of Use Test(AOU)，Motor Activity Log(MAL)で運動機能が有意に改善。患側大脳半球の運動誘発電位の振幅、および短母指外転筋の活動を誘発することができる皮質領域の大きさの有意な増加($p<0.05$)
Lincolnら 1999	282名 <発症後5週 年齢の中央値73歳	単純盲検無作為統制デザイン RPT：ルーチーンのボバース治療 QPT：資格のあるPTによる付加的な治療 APT：助手による付加的な治療	5週間 RPT：30～40分，5日/週 QPTとAPT：10時間の付加的な治療	99例の被検者が研究を終了 上肢機能には有意な効果はなし 3か月，6か月時点のAction Research Arm Test(ARAT)，Rivermead Motor Arm Score(RMAS)に群間に有意差なし
Parryら1999	上記と同じ	上記と同じ	上記と同じ	比較的軽度な障害群の帰結DATAでは、APTはQPTとRPTと比較してARATとRMASに有意な増加を示した。
Whitallら 2000	16名 ＞発症後12か月 年齢44～89歳	単一グループデザイン リズムの手がかりを伴う両側性の反復的上肢トレーニング(BATRAC)	6週間 20分，3回/週	Fugl-Meyer Upper Extremity Test，Wolf Motor Function Testにおいて有意な改善($p<0.05$) 2か月後のフォローアップ：改善が維持されていた
Blanton, Wolf 1999	1名 発症後4か月	1症例デザイン CIMT：非麻痺側手の拘束(ミトン)＋課題の練習	14日 拘束：すべての覚醒時間 トレーニング：6時間/日，5日/週	施行後のWolf Motor Function Test(WMFT)，Amount of Use Test(AOU)，Motor Activity Log(MAL)の改善。 3か月後のフォローアップ：WMFTとAOUがさらに改善
Miltnerら 1999	15名 ＞発症後6か月 平均年齢54(33～73)歳	基準線，施行前，施行後デザイン CIMT：非麻痺側上肢の拘束(ハンドスプリントとスリング)＋トレーニング(シェイピング)	12日 拘束：覚醒時間の90% トレーニング：7時間/日で8日	基準線と施行前との間に変化なし。 WMFTの時間スコアが有意に減少。 麻痺側上肢の使用の増加(AOU，MAL) 6か月後のフォローアップ：機能的な改善が維持されていた

表5-1 上肢機能：臨床帰結研究（つづき）

参考文献	対象者	方法	期間	結果
Kunkelら 1999	5名 >発症後3年 平均年齢53（47～66）歳	施行前，施行後デザイン CIMT：非麻痺側上肢の拘束（スプリントとスリング）＋トレーニング	14日 拘束：覚醒時間の90％ トレーニング：6時間/日で10日間	WMFTの時間スコアが有意に減少 Actual Amount of Use（AAUT）は98％増加 3か月後のフォローアップ：改善が維持されていた
Liepertら 2000	13名 >発症後6か月 42～68歳	基準線，施行前，施行後デザイン CIMT：非麻痺側上肢の拘束（スプリントとスリング）＋トレーニング	12日 拘束：覚醒時間の90％ トレーニング：6時間/日で8日間	基準線に変化なし 施行前から試行後：MALに有意な改善（$p<0.0001$）。経頭蓋磁気刺激（TMS）は機能的結果と類似 6か月フォローアップ：機能的改善は維持された 皮質領域サイズ両側の大脳半球でほぼ同一
Leipertら 2001	9名 発症後4～8週 平均年齢：59.7（50～72）歳	基準線 t_0-t_1：1週間の「従来の」治療，詳細不明 強制使用 t_1-t_2：非麻痺側手の拘束（前腕スプリント＋「従来の」治療	1週間 拘束期間はあらかじめ個々により固定	t_0-t_1：Nine Hole Peg Testに変化なし。TMS：運動出力領域に変化なし t_1-t_2：Nine Hole peg testで有意に時間が減少（$p<0.02$），握力増加（$p<0.00$）。TMS：障害された人脳半球の運動出力領域は麻痺側大脳半球よりも有意に増加した
Nellesら 2001	10名 <発症後22.8日 E：68.0±3.6歳 C1：63.0±3.0歳	無作為統制デザイン E：課題―指向型トレーニング C1：他動運動，ストレッチ，軟部組織モビリゼーション C2：年齢を一致させた健常ボランティア	3週間 1セッションに45分	E：連続的なPET画像で機能的な脳の再組織化がみられた（下部頭頂皮質 inferior parietal cortex（IPC）に両側性に，また，対側の感覚運動皮質により活動がみられた） C1：同側のIPCの活動低下 C2：年齢を一致させた健常ボランティアには変化なし

C；対照群，CIMT；constraint-induced movement therapy，E；実験群，PET；position emission tomography，Rx；治療，Ss；被検者，TENS；Transcutaneous electrical nerve stimulation

Miltnerら 1999），少なくとも6か月間効果が持続することが示されている（Miltnerら 1999）。最も重要なことは，これらの研究の多くで，実際の環境での麻痺側上肢の使用量が劇的に改善していることである（例：Kunkelら 1999）。一側のグローブ（手指は自由）を用いたTaubとWolf（1997）による1つの研究においても同様の効果が示されている。グローブを使用することにより，非麻痺側上肢を使用しないことを意識するきっかけとした。拘束のみを行い，集中的な課題指向的エクササイズとトレーニングを行わなかった研究においても，同等の結果が得られたこと（例：Van der Leeら 1999）に注意することが重要である。

セラピストは拘束を行うことを懸念することが多いが，脳卒中発症後14日以内の患者の研究において，患者は拘束によく耐え，プログラムから脱落したり，非麻痺側による代償が行えないことにより独立性が失われたりすることがなかったと報告したことは興味深い（Dromerickら 2000）。

拘束して集中的かつ意味あるエクササイズを行うことの説得力のあるエビデンスは，脳卒中後の脳再組織化の研究から導くことができる。これらの研究では，麻痺側上肢の使用増加，運動パフォーマンスの改善，脳再組織化との間の関連性が示されている。Liepertらは，限局的な経頭蓋磁気刺激（transcranial magnetic stimulation）を用いて，隣接脳領域のリクルートメントを示唆する障害された大脳半球における手の筋の出力領域の拡大を含む明らかな脳変化を報告した（Liepertら 1998, 2000）。これらの変化は6か月後にも依然としてみられた。

このような介入を行うべき患者は，いくつかの「最小限の運動基準（minimum motor criteria）」（Taub, Wolf 1997）を満たし，麻痺側上肢を随意的に動かす能力があるにもかかわらず，日常の課題に

BOX5-5　強制誘発的運動療法の推奨プロトコル

試験対象患者基準	Wolfの最小運動基準：手関節を随意的に少なくとも20°，手指のIP, MCP関節を少なくとも10°動かすことができる。5日/週で2週間の初期トレーニングプログラムに参加できる。
拘束	非麻痺側の手関節をやや伸展位に固定するハンドスプリント＋スプリント，あるいはミット/グローブ＋非麻痺側を使用しないように指導。 平日処方された時間で，2週間装着する。
行動学的接触	拘束なしで行う動作（例：入浴，更衣の一部，バランスが重要な動作）と拘束して行う動作（例：食事，整容，トイレ，いくつかの家事）について患者と話し合う。
エクササイズのプログラム	患側上肢を目的とした，処方された時間の課題指向型トレーニングと練習＋ホームエクササイズ。
測定	介入前および2週間後。

おいて麻痺側上肢を用いていない患者である。これまでのところ，このような患者に効果があると報告されているが，最小限の運動基準を満たしていない患者に対して有効か否かに関しては明らかではない。しかし，TaubとWolfの研究で最小限の運動基準を満たしていない1名の患者では，日常生活動作に改善がみられなかった。

これまでに報告されたほとんどすべての研究において，非麻痺側上肢の拘束は，ハンドスプリントおよびスリングを1日のほとんどの時間（特定の機能を除いた覚醒時間の90％）装着し，14日間装着することにより行われた。ミットやグローブの装着もまた効果的な拘束となるというエビデンスはあるが，スタッフが伴って非麻痺側を使わないように積極的に促さなければならない。ミットやグローブは，危険なときにその上肢を使用することができるという利点がある。これらの研究において，患者は集中的に6時間の課題—指向型エクササイズおよびトレーニングに参加したが，より短い時間でも効果的である可能性があり，この問題に関してはさらに研究が必要である。

Taubらは拘束に対する患者の理解とコンプライアンスを次のようにして確認している。

1. スプリントの脱着を患者自身で自立して行えるように指導する。
2. 各患者に行動の面で契約を取り決め，日常の生活のなかで（入院患者・外来患者ともに），どの動作を拘束して行い，どの動作を両手で行うかを判断する（詳細についてはMorrisら1997を参照）。
3. 治療時間以外の患者の動作をモニターするために日記をつけさせる。

BOX5-5のプロトコルにおいて，TaubとWolfの研究に準じた方法論を概説した。このプロトコルはまず2週間行われ，必要に応じて継続してもよい。

▶ コンピュータ支援トレーニング

調節可能なレバーやジョイスティックでコントロールするコンピュータゲームが上肢運動の種々のトレーニングで利用されることが次第に多くなってきている。エルブ麻痺の13歳の少年に行ったトレーニング研究で，効果が報告されている（Krichevets

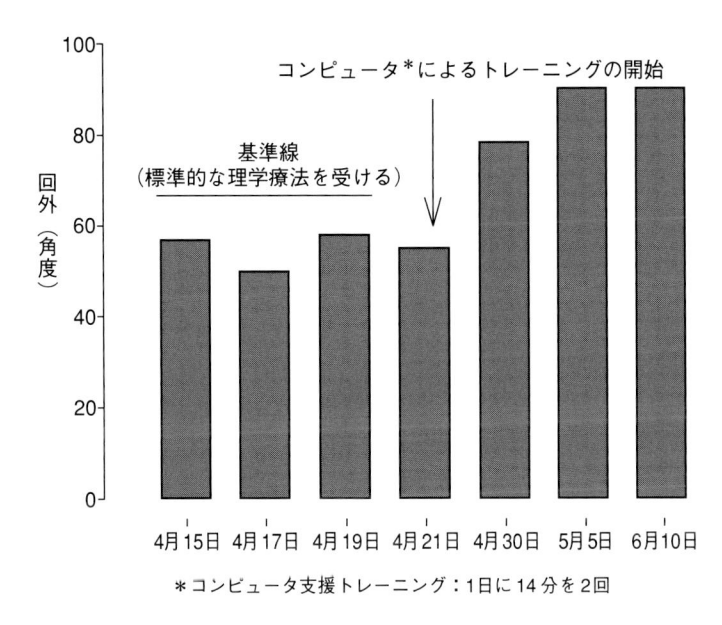

図5-25 コンピュータシステムを用いた6週間の回外トレーニング後の一症例（図5-12参照）の結果
(Dr S Kilbreathのご厚意による未公開のDATA)

ら1995）。このような方法でゲームを使用することは，運動自体よりもむしろ運動の帰結に焦点が当てられ，興味ある課題に積極的に参加する動機づけ効果が強力な促通因子となっている。またコンピュータは特定の筋群の筋力トレーニングにも用いられる。手の筋力強化装置をコンピュータに接続し，ゲーム操作を行うために特定の大きさの力を発生することが要求される（Pashley 1989）。効果を示す肯定的な報告がいくつかある（King 1993）。脳卒中後の一症例（図5-12に示す）に対してコンピュータ支援トレーニングを行った結果，回外の自動可動域に臨床的に有意な変化がみられた（図5-25）。

電気刺激

筋の2次的な適応的変化の減少，筋活動の開始，回旋筋腱板と肩甲上腕関節の関節包の伸張の予防を目的とした電気刺激の可能性に関する興味が高まっている。早期の段階で自動運動がほとんどみられない人に対しても電気刺激により反復的筋エクササイズを行うことができる（Chae ら 1998, Chae, Yu 2000）。このような反復的エクササイズは筋線維の収縮性を維持する手段となる。

2つの包括的なレビュー（Chae, Yu 2000, Price, Pandyan 2001）によると，電気刺激により肩甲上腕関節の無痛性他動的外旋可動域の増加と亜脱臼の軽減がみられるとするエビデンスがあり，短期的目標としての神経筋電気刺激の使用が支持される。機能的電気刺激（functional electrical stimulation；FES）——特定のパターンの筋活動をおこすための多くの収縮部位の使用——は，脳卒中後に好影響を及ぼすことが示されている。たとえば，棘上筋と三角筋後部線維への1日に数時間の電気刺激により，痛みと亜脱臼を予防し，肩甲上腕関節の外旋可動域に改善がみられた（Faghri ら 1994, Chantrain ら 1999）。また棘上筋および三角筋後部線維内に埋め込んだ筋内電極により同様の効果があることが報告されている（Yu ら 2001）。自動的な手関節と指の伸展の改善および，他動運動に対する抵抗と同時収縮を低下させることが示されている（Chae ら 1999, Powell ら 1999, Cauraugh ら 2000）。しかし，機能的動作の改善への一般化に関するエビデンスは限られたままである。上肢機能は短期的

表5-2　上肢機能の検査[*1]

検査	参考文献	検査方法
機能的検査 Motor Assessment Scale: upper limb items	Carrら 1985, Poole, Whiteney 1988, Malouinら 1994	検査は8の異なる運動項目からなり，それぞれ7点スケールで測定される。3つの項目は上肢機能を測定する：上腕機能，手の運動，進んだ手の活動テストは厳格に標準化されて行われる。高得点を獲得した患者には下のNHPTなどを用いて器用さの検査を行う。
Nine-hole Peg Test（NHPT）	Mathiowetzら 1985	器用さの測定。患者が9個のペグを持ちボード上の穴の中に入れるという検査を完了するのにかかる時間を測定する。
握力	Mathiowetz 1990, Bohannonら 1993, Hermsdorfer, Mai 1996	握力計
Spiral test	Verkerkら 1990	協調性の測定。患者はできるだけ速く2つの1cm離れた螺旋の間で触れないように線を描く。小脳性失調の患者に特に有用である。
Arm Motor Mobility Test（AMAT）	Koppら 1997	1〜3要素からなる日常の13活動を行う能力の測定。それぞれの課題を遂行するのにかかる時間をストップウオッチで測定；活動はビデオテープに記録し，6段階で点数化する。
Action Research Arm Test（ARA）	van der Leeら 2001	異なる大きさ，重さ，形の物の把持，動かす，リリースする能力を3つのサブ検査（把持，グリップ，ピンチ）を4段階（0〜3）で測定することによって検査する。2点と3点はオリジナルスケールでは質的であるが，それぞれの項目に時間を設定することによって主観が入ることを防止できる。
実生活での上肢使用の測定 Motor Activity Log：Amount of Use Scale（AOU）	Taubら 1993	生活における上肢の実際の使用に関する情報を供給する。患者は半構造化された面接で，特定の期間中に14の日常活動を行ったか，行ったのであればどの程度うまく行えたかを6段階の評点で報告する。
Actual Amount of Use Test（AAUT）	Taubら 1993	21項目において上肢の実際の使用を3点スケールで測定する。患者はビデオテープに記録する。
生体力学的検査	Trombly 1993参照	リーチングの運動学的分析
肩関節の関節可動域	Mngomaら 1990	等運動性力測定：LIDO Active System[*2]，肩甲上腕関節の他動的外旋に対する抵抗の妥当性，信頼性のある測定 角度計＋ハンドヘルドダイナモメータ（力を基準化するため）
等尺性筋力の検査		ハンドヘルドダイナモメータによる測定；握力測定[*3]；ピンチ力測定[*3]
感覚検査	Lincolnら 1998 Carey 1995	Nottingham Sensory Assessment 触覚弁別検査 固有受容弁別検査

[*1]　検査の条件は標準化しなければならない
[*2]　Loredan Biomedical Inc., 3650 Industrial Boulevarde, West Sacramehto, CA, 95691, USA.
[*3]　Digital Pinch / Grip Analyser, MIE Medical Research（Sunderlandら 1989参照）

には改善するとしても、長期的に維持される効果は認められないかもしれない（Sondeら 2000）。また、患者が上肢の機能的使用を再獲得したときにのみ、電気刺激の有益な効果が治療終了後も維持されることは注目に値する（Yuら 2001）。

EMG 信号からの求心性バイオフィードバックと電気刺激を組み合わせることが効果的である（Franciscoら 1998, Cauraughら 2000）。たとえば、随意的手関節伸展がわずかにみられる人において、手の技能および運動評価スケール（Motor Assessment Scale）に改善が認められたことが報告されている（Cauraughら 2000）。しかし、ある程度自動的な上肢の使用が可能な被検者で、EMG にトリガーされた電気刺激と反復的な手のエクササイズを比較した別の研究では、2週間の電気刺激後に握力や最大等尺性および等張性の手関節伸展筋力に改善は認められなかったが、2週間の手のエクササイズプログラム後にはすべての検査で改善が認められている（Hummelsheimら 1997）。著者らは電気刺激は、運動学習に不可欠である認知的な取り組みを必要としないことを指摘した。このことは後者の研究では、反復による随意的な手のエクササイズのほうが、EMG にトリガーされた電気刺激よりも優れていたという事実を一部説明できるかもしれない。運動学習を強化するために課題指向型トレーニングと電気刺激を組み合わせている研究は少ないが、良好な結果が示されている（Mackenzie-Knapp 1999）。

今後の臨床研究により、適応患者、これらの利益内容、最適な処方量が明らかにされるであろう。将来、周期的かつ EMG にトリガーされた電気刺激が仲介する自動的反復運動トレーニングを用いた神経筋電気刺激が、特定の患者の運動学習を促通する課題特異的運動トレーニングおよび反復エクササイズの補助として効果的であることが証明されるかもしれない。

7 測定

上肢機能に対する多くの検査がある（Wade 1992, Carr, Shepherd 1998 参照）。一般に用いられる妥当性、信頼性のある機能的測定法と、いくつかの生体力学的検査法を**表 5-2** に示す。

第3部 付録

第6章　機能障害と適応　171
第7章　筋力トレーニングと身体コンディショニング　190
第8章　まとめ　210

6 機能障害と適応

1. はじめに　171
2. 運動機能障害　172
   筋力低下　172
   器用さの欠如　175
   痙性　175
3. 適応的特徴　181
   軟部組織における生理学的，機械的，機能的変化　181
   適応的運動パターン　183
4. 感覚機能障害　184
   体性感覚機能障害　184
   視覚的機能障害　186
   知覚認知機能障害　186

1 はじめに

急性の上位運動ニューロン（upper motoneuron；LMN）損傷後に，機能的運動パフォーマンスを阻害する主な機能障害は，麻痺・脱力（筋力の低下）と器用さの欠如であることが一般に認められている（Landau 1980）。さらに，神経損傷とその後の廃用（すなわち，関節の不動と筋の収縮性の欠如）の両者に反応して適応がおこる。廃用に対してよくみられる軟部組織の適応は，筋のこわばりの増加および筋の短縮や拘縮であり，重症度に影響を与え，機能的運動パフォーマンスの再獲得にマイナスの影響を与える可能性がある。

脳卒中発症から4～6週後に痙性（速度依存性伸張反射の亢進，あるいは反射亢進として定義される（Lance 1980））がみられることがあるが（Chapman, Weisendanger 1982, Thilmann ら 1991a, Thilmann, Fellows 1991），機能的パフォーマンスへの影響および反射亢進の原因となるメカニズムはいまだよくわかっていない。痙性（反射亢進）と随意運動の能力障害の程度との間に関係を示すエビデンスはなく（Fellows ら 1994），脳卒中後の運動能力障害への痙性の影響は以前に考えられていたよりも少ないようである（Pierrot-Deseilligny 1990）。しかし，他動的な筋の伸張に対する抵抗の増加への関与（筋緊張亢進と呼ばれる）が考えられる。

臨床では，痙性がどの程度関与するかに関してはいまだに意見が分かれている。以下に示す理由のため，臨床研究所見の解釈は困難なことが多い。

- 異なった測定方法の使用
- 概念があいまいな「筋緊張（tone）」という言葉が用いられていることから生じる混乱（Niam ら 1999）
- 筋緊張亢進（hyper tonus）（他動運動に対する抵抗）と痙性（spasticity）（反射亢進）という用語の同意語的な使用

今後の研究では実際に何を調べているのかを明確にするために，使用した言葉を定義することが重要

である。

ところが，長年にわたって研究およびリハビリテーションにおいて痙性が注目されてきたが，最近の研究では，運動パフォーマンスおよび機能的活動に大きな影響を及ぼす機能障害は筋力低下と運動制御の欠如であり，さらに，筋などの軟部組織の適応的変化が回復に対してマイナスの影響をもたらすことが明確にされている。体性感覚機能障害および知覚認知機能の障害が，機能的活動に影響を与えることがある。以下に，臨床に関連し，現時点における理学療法介入の方向性を明確にする，最近の研究をもとにした機能障害および適応に関する情報を記載する。

2 運動機能障害

「上位運動ニューロン症候群（upper motor neuron syndrome）」の特徴は，一般に陽性徴候と陰性徴候に分類されている（Jackson 1958, Burke 1988）（図 6-1）。病変に起因する特徴から適応がおこるということが明らかになりつつある。図 6-1 に実験的研究（Carr, Shepherd 1998）により明らかとなる適応という 3 つ目の特徴を示す。この分類は臨床的徴候の根底にあるメカニズムに関する指針を与えるという点では，臨床を実践するうえで説明としての価値がある。しかし，現実の人間システムは柔軟かつ適応的であるため，一次的な機能障害と二次的な適応との間に線を引くことは難しい。歴史的に，陰性徴候と陽性徴候は相対的に独立した現象であると考えられ，組織損傷の部位・程度および自然回復過程と関係づけられてきた（Landau 1980）。しかし，現在はこれらの特徴の多くは，損傷後の廃用に対する適応に合併する損傷誘因性機能障害に対する適応であると考えられている。今後の研究によりさらに説得力のある記述がなされることは確実である。

▶ 筋力低下

脳卒中後の筋力低下は 2 つの原因によりおこる。

1 つ目の原因は，損傷自体によるものであり，最終的な運動ニューロンに収束する下行性入力が減少し，リクルート可能な運動単位数が減少することによるものである。骨格筋はその筋の使用レベルに適応するため（Lieber 1988），筋活動低下と不動の結果として 2 つ目の原因である筋力低下が生じる（Cruz-Martinez 1984, Farmer ら 1993）。従来の考え方に反して，主動筋の筋力低下は拮抗筋群の痙性（反射亢進）によるものではなく（Sahrmann, Norton 1977, Gowland ら 1992, Newham, Hsiao 2001），下行性運動指令の低下による直接的な結果と，廃用と筋の適応的変化が組み合わさったものである。

通常，筋出力はリクルートされた運動単位の数とタイプ，および発火した運動単位と筋自体の大きさとの両者の特徴に依存する。筋力は活動運動単位の数と運動単位の発火率と頻度によって増加する。また，筋の構造的特徴（たとえば，断面積）も出力される潜在性の筋力に関係する。したがって，筋力は神経筋による現象であり，筋への運動指令を行っている神経の損傷により，筋力低下および麻痺がおこる。

複雑な運動を行うためには完全な下行性入力により，協調性のある筋の段階的な活性化および持続的な収縮強度を維持するための運動ニューロンの高頻度発火が必要である（Landau 1988）。すなわち，筋が目的のある行動をするために必要な力を生み出すには，必要な数の筋線維が同時に収縮し，その行動に関与する種々の筋群を課題と内容に応じて力を協調させなければならない。脳卒中により下行路が遮断され，活動する運動単位数の減少，運動単位の発火率の減少，運動単位の同期化の障害が生じる（Rosenfalck, Andreassen 1980, Gemperline ら 1995）。このような要因により分節レベルで運動出力の混乱を引きおこし，ある程度の力を発揮できたとしても患者の運動制御障害の原因となっている。

筋力低下の分布には個人差がみられ，おそらく損傷部位ならびにその大きさなどの要因を反映している。Colebatch と Gandevia（1989）は 2 例の被

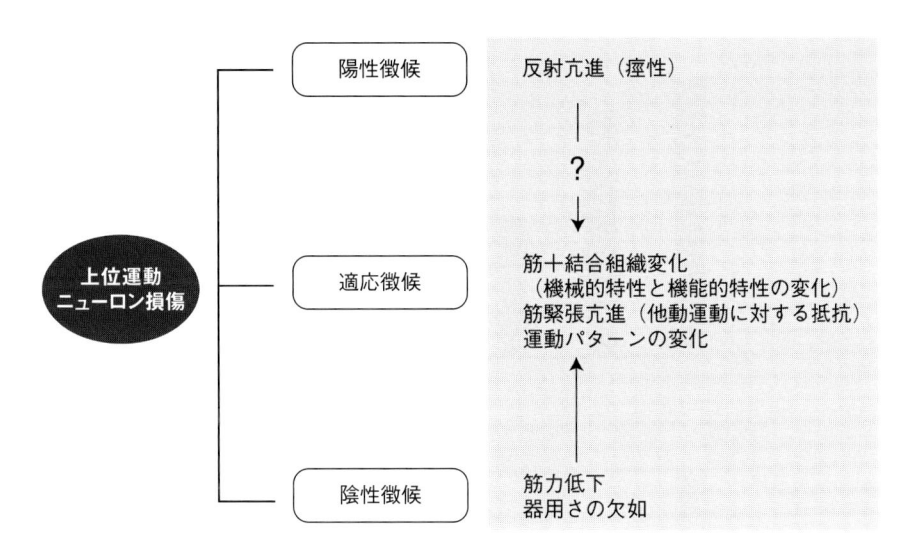

図6-1 上位運動ニューロン損傷の陽性徴候と陰性徴候の分類と適応徴候との関連

検者の上肢筋を調べ，一方は近位よりも遠位に筋力低下が強く，他方は検査したすべての筋に同程度の障害がみられたとした（**図6-2**）。別の研究（Adamsら1990）において，20例の下肢について筋力低下の分布を調べた結果，個々の被検者に共通するパターンはみられず，1つの筋群のみが重度に障害されているということもなかった。また，グループ全体としては，股関節と膝関節を横断する筋群よりも足関節を横断する筋群に筋力低下が強い傾向がみられたが，屈筋群と伸筋群の筋力低下の程度に有意差はなかったことが報告されている。31例を対象とした別の研究でもこれらの所見が支持されている（Andrews, Bohannon 2000）。また，病変部位と同側の体肢の筋力低下を報告した研究も散見される（Adamsら1990, Desrosiersら1996, Harris, Polkey 2001）。

上記の所見は脳卒中後の筋力低下は特定の典型的パターンには従わないことを示し，一般的な臨床的な見方とは異なる。近位よりも遠位に，しかも伸展よりも屈曲に筋力低下がみられ，上下肢で弱化の重症度が異なるというエビデンスはない（Duncanら1994, Andrews, Bohannon 2000）。体幹筋群（腹筋群と脊柱伸筋群）は両側性に支配されることなどにより脳卒中後に相対的に筋力が保たれ（Kuypers 1973），いくつかの臨床研究により体幹筋の筋力低下はわずかであることが報告されている（Dicksteinら1999）。したがって，治療に関するいくつかの文献（例：Davies 1990）で提案されるような体幹筋群の筋力低下は主要な問題ではないようである。

上位運動ニューロン損傷（upper motoneuron lesion；UMNL）の後に，力の発生および力の出力維持が低下する（Bourbonnais, Vanden Noven 1989, Davicsら1996）。しかし，ピーク筋力（トルク）の低下には，力の発生スピードの低下も含まれている（Canningら1999）。筋活動の実験的研究において，収縮の持続に加えて，筋活動の開始および終了の障害が報告されている（Hammondら1988）。異なった筋群においては多様な制御障害がみられる。たとえば，9例の脳卒中患者を対象とした研究では，橈側手根伸筋でリクルートメントが遅延し，収縮力を維持することができなかったが，橈側手根屈筋ではリクルートメントの遅延がみられたものの，収縮を維持することができた（Hammondら1988）。

運動開始時の運動および筋緊張の増加が緩慢で

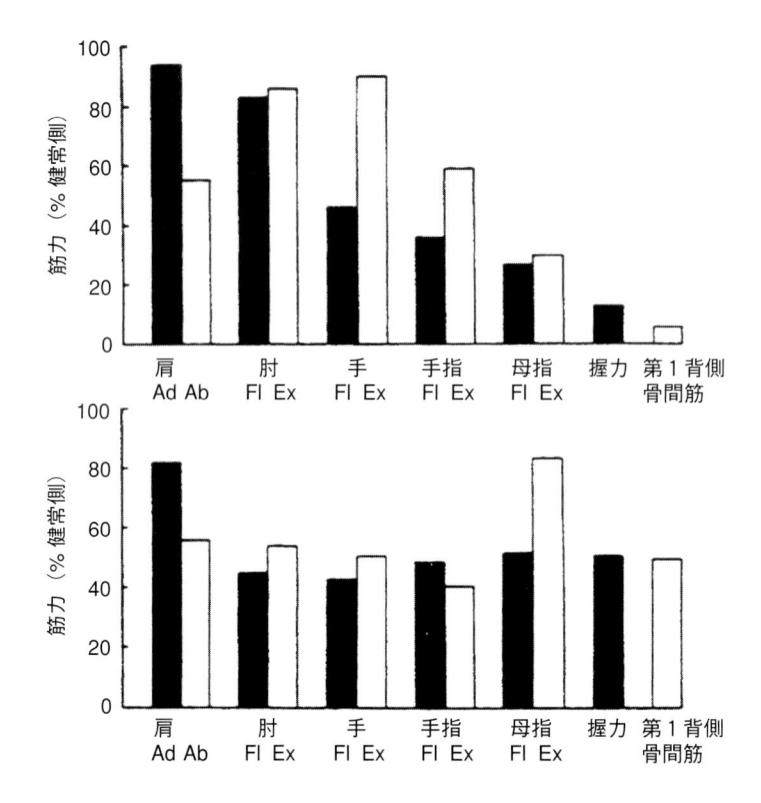

図6-2 2例の片麻痺患者の筋力低下の分布
上段に示した被検者では近位よりも遠位での筋力低下が強く，下段の被検者ではすべての筋が同程度に障害される。
Ad：内転；Ab：外転　Fl：屈曲；Ex，伸展；FDI：第1背側骨間筋
（Colebatch JG and Gandevia SC 1989. The distribution of muscular ewakness in uppet motor neuron kesions affecting the arm. Brain, 112, 749-763からOxford University Pressから許可を得て引用）

あることは機能的パフォーマンスに大きな影響を及ぼし，ゆっくりとした運動よりも速い運動においてより顕著であり（Hammondら 1988, Farmerら 1993），運動単位同期化の障害に関連しているようである。Canningら（1999）は，9 Nmのピーク肘関節屈筋トルクを発揮でき，前腕を屈曲し小さな物を持つことが可能であるが，ピークトルクに達するまでに7秒かかるために機能的使用が制限されている患者について報告している。歩行，起立のような活動が正常よりもゆっくりであることを報告している臨床研究が散見される（Giuliani 1990, Ada, Westwood 1992）。

臨床において明らかに観察できる興味深い現象は，関節位置および課題に従って筋力低下の程度が異なることである。たとえば，ある人では立位で膝関節を少し屈曲した状態で膝折れすることなく十分な筋力を発揮し体重を支えることができるが，膝を伸展位0°に保持できない（Winter 1985, Carr, Shepherd 1987）。筋がある長さにあるときには膝関節伸筋群は十分な力を発揮することができるが，別の長さにあるときは力を十分に発揮できないと推論することができる。

上記の例は，筋機能の研究結果から説明されるかもしれない。正常筋では，筋力は収縮時の筋の長

さによって影響されることが示されている。筋の長さはアクチンとミオシンの重なりに影響を与え，モーメントアームの長さに影響を与える（Zajac 1989, Winters, Kleweno 1993）。筋力とトルクの関係は，通常，中間の長さのときに最大トルクを発生し，最も短い長さで最小となる（Herzog ら 1991a, b）。脳卒中患者を対象とした研究では，筋力と筋長との関係，短縮域での肘関節屈筋群と伸筋群の選択的筋力低下が報告されている（Ada ら 2000）。

測定

筋力の検査（第7章）には，ダイナモメータを使用した等尺性筋力検査（van der Ploeg ら 1991, Andrews ら 1996, Andrews, Bohannon 2000）と Motricity Index（Collin, Wade 1990）と呼ばれる Medical Research Council muscle tests を修正した検査がある。Lateral Step-up test（Worrell ら 1993）は機能的な下肢筋力の指標となる。このような検査は標準化された手順で行う必要がある。

▶ 器用さの欠如

器用さの欠如は大脳皮質と脊髄との間の感覚運動情報の持続的かつ急激な変換における低下の結果おこると考えられる（Darien-Smith ら 1996）。Bernstein によれば，器用さは運動課題を正確に，すばやく，合理的に，巧みに行う能力のことである（Latash, Latash 1994 より引用）。そして，技能は運動活動自体には現れないが，環境変化との相互作用において現れるとした。「器用さ（dexterity）」という用語は一般に手に関連しているが，Bernstein の定義はすべての熟練した運動活動に用いることができる。

器用さの喪失は，筋間の細かい協調性を調節する能力の障害により，課題および環境の要求に対処するために，協調性のある筋活動を行えない状態である（Kautz, Brown 1998）。一般的に器用さの障害は筋力低下と筋収縮の緩慢さとに関連して考慮されるが，器用さは独立した現象である可能性についてのエビデンスがある（Canning ら 2000）。

脳卒中患者が低摩擦操縦桿を用いて肘関節屈曲・伸展運動によってターゲットを追跡しようとするとき，筋活動のタイミングと調節の整合性の低下は，報告されている筋活動とターゲット運動との間のカップリング低下の原因となる（Canning ら 2000）。また，エルゴメータをこぐときにも筋協調性の微調整の障害がみられる（Kautz, Brown 1998）。大脳皮質から脊髄への伝達速度は技能に影響を与えるので（Darien-Smith ら 1996），脳卒中患者では皮質脊髄インプット数の低下に適応することが難しく，情報伝達をよりゆっくりとした，少ない直接的な皮質延髄チャンネルに頼らざるをえなくなる（Canning ら 2000）。

神経生理学的レベルにおいて，筋力（適切な力の産生）と器用さ（筋活動の協調性）との間の関係は明らかではない。しかし，それらが独立した現象だとしても，機能的な観点ではそれらは関連している可能性があり，両者とも課題および内容特異性がみられ，スキルに必要である。共同筋連関 Synergic linkage（すなわち特定の内容のための，タイミング，必要な力の発生と協調性）はおそらくスキルに必要な要因である。前腕において，皮質運動ニューロンが複数の筋の運動ニューロンプールに投射しているという生理学的根拠がある。

下肢筋力増加と，立位バランス（Bohannon 1988）および歩行スピード（Sharp, Brouwer 1997, Teixeira-Salmela ら 1999, 2001）の改善との関係，手の筋力と機能的な手の運動との間の関係（Butefisch ら 1995）が報告されている。これらの結果はエクササイズ後の協調性の向上を反映している可能性があり，効率的な運動パフォーマンスのためには，力の産生と課題・状況に応じた筋活動の協調性との両者の改善が必要であることを示している。

筋力低下と技能低下の要約を **BOX6-1** に示す。

▶ 痙性

広く用いられている痙性の定義は，伸張反射の過剰な興奮性に起因する腱反射の亢進を伴う緊張性伸張反射の速度依存的亢進を特徴とする運動障

> **BOX6-1　筋力低下の要約**
>
> - 筋力はリクルートされた運動ニューロン（motoneuron, MN）のタイプと運動ニューロン発火の特徴に依存する。また，筋の構造的特徴も関与する。
> - 一側の運動ニューロン損傷後の筋力低下は，一次的には脊髄運動ニューロンに収束する下行性インプットの減少，二次的には廃用によるものである。
> - 技能は，運動課題を協調した方法で遂行する能力である。
> - 活動する運動ニューロンの数の低下，発火率の低下，運動単位の同期化の障害は，分節レベルでの運動出力の無秩序化の原因となり，運動制御障害の根底にある。
> - 注意：
>   ・筋力低下は拮抗筋の痙性によるものではない。
>   ・筋力低下の一般的なパターンはなく，近位筋と遠位筋，上肢と下肢，屈筋群と伸筋群との間に一貫した差異はない。
>   ・体幹筋群は相対的に温存される。

害である（Lance 1980）。しかし，「痙性（spasticity）」という用語は，臨床ではより一般的な意味で用いられ，反射亢進や反射過活動，異常な運動パターン，同時収縮，筋緊張亢進を含む共通性のない臨床的徴候の集合をカバーする。「筋緊張亢進（hypertonia）」という用語は通常，筋を他動的に伸張したときに知覚される抵抗に用いられる。

このように用語が不正確に使用されているため，伸張反射の過活動なのか，あるいはこわばりの増大のような筋の生理学的，機械的変化を示しているのかが明確ではなく，臨床研究に目を通す際に問題がおこる。臨床において用いられた測定および介入方法は，臨床徴候の根底にあるメカニズムに関する臨床家の理解を反映するので，明確にすることが重要である。以下の記載では，より有用な治療計画の指標を設定するための試みとして，従来痙性によるものと考えられてきた臨床的現象の基礎である可能性のあるメカニズムを検証する。

反射過活動

脳卒中後どの程度の反射亢進がみられ，機能的能力障害にどのように関与するかに関しては明らかではない。損傷後にしばらく反射亢進がみられるとするいくつかの研究があるが（Thilmannら 1991a），他の研究では脳卒中患者では，速度を制御した伸張時には緊張性伸張反射に有意な増加は認められず（O'Dwyerら 1996, Adaら 1998），他動運動に対する抵抗もなく，さらに筋に電気的活動がみられないことを報告している。

脳卒中後4～6週間は，反射活動の増加が臨床的に明らかではない場合もあり（Chapman, Wiesendanger 1982），時間経過とともに徐々に増加することを示す研究がある。これらの所見は，反射亢進が適応的反応である可能性を示唆している（Burke 1988, Brown 1994）。筋の伸展性と緊張性伸張反射の過活動は密接に関連していると考えられる（Graciesら 1997）。緊張性伸張反射は，伸張の速度だけでなく，伸張がおこるときの筋の長さに関係しているようである（Burkeら 1971）。緊張性伸張反射の活性は，反射亢進がない場合でも通常の可動域よりも早期に（短縮域で）おこることがある（O'Dwyerら 1996, Adaら 1998）。したがって，相対的に不動である患者で，こわばりや拘縮の増大による影響を受けて伸張反射の過敏性が徐々に亢進していく。すなわち，反射亢進は，長い期間短縮域で活動している，非機能的な，拘縮やこわばりのあ

る筋に対する適応反応としておこりうることが理論的に考えられる（Gracies ら 1997）。反射亢進は拘縮のある筋の最終可動域の方向のみに誘発されるという報告は，拘縮の存在が伸張反射の増強因子である可能性を示唆している（O'Dwyer ら 1996）。また，筋紡錘に付着する結合組織におけるこわばりの増加が，感受性を増加させる可能性があることが示唆されている（Vandervoort ら 1992）。興味深い臨床的観察は，最も短縮のおこるリスクのある筋群（例：肩関節の内転筋群，内旋筋群，足関節の底屈筋群）はまた，従来から痙性がみられると考えられていた筋群でもあるということである。

他動運動に対する抵抗

他動運動に対する抵抗の増加（筋緊張亢進とも呼ばれる）は痙性を示唆し，伸張反射活動の亢進した結果としておこるというのが従来の見方である（Lance 1980）。理論的に，このような臨床徴候のもとにあるメカニズムは，反射活動および筋骨格系内の変化（筋のこわばりおよび筋の長さの減少を含む）などの末梢因子が関与するものと考えられている。患者によっては抵抗と反射亢進が同時におこることから，速度依存的な伸張反射の過活動が他動運動に対する抵抗を助長していると仮定される（Thilmann ら 1991a）。

しかし，反射亢進以外の要因（例：筋のこわばりの適応的増加，筋長の変化，結合組織の構造的再組織化）が，抵抗の大きな原因と考えられることが次第に明らかにされてきている（Dietz ら 1981, Hufschmidt, Mauritz 1985, Ibrahim ら 1993, Sinkjaer, Magnussen 1994, Malouin ら 1997）。適応的変化の問題は，本章でのちほど詳しく論じることにする。

他動運動に対する抵抗の増加が単に痙性の指標であると仮定すると混乱しやすく，特に臨床研究の結果を読むときに混乱が生じる可能性がある。たとえば，一般に臨床で用いられている Ashworth scale（Ashworth 1964）のような痙性を測定するといわれているテストは，他動運動に対する抵抗を直接測定し（Pandyan ら 1999），反射要素を区別できない。このことは Ashworth scale のスコアと筋のこわばりとの間に有意な関係があるとする報告によって証明されている（Becher ら 1998）。また，Pendulum test は痙性を測定するために用いられているが，やはり反射過活動と筋のこわばりを区別できない（Fowler ら 1997）。このような検査では2つの現象を鑑別できないので，抵抗の原因を明らかにすることはできない（Neilsen, Sinkjaer 1996）。

他動運動に対する抵抗の低下（「筋緊張低下」）は，主として随意的筋活動を阻害する筋力低下の結果によるものかもしれない（van der Meche, van Gijn 1986）。筋緊張自体の意味が明確ではないので，抵抗の有無は筋緊張の増減であるという従来の説明は理解できない（Niam ら 1999）。

過剰および余剰な筋活動

異常な運動パターン，筋同時収縮，連合運動のような臨床徴候は，痙性を反映するものと仮定されてきた。しかし，最近の研究では他の可能性が明らかになっている。肘関節屈筋群に対するいくつかの研究では，反射過活動と不必要な筋活動との間には関連性がみられないことが示されている（Bourbonnais, Vanden Noven 1989, Canning ら 2000, Ada, O'Dwyer 2001）。過剰な筋活動は異常な筋放電とトルクとの関係に関連があり（Dietz ら 1981, Bourbonnais, Vanden Noven 1989），共同筋関係における適応的変化を反映する（Carr, Shepherd 1998, 2000）というエビデンスがある。また，筋活動の異常は，α運動ニューロンへの促通性入力の増加などの中枢神経系の下行性の影響の変化や神経伝達物質の集積変化によるシナプス入力に対するα運動ニューロンの感受性増加などの二次的な末梢性変化によるものである可能性がある（Singer ら 2001）。

共同筋の弱化がみられると，筋群が活動するために過剰な筋活動が著明となることがしばしばみられる。たとえば，上肢で課題を試みようとするときに分節の連結のダイナミクスに筋活動の影響がみられる。筋力低下のある人が前方の物に手を伸ばそ

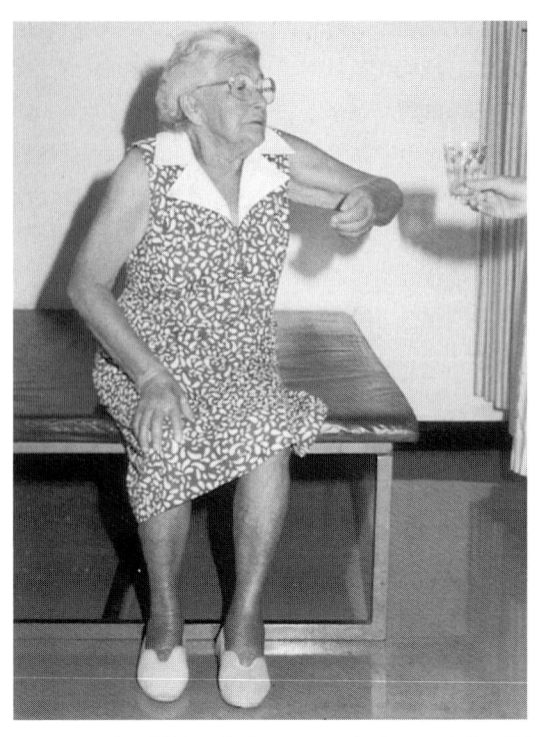

図6-3 上腕三頭筋が麻痺しているときは，上腕二頭筋が肩関節を屈曲するだけでなく肘関節をも屈曲する。

うとするときに一般的に観察される適応的運動パターンがこの点を示す（図6-3）。三角筋がかなり弱化している場合には，患者は上腕二頭筋を収縮させることにより肩関節を屈曲する。この場合，二関節筋である上腕二頭筋が前腕に作用するために肘関節も屈曲するかもしれない。正常ではこの肘関節の屈曲は上腕三頭筋の活動により抑制される。もし上腕三頭筋に麻痺がみられれば，拮抗筋としての作用が効率的にできない。健常者の二関節筋の筋電図は，筋が両方の関節の動筋として作用するときに最大となる。前述の症例において，上腕二頭筋は，その拮抗筋に対抗されていないため，肩関節と肘関節の両方の動筋として求心性に作用している。この筋に反復的かつ過剰な活動がよくみられる。

筋の同時収縮

運動制御において筋の同時収縮自体は異常な現象ではない。筋の同時収縮および体肢をこわばらせることはスキルを低下させ，健常者が新たな課題を試みようとするときや，速いスピードで動こうとするとき，さらには小児において観察される。したがって，脳卒中後の過剰な筋活動は，運動単位の不十分なリクルートメントならびに筋力低下が存在することにより，課題特異的な筋活動パターンを再組織化するスキルを低下させているかもしれない。

運動単位発火率の低下（Gemperlineら 1995）は緊張の低下をもたらし，より大きな力を発生するには付加的な運動単位がリクルートされなければならない。患者にとっては，低いレベルの活動での努力感が大きくなる（Tang, Rymer 1981）。立脚時の下肢のこわばりは，体重負荷時に筋収縮のコントロールが困難なことを示唆しているとも考えられる。患者は体肢が虚脱しないようにいくつかの筋群の力を過剰に発生させ体肢をこわばらせているかもしれない。機能的に不適切な同時収縮はまた，筋の持続的な活性化による可能性があり，これは，たとえ

ば，肘関節屈曲と伸展のような交互運動における動筋相から拮抗筋相への持ち越し（キャリーオーバー）によるものである。それでもなお，いくつかの研究は脳卒中患者が簡単な活動を行う場合には同時収縮はみられないとしている（Davies ら 1996）。

連合運動

健常者においてもストレスのある条件下では共同運動あるいはオーバーフローとも呼ばれているこれらの運動がしばしばみられる。これらは余剰運動あるいは筋活動の増加として認識され，5 歳未満の小児においても顕著にみられる（Abercrombie ら 1964）。成人では，複雑な課題を行うときのスキルの欠如や最大の力を発揮するときにみられる（Carey ら 1983）。それらは随意運動中に大脳皮質や脊髄における神経興奮の放散やオーバーフローに起因する，意思に基づく運動を伴う可能性のある非意図的な運動として定義される。

脳卒中患者がストレスのある活動を行うときにも連合運動がみられ，特に上肢に顕著である。病変が存在し，過剰な運動がおこるときに「連合反応（associated reaction）」という用語が使われることがあり（Walshe 1923），理学療法の文献上に痙性の指標となる病的な運動で，痙性がみられるときにさらなる努力によりおこると定義されている（Bobath 1990, Stephenson ら 1998）。結果として，他側の体肢の強い筋収縮中にこのような運動が観察されるとき，抵抗運動によって連合反応が誘発され，それによって痙性を増加させるおそれがあるので，そのような運動は理学療法士によっては禁忌であると考えられているかもしれない。

最近の報告では，検査した 24 例の患者中 7 例に麻痺側上腕二頭筋の連合運動が報告されている（Ada, O'Dwyer 2001）。筋活動量は対側の上腕二頭筋収縮よりも対側の大腿四頭筋の最大随意収縮（maximum voluntary contraction ; MVC）の 50％の収縮中に生み出されたトルクに関係していた。連合運動と痙性（緊張性伸張反射の過活動）との間に関連はなかった。連合運動と痙性との関連を報告している他の研究（Dickstein ら 1996, Dvir ら 1996）は，緊張性伸張反射活動ではなく，他動運動に対する抵抗（Ashworth scale）を測定していることは注目に値する。

持続的な体肢の姿勢

脳卒中後にみられる軟部組織の短縮や伸張反射の過活動の徴候がみられない肘関節屈曲のような持続的な姿勢（O'Dwyer ら 1996）は，まだわかっていない神経および機械的要因によるものかもしれない。これらの要因には，肘関節を持続的に屈曲位に位置させることによる上腕二頭筋の適応的な安静時長に関連するこわばりの増加や，筋線維の短縮に関連する肘関節屈筋群の長さ依存性の促通が関与する可能性がある。通常，各筋には異なった安静時長があると考えられるが，筋の安静時長に関する研究は少なく，あまりよくわかっていない。

持続的な関節（体肢）姿勢に伴う筋活動は，筋紡錘の感受性の変化と関連している可能性があり，筋活動は正常よりも短縮域でトリガーされる（Gioux, Petit 1993）。体肢の位置に関する信号は安静時の筋紡錘からの放電によって提供される可能性がある（Gregory ら 1988）。体肢の位置覚が障害されることにより，特に UMN 損傷患者の肘関節にみられる顕著な安静位置の変化（「異常姿勢」）を説明できるかもしれない。短縮位での筋の慢性的な過活動は，伸張反射の過剰感受性に影響を与える可能性がある（Gracies ら 1997）。

持続的な体肢姿勢と痙性との間の関係に関するエビデンスがないため，このような姿勢は重力の影響，体肢の固定，軟部組織の廃用性変化，筋紡錘への適応，筋安静時長の適応のような筋の病歴を反映している可能性がある。しかし，ある人にみられる歪んだ動的姿勢――「ジストニー（dystonia）」（図 6-4）と呼ばれている――は異なったメカニズムによるものかもしれない。

したがって，機能的活動における伸張反射の役割は明らかでなく，脳卒中後の反射過活動がみられる場合でも，必ずしも主要な機能障害とはならない（O'Dwyer ら 1996, Becher ら 1998）。他動的に関節を動かしたときには，筋のこわばりの一因となる

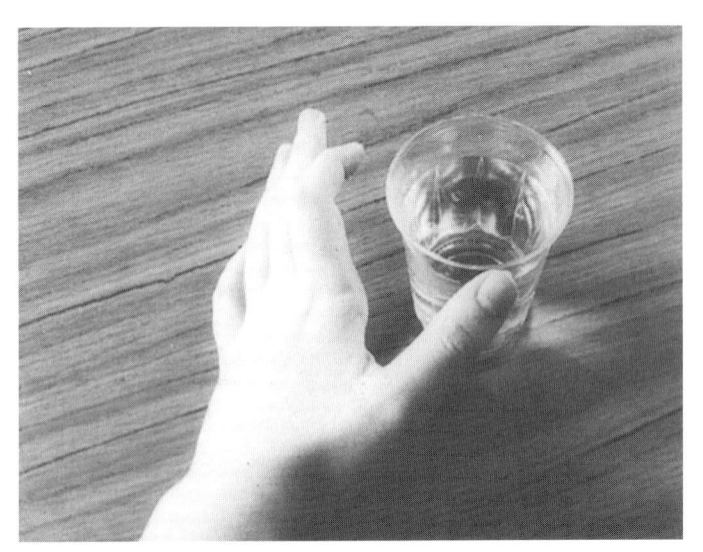

図6-4 グラスを持ち上げるときにジストニー運動が明らかとなる。前腕の回内，手関節屈曲，中手指節関節伸展に注意せよ。

かもしれないが（Vattanasilp ら 2000），自動運動中の反射過活動は，筋緊張の亢進のにおける主要な寄与因子ではないようである（Dietz, Berger 1983, Berger ら 1984）。痙性がどの程度適応的で，筋（および筋紡錘）の変化がどの程度の神経系に影響を与え，伸張反射過活動に関与するかに関しても明らかではない。しかし，こわばりの増加，反射亢進，異常運動パターンのような徴候は，神経損傷およびその後の活動性低下と廃用に対するシステムの適応を少なくとも部分的に反映している可能性がある。

最近，10〜15分間の持続的他動的伸張が，運動ニューロンの興奮性を低下させ（Hummelsheim, Mauritz 1993），プラスターキャスティングによって48時間ストレッチングを延長すれば，より効果が持続したことが示された。しかし，伸張反射過活動の低下のみによって，必ずしも運動パフォーマンスの改善や新しい運動スキルの学習能力がみられるわけではない。しかし，エクササイズと運動トレーニングは痙性の有無とは無関係に，機能的パフォーマンスに対してプラスの効果をもち（Wolf ら 1994），自動的エクササイズそれ自体が機能的パフォーマンスの改善に加えて，筋のこわばり，同時収縮，連合運動の低下を引きおこす（Butefisch ら 1995）。他動運動に対する抵抗や連動反応を増加させることなく，反復的な抵抗運動によって筋力を増加し，機能的パフォーマンスを向上させることができる（Miller, Light 1997, Sharp, Brouwer 1997, Teixeira-Salmela ら 1999）。ボツリヌス毒素をこわばりのある筋に直接的に注射することによって，他動運動に対する高度の抵抗を減少させることができる。しかし，局所的な効果をもつどんなテクニックでも短期間で得られた利益は，継続的な伸張，筋力トレーニング，課題練習によってのみ維持することができる。

測定

脳卒中後に反射過活動の測定に焦点を当てることの妥当性は疑問視されている（Vattanasilp, Ada 1999, Pomeroy ら 2000）。痙性を測定する目的で臨床的に使われる検査（Ashworth scale, pendulum test, Fugl-Meyer scale）は，反射過活動を測定するのではなく，他動運動に対する抵抗を測定するものであり，下腿三頭筋に関する Ashworth scale と機器を用いた緊張性伸張反射の評価を比較した研究では両者の間に関連がみられなかった（Vattanasilp,

> **BOX6-2　痙性の要約**
>
> - 痙性は緊張性伸張反射活動における速度依存性増加を特徴とする。
> - 脳卒中後の反射過活動の存在に関する報告は一致していない。
> - 痙性は適応的反応かもしれない。脳卒中後4～6週で痙性が明らかとなり，時間経過とともに増加する。痙性は筋の長さにより変化する。
> - 痙性は脳卒中の機能的能力障害とは関係していないようであり，運動能力障害に対する関与は最小限であるかもしれない。
> - 他動運動に対する抵抗の主な原因は適応的な筋のこわばりと拘縮である。反射過活動（痙性）の役割は明らかではない——ある人では関与しているかもしれない。
> - 異常な運動パターン，同時収縮，過剰な運動活動は，少なくとも部分的に筋力低下，運動ニューロン発火パターンの変化，軟部組織拘縮に対する適応であるかもしれない。
> - 注意：異常運動パターン，過剰な，余剰な筋活動（連合運動，同時収縮）は必ずしも痙性の指標ではないが，筋力低下への適応を反映する。筋力トレーニングによってこれらの現象が出現しても禁忌ではない。

Ada 1999）。一般に，速度依存的反射活動の測定には検査室のみで利用できる機器が必要である。

しかし，他動運動に対する抵抗は，こわばり，拘縮のような機械的な要因の指標である。これはmodified Ashworth scale により検査することができ，標準的なプロトコルを用いた場合には信頼性があると報告されている（Bohannon, Smith 1987）。また，modified Tardieu scale（Tardieu ら 1954, Gracies ら 2000）も，他動運動に対する抵抗を評価するものである。このスケールは運動の速度を明確にし，catch response が検知された角度を測定することによって筋の反応を段階づけする。このスケールではまたクローヌスを定量化する。

関節可動域と筋のこわばりは，ダイナモメータおよびゴニオメータ（角度計）を用いて標準的なプロトコルに従うことによって測定することができる。この方法は足関節において記載されており（Moselcy, Adams 1991）特別にデザインされた機器を用いて，加えられた力の大きさと角度を基準化することが可能となる（図7-4参照）。

痙性の要約を BOX6-2 に示す。

3　適応的特徴

▶ 軟部組織における生理学的，機械的，機能的変化

筋線維から運動皮質に至る神経筋骨格系のすべてのレベルで適応がおこる可能性がある（McComas 1994）。成人の骨格筋線維にみられる機能的要求に反応して生体力学的特性を変化させる能力には驚くべきものがある（Dietz ら 1986）。筋活動と関節運動が不足すると，神経系および筋骨格系に解剖学的，機械的，機能的変化を引きおこす。これらの変化には機能的運動単位の喪失（McComas 1994），筋線維タイプへの変化，筋線維の生理学的変化，筋代謝の変化，筋のこわばりの増加がある。関節における変化には，関節腔内での脂肪組織の増殖，関節軟骨の委縮，靱帯付着部の弱化，骨粗鬆症がある（Akeson ら 1987）。筋が弱化し，体肢をあまり使わない場合には，関節のアライメント異常もまたおこる可能性がある。手関節のアライメント異常が一般的によくみられる。図5-8b に手関節が回内位に回旋し，前腕に対して手の骨のアライメントが変化する可能性を示す。

麻痺筋は酸化能力や，全体の耐久力が低下している（Potempaら1996）。あまり障害されていない下肢と比較すると，脳卒中後の麻痺肢には，血流低下，乳酸産生の増加，グリコーゲン使用の増加および酸化能力低下がみられる（Landinら1977）。筋線維タイプへの変化がみられ，タイプⅡ線維がかなり萎縮し，あとの段階ではタイプⅠ筋線維（この線維も萎縮する）が優位となる（Edstrom, Grimby 1986）。筋放電パターンにより筋線維変化がみられる可能性が指摘されている（Dietzら1986）。

廃用により筋力低下および易疲労性が二次的におこる可能性があり，特に日中の大半を座位で過ごすことによっておこる。抗重力姿勢筋の本来の役割が長期間にわたり行われないので，これらの筋の二次的変化が特に顕著である。非脳卒中患者では，不動から3日以内に大腿四頭筋の萎縮がみられ（Lindboe, Platou 1984），1か月以内に断面積が30%減少することが報告されている（Halkjaer-Kristensen, Ingemann-Hansen 1985）。さらに，廃用は運動中枢が運動ニューロンを最大にリクルートする能力を低下させ，疲労を加速させる（McComasら1995）。運動インパルスの障害は損傷と廃用の両者の結果であり，運動インパルスの低下は脳損傷のない人にも報告されている（McComas 1994）。心血管系への適応変化は，身体活動の不足に起因し，疲労は筋持久性の低下に加えて有酸素フィットネスレベルの低下の徴候である可能性がある。

筋のこわばりの増加と拘縮

脳卒中後に強いられる不動は，数日間以内におこる筋の変化と関連している。適応としての筋線維の機械的，形態学的変化による他動的なこわばり*の増加は，多くの脳卒中後患者において能力障害の主な原因と考えられる（Sinkjaer, Magnussen 1994）。しかも，これは臨床検査で観察される他動的伸張に対する抵抗増加の大きな要因となっている。患者自身は自動運動を試みようとするとしてもこわばりが邪魔すると訴える。臨床検査および研究室レベルでの検査では，こわばりの増加による機能障害を示している（Sinkjaer, Magnussen 1994）。脳卒中後2か月までの間に，麻痺した底屈筋群でこわばりが増加することが報告されている（Malouinら1997）。動物実験ではより早期におこることが示されている（Herbert, Balnave 1993）。脳卒中後12か月以上で重度のこわばりがみられることが報告されている（Sinkjaer, Magnussen 1994, Thilmannら1991b）。slow twitch fibresの比率の多い姿勢筋（たとえばヒラメ筋）は特に影響を受けやすい。ヒラメ筋のこわばりと拘縮は機能に重大な影響を及ぼし，歩行，起立，立位バランスを阻害する。

こわばりは主として結合組織の増加に加えて（Williamsら1988），筋と腱の機械的な線維特性の適応変化によるものであるというエビデンスが増えている（Hufschmidt, Mauritz 1985, Thilmannら1991b, Carey, Burghardt 1993）。これらの変化は収縮性活動の不足によりおこる。不動筋の長さは時間経過とともにおこる変化に影響を与える。短縮位に長期間おかれ，自動的，他動的伸張をほとんど受けない筋は，クロスブリッジ結合の変化，筋節の喪失，短縮（拘縮が進行），こわばりがみられる。特に不動が2週間を超えると，関節構造が関節運動の制限において次第に大きな役割を演じるようである。廃用に反応して水分喪失とコラーゲン蓄積がおこるので（Carey, Burghardt 1993），結合組織における変化はこわばりと拘縮の両者に寄与する（Williamsら1988）。こわばりの増加はまた拘縮がなくてもみられる（Malouinら1997）。

揺変性（thixotropy）の現象は，こわばりと他動運動に対する抵抗に関与している可能性がある（Hagbarthら1985）。攪拌後に物質がジェル状のものから液状のものに変化すれば，その物質は揺変性と呼ばれる。すなわち，筋のような物質のこわばりが運動によって低下し，運動終了後に再びこわば

＊こわばり（stiffness）は非収縮筋への伸張負荷に対する機械的反応として定義することができる（Harlaarら2000）。こわばりは筋が伸張されたときの筋に生じた緊張の比である（Herbert 1988）。

> **BOX6-3** 適応的特徴の要約
>
> - 筋活動および関節運動の低下は，神経筋システムに適応的な解剖学的，機械的，機能的変化を引きおこす。
> - 筋力低下と廃用に起因する筋の変化に，筋線維タイプ，筋長の変化と代謝の変化がある。機能的にはこわばりの増加と筋力低下，持久力とフィットネスの低下がみられる。
> - 筋のこわばりの増加が他動運動に対する抵抗の主な寄与因子であり，能力障害の主な原因である。
> - 適応的運動パターンは筋力低下，不均衡，こわばり，長さを反映する。

る現象を揺変性という（Walsh 1992）。脳卒中患者30例を対象とした最近の研究の結果，揺変性は長期間のこわばりの主な寄与因子ではなく，拘縮が重要な寄与因子であることが確認された（Vattanasilpら 2000）。

他動的な筋のこわばりに神経が関与しているか否かに関しては明らかではない。SinkjaerとMagnussen（1994）は収縮している筋のこわばりを非反射性の特徴（すなわち，ストレッチ前の収縮している線維の特性〈内在性特性〉と反射性収縮による反射性反応）とともに他動的組織からの反応として記述している。彼らは9例の脳卒中患者に対して収縮を維持した下腿三頭筋への伸張によって検査し，反射と内在性の関与は健常者と同じ範囲内にあったが，他動的なこわばりは有意に大きかったことを示している。

▶ 適応的運動パターン

適応的運動パターンは脳卒中後に明らかとなり（Carr, Shepherd 1987, O'Dwyerら 1996），一般に（ジストニーがある場合を除いて）目的のはっきりした運動の試行で機能的適応がみられる。これらの運動パターンは，そのような神経・筋骨格系の状態での個人の最善の試みと筋骨格系連結の大きな可能性を反映している（**図 5-7，6-3**）（Carr, Shepherd 1998）。機能的活動試行中の適応的運動は，ある筋の麻痺やかなりの筋力低下，さらにより強い筋に抵抗されない活動に起因する筋の不均衡を示す。また，軟部組織拘縮も特定の関節における必要とされる可動域を阻害することによりパフォーマンスに影響を与える。

BOX6-3 に適応的特徴を要約する。

本章の結論として，現時点で，理学療法における注目点が最近は筋力低下，器用さの欠如（協調性の欠如），筋と結合組織におこっている適応的変化に移行していることを研究文献は支持している。前者は筋力増強（力の発生）および運動（再）学習を促進することを目的としたエクササイズとトレーニングを必要とし，後者はエクササイズとトレーニングにおける他動的ストレッチング，自動的ストレッチング，必要に応じて，電気刺激，スプリンティング，ボツリヌス毒素注射が必要となる。このような協調が，筋の収縮性，筋力，機能的運動パフォーマンスにプラスの効果をもたらす可能性を示すエビデンスがある。ストレッチング，エクササイズ，トレーニングが，こわばり，拘縮，伸張反射感受性などの筋の適応的変化に及ぼす影響についての決定的な研究はいまだに行われていない。理学療法では痙性の軽減を重要視すること（一般的である）が，機能的パフォーマンスに影響を与え，エクササイズおよびトレーニング前に過剰活動を抑制する必要があるというエビデンスはないようである（Wolfら 1994）。

4 感覚機能障害

個々の感覚（触覚や固有受容感覚）の部分あるいは完全喪失および知覚認知障害（視空間機能障害，無視）は，運動行動に種々の程度に影響を及ぼす。区別することおよび感覚入力の解釈の困難さは，特に手の機能とバランスに影響を与える。たとえば，飲み物を飲むときにグラスからのフィードバックが不十分なこと，食事中にナイフが滑ること，段差を昇るときに膝折れがおこるかどうかがわからないことで自信をなくすことになり，活動性の低下や，手の場合には片手だけの生活への適応をもたらす結果となる。

本書の趣旨から，この話題に関しては詳述しない。詳細な情報に関しては初期の成書（Carr, Shepherd 1998）および巻末の引用文献を参照することをおすすめする。

▶ 体性感覚機能障害

個々の感覚消失は皮膚，関節，筋，耳，目，口の種々の感覚器からの感覚性のインパルスが脳の関連領域に到達していないことを示す（復習するためには Carey 1995 を参照）。

量的要素のみが大まかに評価されるかもしれないが，触覚，痛覚，温覚は通常認識できる。脳幹の損傷は損傷部位によって対側や同側の片側感覚消失，あるいは片側痛覚消失をおこす可能性がある。体の対側に下行する自発痛（時々，急性）は，視床下部損傷に起因することがある。

関節位置覚と運動覚の"機能障害"は，ある患者では運動がおこっていることを認識できず，別の患者では体肢の運動は認識できるが，体肢の位置や運動の方向を認識できないことがある。触覚機能障害では，触覚性失認症（閉眼で物理的特性から一般的な物質を同定することができない）や2点識別低下（閉眼で同時に加えられたとき2つの点を識別することができない），さらに両側性の同時刺激が認識不能となることが，触覚入力の定位（位置確認と）や識別が困難の原因となる。

感覚は調整モードとしても，適応モードとしても機能し（Gordon 2000），実行中の運動を誘導し，次の試行を向上させるために運動を修正する。最近の実験研究では，実際の生活課題遂行中の運動と感覚機能との間の関係に焦点を当てており，現在では理学療法士が参考にできる重要な一連の知識があり，感覚識別と運動パフォーマンスに関する検査や特別なトレーニングのストラテジーの開発を可能にしている。特に興味深いのは，手の感覚と機能的運動出力との関係に関する研究である。たとえば，Johansson と Westling（1984）は健常者において，握力は取り扱う対象の摩擦特性に応じて変化し，示指屈筋により発生した力が強いほど物体が滑る傾向があることを示した。

神経機能障害が機能的パフォーマンス（特に手の使用）に影響を与えることを示す神経損傷者に関するいくつかの研究がある。脳卒中患者 21 例を対象とした研究では，関節位置の知覚と協調性のある体肢運動を生み出す能力との間に高い相関があることが示されている（Lee, Soderberg 1981）。大脳皮質損傷に伴う感覚機能障害のある人に関する研究では，運動の遅さ，協調した手指運動の遂行困難，一定レベルの力の保持困難，自発的な体肢，特に手の使用の低下を含む運動機能障害が示された（Jeannerod ら 1984, Dannenbaum, Dykes 1988）。

具体的な体性感覚知覚をトレーニングすることは効果的である（Carey ら 1993, Yekutiel, Guttman 1993）。感覚知覚におけるこのような改善がより効果的な機能的運動パフォーマンスに一般化できるか否かに関しては，現在のところ明らかではない。本書で記載した課題指向的トレーニングはまた，神経系が活動に最も関連のある感覚入力を選択的に利用するので，感覚識別に影響を及ぼす可能性がある。意味のある課題の練習や特定のエクササイズは，ダメージを受けたシステムに，認識し，選択し，練習している活動に関連のある感覚入力を使用する能力を再獲得する機会を与えるかもしれない。たとえば，立ち座りの練習は足底にある触覚受容器からの入力に注意を向け，利用する機会を与える。

感覚器としての手に課されているやりがいがあって重要な問題では，感覚入力の形で試行される課題との関係に患者が注意を向け，集中することによって取り組むことになる（Yekutiel, Guttman 1993）。トレーニングでは課題に要求される感覚入力の手がかりを与えてもよい。関連のある感覚に関する手がかり（例：視覚，触覚，筋力）に注意を払うように促すこと，課題に適切な環境を整えること，やる気を維持するために言語的，視覚的フィードバックを与えることは運動パフォーマンスだけでなく，感覚認識にも影響を与えることにもなる。注意を払うことは不可欠と考えられる。動物実験において，注意を集中させることにより感覚運動皮質細胞の反応を増加させることが示されている（Hyvarlnen ら 1980）。

システムが克服すべき機能障害には，脳損傷によって低下あるいは歪んだ感覚受容器からの信号を解釈することが含まれる。これは患者が注意する必要のない無意味な感刺激（アイシング，ブラッシング，感覚衝撃）を与えても，運動機能中の感覚入力の使用が改善される可能性はないためである。このような刺激はシステムでは単にノイズとしてみなされる（Yekutiel, Guttaman 1993）。

両側性の同時触覚刺激を認識できない，あるいは触覚性失認症のような特定の感覚機能障害がみられる場合には，具体的なトレーニングによって最大限の感受性が再獲得されるのを支援する可能性がある。そのようなトレーニングでは，モダリティーに特異的である必要はなく（Wynn-Parry, Salter 1975），その結果，一般化することは十分できないものの，意味のある感覚を同定する問題を解決することが必要となるかもしれない。

いくつかの研究では感覚情報の認知的操作を含む感覚再トレーニングの可能性を示している。手の感覚機能のトレーニングに関する対照試験では，脳卒中後数年経過したあとでも体性感覚機能障害に改善がみられる可能性のあることを示している（Yekutiel, Guttman 1993）。この研究の著者らはリハビリテーションにおいて，運動トレーニングに加えて系統的感覚再トレーニングを組み入れる必要性を支持している。感覚トレーニングは次に示す原理に基づいて 45 分間のセッションで 1 週間に 3 回，6 週間行われる。

- 感覚消失の性質と程度を患者とともに探索する
- 患者ができない感覚課題を強調し，各セッションはそれらとともに開始し，終了する
- 患者の興味を引く課題を選択する
- 知覚の方策を教えるために視覚と非麻痺側の手を用いる
- 最大に集中するために頻繁に休息し，課題を変える

練習する課題は，タッチや線分の数の同定，腕と手に描かれた数字と文字の同定；目隠しされた状態で「親指を探す」；手に置かれた物体や道具の形，重さ，構成の識別であった。被検者は触覚，肘関節の位置覚，2 点識別，立体認知を検査され，治療群のみに感覚検査にかなりの改善がみられた。感覚認知の改善が機能的パフォーマンスの改善を伴うか否か，特に患者がより自発的に障害側の手を使用するかを調べるためにはさらに研究が必要である。

もう 1 つの研究（Carey ら 1993）では，脳卒中後 5〜26 週経過した少数の被検者を対象として行われた注意深い探索および量的フィードバックを用いた課題特異的トレーニングプログラムを考察している。結果は触覚および固有受容性識別の検査において著しい改善がみられ，ほとんどの被検者においてその改善力が数週間維持したことを示していた。

特別な感覚トレーニングが脳自体の再組織化プロセスに影響を及ぼすことができるか否かについてはわかっていない。動物実験では，皮膚表面の体性感覚皮質（representation）は生涯を通じて使用することによりリモデリングされ，皮質損傷後においては皮質マップはトレーニング後に再組織化されることが示されている（Jenkins ら 1990）。

▶ 視覚的機能障害

　視覚は環境およびわれわれがおかれた場所に関する主な情報源である。物に手を伸ばして拾い上げる際には，頭部，目，手の運動との間の複雑な相互作用が関与する。物と腕の両方の場所についてと，物をつかむ直前と把持中の手関節，指，手の運動との間の関係についての視覚的情報によって活動が誘導される（Mountcastle ら 1975, Jeannerod 1988）。視覚的選択ニューロンは形や方向のような特定の物質特性によって発火する（Taira ら 1990）。視覚はまた歩行時の環境の重要な特徴，踏み越えるべき障害物のような特徴，道路を横断するのに時間を要求する信号を同定し，対処するために非常に重要である。

　視覚機能障害はリハビリテーションおよび日常生活に積極的に参加する患者の能力にマイナスの影響を与える可能性がある。機能障害にはすでに存在していた網膜機能異常，および視野欠損や視空間失認のような臨床徴候を特徴とする網膜への入力の視覚認知（manipulation）の問題が含まれる。

▶ 知覚認知機能障害

　知覚認知機能は感覚情報の処理および解釈を可能にする。知覚認知機能障害は知覚と認知プロセスの双方向性のつながりの崩壊を反映している。これらの機能障害には，不注意，左右識別やボディイメージの障害，一側（通常左）の視空間認識の低下がある。後者の2つには多くの徴候がある。1953年，Critchleyは9つの機能障害に分類されるが，それらは明確には境界線を引けず，お互いに融合することを指摘した。これらの機能障害には，半側空間無視，片麻痺の存在の無視，妄想（疾病失認）を伴う片麻痺の否認，半身の認識の欠如（身体部位失認）がある。失認は感覚知覚の障害だけでなく認知の障害を反映するものと考えられている。

半側空間無視あるいは「無視」

　障害された半球とは反対側の意味のある刺激を同定し，反応し，方向づけすることができない人で，感覚や運動機能障害による欠損ではないときには，損傷部位とは反対の身体および体外空間の無視がみられる（Ladavas ら 1994）。このような失認は右半球損傷後に多くみられる。しかし，左半球損傷においてもある程度の視空間機能異常がみられる（Wilson ら 1987）。

　空間障害には知覚，注意，記憶，実行機能の障害が含まれる（Calvanio ら 1993）。無視は別々の感覚障害（触覚，固有受容性，立体感覚），筋力低下や麻痺，協調性の障害，視野欠損を伴うかもしれない。患者はしばしば一般的覚醒が低下し，注意を継続することができない。

　半側空間失認の報告されている発生率は29〜85％と幅があるが（Wilson ら 1987），おそらく検査課題および無視の定義によるものであろう。失認は一過性にみられ，数週間以内に自然回復がみられることがある（Wilson ら 1987）。しかし，人によっては明らかな行動学的指標がないにもかかわらず，失認が持続することがある。無視が重度で持続すると，リハビリテーションや回復に重大な影響を及ぼすと考えられ（Kinsella, Ford 1980, Calvanio ら 1993），これは広範で重度の脳卒中に無視が同時におこっていることを示しているかもしれない。系統的な研究がほとんどみられず，無視の評価に関しても明確な合意が得られていない。

　無視は「方向性低運動症（directional hypokinesia）」として現れることがあり，この機能障害では左空間への上肢の運動の組織化に問題があるとみられる（Bottini ら 1992）。リーチングの空間的および時間的運動学的分析によると，患者は健常者と同様の運動パターンを利用するが，目標物の空間的位置の決定に時間を要することがわかっている（Fisk, Goodale 1988）。半側空間無視はわずかな欠損であり，運動学的分析では時間的，空間的な運動にみられるのみである（Goodale ら 1990）。

　無視は視覚的に誘導された活動においてよくみら

れる。空間機能障害がみられる人では身体の左側の更衣や洗うことができない，左側の髭を剃ることができない（身体部位失認），皿の右側の食べ物のみを食べる，ページの中央からの文を読み始める，左側の物や人に注意を払うことができない。戸口を通り過ぎるとき，一側に方向が変わり，ドアのフレームにぶつかる。患者は自分の左上肢や下肢を否定したり，片麻痺の存在を否定したりする（病態失認）。書字，読書，描画も障害され，直線方向と垂直知覚の障害を伴う。しかし，無視の症候群を構成している臨床的特徴は，左側の空間の障害が最もよくみられる（Halligsn, Marshall 1992）。

頭頂皮質の下方および後方は視覚的環境内の注意をモニターし，注意を払うことが障害され，より前方の損傷では反対側の空間内における運動の開始や遂行が障害される（Coslettら1990）。しかし，脳損傷は，相対的に分離したものであっても，全体の機能システムを混乱させるので，無視現象は単一のメカニズムでは説明することができない（Halligan, Marshall 1992, Riddoch and Humphery 1994）。

機能障害を説明することを試みた3つの主な仮説がある（Ladavasら1994）。

- **具象的な仮説**：機能障害を空間の全体の描写ができない機能障害としてとらえる
- **喚起仮説**：機能障害を空間に対する反応の方向づけにおける選択的喪失としてとらえる
- **選択的注意仮説**：注意システムに不均衡がみられ，反対側へ変位するものとしてとらえる（Ladavasら1990）

他側を排除して一側に注意することは，障害された人にとっては非常に強制的なものとなるようである。たとえば，右視野における刺激は強い磁石となって，ひとたび視覚的にとらえると注意から離れることが困難となる（Psnerら1987）。患者が視覚的注意を切り替えるためには，1つの目標から注意をそらし，もう一方に切り替え，新しい目標に注意を集中させることができなければならない（Hermann 1992）。患者は頭部を動かすことなく，左側に目を向けることが難しいと訴えるかもしれない。注意の異なった要素が障害されることがある（Ladavasら1989）。

- 喚起―活動メカニズム，いかなる位置の刺激に反応するための生理学的準備状態（Heilman, van den Abell 1980）
- 空間への方向づけおよび選択的注意（Posnerら1987）
- 1つの目標からもう1つの目標への注意の転換（Markら1988）
- 刺激に反応するために必要な意思，運動の活性化（Verfaelliら1998）

無視がみられる患者の帰結は，脳卒中前の脳の状態によって影響されるかもしれない。広範な右半球損傷患者に関する研究では，回復の程度は脳卒中前の皮質萎縮の量と反比例しており，すなわち，脳卒中前の萎縮が最小の人では回復が最大であった（Calvanioら1993）。

麻痺側にもたれかかり，非麻痺側へ身体の正中線の方向あるいは正中線を越えるように体重を移動するように他動的姿勢を矯正しようとすることに対して強く抵抗する患者の説明のつかない行動を説明するために，セラピストは"プッシャー症候群 pusher syndrome"という用語を用いている（Davies 1985, Ashburn 1995）。この現象に関する研究は少なく，セラピストによって観察された行動が，半側空間無視として記述された患者の分離した症候群なのか，適応的あるいは学習された行動なのかについては明らかではない。

デンマークの研究（Pedersenら1996）では，そのような症候群の有無およびプッシングが機能的回復に及ぼす影響を確かめることを目的として同側へのプッシングの発生率を調べた。発生率は対象となった327例の患者の10%であり，"pusher"の診断はセラピストの観察によって行われ，標準化された，あるいは信頼性のある測定法ではなかった。一側のプッシングがみられる全症例にはより重度の脳卒中がみられ，無視や疾病失認がみられない場合にはpusherもなく，左損傷と右損傷に均等に分布し，

BOX6-4　感覚および知覚認知機能障害の要約

- 体性感覚機能障害は関節位置と運動覚および触覚の機能障害を含む別々の感覚の部分的あるいは完全消失である。
- 視覚認知機能障害には視野欠損および視空間失認が含まれる。
- 知覚認知機能障害にはボディイメージの障害および一側空間失認（無視）にみられるような一側の空間（通常，左）の認識障害が含まれる。
- 側方突進（pusher syndrome）は垂直知覚の障害と関連があるかもしれない。
- セラピストは一側に変位している人を他動的に動かすことは避け，自動的バランスエクササイズを行うべきである。
- 特別な感覚再トレーニングは感覚識別の改善において効果的であるようであるが，機能改善へのキャリーオーバーに関しては研究が必要である。

リハビリテーション期間が長かった。筆者らは身体的，神経心理学的症候群の両者を含む症候群という意味では，いわゆる"pusher syndrome"といわれるものを支持するものはなかったと結論した。

この問題には垂直知覚の障害がみられるというエビデンスがある。垂直の誤認は脳卒中患者を含む高齢者の転倒と関連があることが報告されている（Tobis ら 1981）。Dieterich と Brandt（1981）により，側方突進は垂直の視覚知覚低下がみられるヴァレンベルグ（Wallenberg's）症候群の一部として報告された。体幹と頭部の正中線は左右の領域を分けるのに役立つとする仮説が立てられている。すなわち，身体の正中線は外部の対象に対し相対的に身体の位置を表示するための内部の座標計算に必要な物理的なアンカー（固定）として役立っている。（Karnath ら 1991）。垂直知覚の関係に関してはさらに研究が必要である。

事例的に，麻痺側に寄りかかり，セラピストの他の方向へ変位させるのに抵抗する傾向は短期間の積極的かつ集中的なバランストレーニング後に，あるいは患者が随意的に座位，立位に動くことができる能力を再獲得するにつれ消失するようである。患者が身体の正中線の変化を経験した場合には，患者がセラピストにより他動的に動かされた場合（たとえば，より「対称的な」座位）の不安や恐怖を説明する。治療に用いられている自動的ではなく理学療法士により動かされる他動的テクニックは異常な行動を強化し，それを長引かせる可能性がある。患者の主観的正中線が一側に変位している場合には，患者を反対側に動かすことは正中線から大きく変位として知覚される可能性がある。障害された患者は空間の適切な位置を真の正中位よりも左側にあると考えているようなので，非麻痺側に患者を動かす試みに患者は明らかに苦悩を感じる（Bohannon 1996）。視覚的手がかりおよび成功やパフォーマンスのフィードバックを与えながら，両側への身体の自動的運動を必要とされる物体へ手を伸ばすような課題を練習するときにはうまく行える。垂直の性質について考え違いをしているということを指摘すること，および物体（ベッドの脚，ドア枠）を垂直として「理解する」すなわち垂直の「考え」を理知的に処理すること，理解された垂直方向の物体に対して自分自身の位置を修正するように促すことは有用である。このような特定の課題の自動的練習を含むアプローチが効果的であるとするエビデンスがある（Bohannon 1998）。

結論的には，特別な感覚トレーニングによって体性感覚機能障害がかなり改善することが明らかである。しかし，照準を合わせていない方法から意味のある課題へのキャリーオーバーに関するエビデンス

が少ない。特定の感覚は自動的トレーニングおよび課題の練習中におこる自然の継続的感覚入力によって改善される可能性がある。課題指向型トレーニングは損傷したシステムに感覚入力および適切な運動出力を統合する機会を与えることとなる。神経心理学的介入方法として，反復的視覚的スキャンニング，手がかりを与え，注意を維持するトレーニングがある。

測定

トレーニングを合理的に計画するためには，感覚を検査しなければならない。クリニックで用いられる多くの検査は主観的であるが，最近，標準的な条件下で，適切な器具を用いて行う，特定の感覚入力を知覚する能力を定量化する検査が開発された（Yekutiel, Guttman 1993, Carey 1995, Winwardら 1999）。施設を利用できるところでは，体性感覚誘発電位を用いて四肢の大脳皮質への求心性投射が研究されている（Burke, Gandevia 1988, Kuzoffsky 1990）。知覚認知機能障害は臨床神経心理学者によって検査されている。

感覚および知覚認知機能障害を **BOX6-4** にまとめた。

7 筋力トレーニングと身体コンディショニング

1. はじめに　190
2. 筋力増強　190
    運動のタイプ　193
    筋力トレーニングの特異性　196
    非常に弱化した筋の筋活動の誘発　198
    脳卒中後の筋力トレーニングの効果　198
    運動処方　200
    スキルの最大化　201
    筋力の測定方法　202
3. 筋の長さと柔軟性の維持　202
    ストレッチング処方　204
    関節可動域の測定　205
4. 身体コンディショニング　205
    運動処方　207
    運動反応の測定　208
5. 結論　209

1 はじめに

　神経系リハビリテーションにおける理学療法の主な目標は，機能的運動パフォーマンスを最適化することである。運動パフォーマンスを制限する主な機能障害は，筋力低下，麻痺，軟部組織拘縮，耐久性および体力の低下である。

　ここでは，運動制御とスキルを最適化するためのリハビリテーションにおける①筋力トレーニング，②体力・耐久性を増加するためのトレーニング，③こわばりを減少させ，軟部組織の長さを維持する方法の一般的なガイドラインを示す。

2 筋力増強

　筋力に影響を与える生理学的要因は，構造と機能である。構造的要因には，筋の断面積（大きさ），単位断面積あたりの筋線維の密度，関節のてこの機械的効率が含まれる。機能的要因には，収縮中にリクルートされる運動単位の数，タイプ，頻度，最初の筋長，活動に関与する共同筋間の協調性の効率が含まれる。さらに，生体力学的要因も筋力に影響を与える。たとえば，活動筋が伸張されると，収縮性および非収縮性組織の粘弾性特性によりエネルギーが吸収されるため，求心性収縮力が増加する。したがって，筋力は筋の特性に影響され，神経学的機能に依存する（Buchner and de Lateur 1991）。

　筋力の発生能力および弱化筋の効率を改善し，機能的運動パフォーマンスを向上させるためには，脳卒中後に筋力トレーニングを行う必要がある。筋力とパフォーマンスとの間の関係は単純ではない。必要とされる筋力の大きさは個人の身体的大きさ（手の重さ，全体重）──すなわち，絶対筋力に対して，相対的である（Buchner, de Lateur 1991）──，および行われる活動（平地歩行 vs 階段を昇る）によって異なる。しかし，高度な運動パフォーマンスには以下のものを必要とする。

- 活動に関与する個々の筋は，活動に適した長さにおいて最大の力を発揮しなければならない
- 課題および状況に応じて共同筋活動が制御され，力は段階的かつタイミングよく発揮されなければならない
- この力は十分な時間維持されなければならない
- 信号機のついた道路を横断するために歩行スピードを上げるというような環境および課題要求に応じてすばやく最大の力が発揮されなければならない

　神経系や運動系の損傷後において，筋出力とその制御の低下は大きな運動機能異常であるが，過去50年間，多くの治療プログラムから筋力トレーニングが除外されてきた。これは永く影響を与えているある理学療法の信念によるところが大きい。第一に，筋力低下は，脊髄運動ニューロンへの下行性入力の低下による直接的な結果ではなく，痙性拮抗筋からの抑制および動筋の「低緊張」によるものであると考えられてきたこと，第二に，努力を要するエクササイズは痙性，同時収縮，異常な運動パターンを増加させる可能性があること，これらにより禁忌としてとらえられてきた。

　これらの考え方は依然として教えられており，科学的理論や臨床的証拠によって支持されていないリハビリテーションアプローチを多くの臨床家がいまなお継続している。臨床研究は，筋力トレーニングにおける努力は痙性（反射亢進），連合運動，同時収縮，他動抵抗＊を増加させないことを示している（Butefischら1995, Daviesら1996, Sharp, Brouwer 1997, Brown, Kautz 1998, Smithら1999, Teixeira-Salmelaら 1999, Ada, O'Dwyer 2001, Batemanら2001）。一方，脳卒中後の筋力トレーニングにより筋力が増加するだけでなく，機能的パフォーマンスの向上および痙性の低下（例：他動運動に対する抵抗，伸張反射過活動，同時収縮の低下）がみられる（Butefischら1995, Miller, Light 1997, Smithら1999, Teixeira-Salmelaら1999）。自動的エクササイズ中におこる動的ストレッチングが反射の過剰興奮の減少および筋コンプライアンスの増加に関与する可能性がある（Otisら 1985, Hummelsheimら1994）。課題指向的筋力トレーニングを反復することが脳卒中後に効果的であるというエビデンスが多くなってきている。また，このような筋力トレーニングが脳性麻痺および外傷性脳損傷後にも効果的であることが示されている。また，練習およびトレーニングは，筋活動のタイミングのような運動制御を改善させることにより，同時収縮を軽減させる可能性がある（Carr, Shepherd 1987）。自動的エクササイズおよびトレーニングは，確実に運動制御における効果的な変化を誘発するようである。

　介入を計画する際に，もう1つ考慮することがある。脳卒中患者の多くは高齢者である。人にとっては，脳卒中に罹患する前の身体コンディショニングが，健康障害，過剰な体重，座りがちなライフスタイルにより低下していた可能性がある。したがって，もともと存在した関節柔軟性，筋力，耐久性，体力の低下に加えて，病変による筋力低下が加わって，必要とされる機能的運動スキルの回復能力にきわめて強い影響を与える。身体コンディショニングの低下および高齢であることは，脳卒中後の筋力および体力トレーニングに悪影響を与えるものではなく，むしろこのようなトレーニングを行うことが絶対に必要である。規則的な中等度の自動なエクササイズが，筋の質量・筋力，姿勢安定性や転倒予防，関節柔軟性，骨密度，精神機能，運動に対する心肺反応に好影響を与えることが知られている（Mazzeoら1998を参照）。したがって，筋力低下に加えて体力低下がみられる患者の筋力トレーニングを行わない場合には，脳卒中後の機能的帰結にかなりマイナスの影響を与える（Miller, Light 1997）。

　病変の性質，脳卒中前の患者の身体的状態，そ

＊痙性はAshworth scaleによる他動運動に対する抵抗 pendulum testへの反応，異常な運動パターンの存在，EMG上での不適切な筋活動や同時収縮によって検査されている

の後の身体的不活発に関連する要因は，脳卒中後の筋力トレーニングを強調するのに説得力のある理由となる．以下に，いくつかの理由を示す．

1. 筋力低下は効率的な機能的パフォーマンスに影響を与える重要な機能障害である．
   - 脳卒中では通常，麻痺（主として脊髄運動ニューロンへの下行性入力の減少と活性化される運動単位数の減少による直接的結果）を含むある程度の筋力低下がみられる．
   - 不動は確実に筋と結合組織に機械的変化と機能的変化をもたらすため，さらに筋力低下がおこりやすくなる．
   - 高齢者では身体活動が低下するため，脳卒中発症前に，すでに種々の程度の筋力低下および持久力・心肺反応低下がみられる．
2. 脳卒中後に筋力トレーニングが効果的であるという多くのエビデンスがある．
   - 筋力が増加する．
   - 筋力の増加に伴い機能的パフォーマンスが向上する．
   - 集中的な活動プログラムにより，エクササイズ適応力および耐久性にも改善がみられる．
3. 筋力トレーニングにより痙性（反射亢進）や筋緊張（他動抵抗）が増加するというエビデンスはなく，むしろ筋力トレーニング後にそれらが減少するというエビデンスが散在する．

脳卒中後にみられた筋力や運動制御の改善の基礎となるメカニズムは，健常者の筋力トレーニング後にみられるメカニズムと同様である．筋力強化および課題獲得に関連する神経筋適応に関しては，数人の著者により記載されている（例：Sale 1987, Rutherford 1988, Moritani 1993）．一般に，健常者の早期にみられる筋力増加の大部分は，神経の適応によるものとされ，神経インパルスに対する課題特異的適応が関与する（Hakkinen, Komi 1983, Rutherfold, Jones 1986, Carolan, Cafarelli 1992, Yue, Cole 1992）．課題特異的適応には，量的なもの（標的筋への神経インパルスの増加）と質的なもの（同時収縮が低下し，共同筋間の協調性の改善）がある．筋肥大や断面積の増加は，のちにみられる筋力増加に関与する．さらに，神経適応は，トレーニング活動や課題に特異的に行われるようである．したがって，筋力トレーニング効果は，神経性および構造性の両者によるものであり，以下のものが関与する．

- 脊髄上中枢からの再編成されたインパルスにより神経筋変化を刺激すること．変化には，筋の興奮の促進，運動ニューロンプールのリクルートメントの向上，拮抗筋の抑制，運動単位活性，運動単位の発火パターンの同期化を含む（Hakkinen, Komi 1983, Sale 1987）
- 筋線維の代謝，機械的，構造的変化を刺激すること．アクチンとミオシン蛋白フィラメントの増加により筋が肥大し，強くなる

これらの効果は健常者を対象とした研究において報告されているが，運動障害のある患者にも関連性がある．若年健常者を対象とした研究において，8週間の連続的筋力増強トレーニングプログラムにより下肢伸筋の最大筋力の増加に加えて，それらの筋の神経活動（積分筋電図）が増加したことが報告されている（Hakkinen, Komi 1993）．脳卒中後の筋力増加もまた筋自体の機械的効率の増加，体肢のコントロールの向上，運動学習によるものであろう（Rutherford, Jones 1986, Rutherford 1988）．運動中に固定筋および共同筋として作用するため，直接的に強化していない筋群にも好影響がみられる（Fiatarone ら 1990）．

他の状況と同じように脳卒中後にも体肢の不動により筋萎縮がみられ，脳卒中後の廃用性筋力低下における一要因となるため，筋肥大の増加がみられる可能性がある．動物実験において，大腿四頭筋の萎縮は固定後3日後にすでにみられ（Lindboe, Platou 1984），1か月以内に断面積が30％減少する（Halkjaer-Kristensen, Ingemann-Hansen 1985）．廃用による筋力低下および筋萎縮は，座位からの立ち上がり，階段昇降，遠心性膝関節伸筋トレーニングのような高閾値の運動単位が活動するエクササ

イズによって防げることが報告されている（Hachisuka ら 1997）。かなりの高齢者（85 〜 97 歳）においても，12 週間の等張性膝関節伸筋強化トレーニング後に，筋活動の変化はみられなかったものの大腿中央部の MR 画像で大腿四頭筋断面積の増加がみられ，筋質量の増加が機能および代謝に好影響を及ぼす可能性が示唆された（Frontera ら 1988, Harridge ら 1999）。

　筋力トレーニング後にみられる活動レベルの改善は，心理的状態，自己概念（McAuley, Rudolph 1995），もしくはエネルギーレベルの改善によるものかもしれない。12 か月間の自転車エルゴメータトレーニングで，慢性脳卒中患者の自己概念および機能的状態に改善がみられた（Brinkman, Hoskins 1979）。また，機能的状態の改善はトレーニングの成功による正のフィードバックならびに社会的な楽しさによるものである。

▶ 運動のタイプ

　リハビリテーションに用いられる筋力トレーニングにはいくつかの方法がある。
- 等尺性運動：運動や筋の長さの変化を伴わずに筋が収縮する
- 等張性運動：抵抗量が一定の運動，重力を除いた運動，フリーウエイト運動*，重量負荷機器による運動，弾性バンドによる運動がある
- 等運動性運動：スピードを一定にする等運動性機器を用いた運動で，加えられた力に応じて抵抗が変化する

単関節運動（single joint exercise）と運動連鎖運動（kinetic chain exercise）

　等張性および等運動性運動は，1 つの分節を分離して行われることがある（時に開放連鎖（open-chain）運動とも呼ばれる）。これらの運動では，図 7-1 の座位での膝関節伸展運動のように，体肢の

---
*筋緊張は重力および分節的関係によって変化するため，フリーウエイトは純粋には等張性ではない。

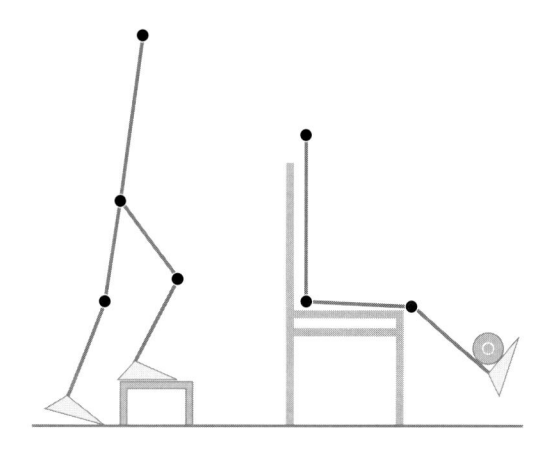

図7-1　（左）ステップアップするような運動連鎖エクササイズでは，股関節，膝関節，足関節の筋群は同期的に収縮する。
（右）膝関節の運動に限定した大腿四頭筋のエクササイズ

遠位分節が解放された状態で，抵抗に抗して動く。しかし，機能的にみると，多くの日常活動では，足部，下腿，大腿は連結した状態で作用する（図 7-3）。下肢運動連鎖（または「閉鎖」）エクササイズ（Palmitier ら 1991）という言葉は，3 つのすべての連結を一緒に用いる運動を表現するのに用いられる。

　一般的には運動連鎖荷重によるエクササイズは，体重などの抵抗を用いて下肢伸筋群を強化することを目的とするものであり，ステップアップ（図 3-22），スクワットからの立位（図 2-17），踵の昇降（図 3-24），レッグプレスエクササイズ（図 7-2）のように両足部上で体が上下する。

　これらの運動には，座位からの立ち上がり，立位で体幹を屈曲して物を拾う，階段昇降のような通常行われる運動活動に共通するいくつかの動的特性をもつ運動パターンで，筋の求心性および遠心性運動が行われる特異的な原理という利点がある（Palmitier ら 1991）（図 7-3）。このような運動は，いくつかの関節に広がっている筋群（例：大腿二頭筋，腓腹筋）の遠心性収縮および求心性収縮の練習を可能にするだけでなく，これらの活動に関与する複雑な神経コントロールをトレーニングすると

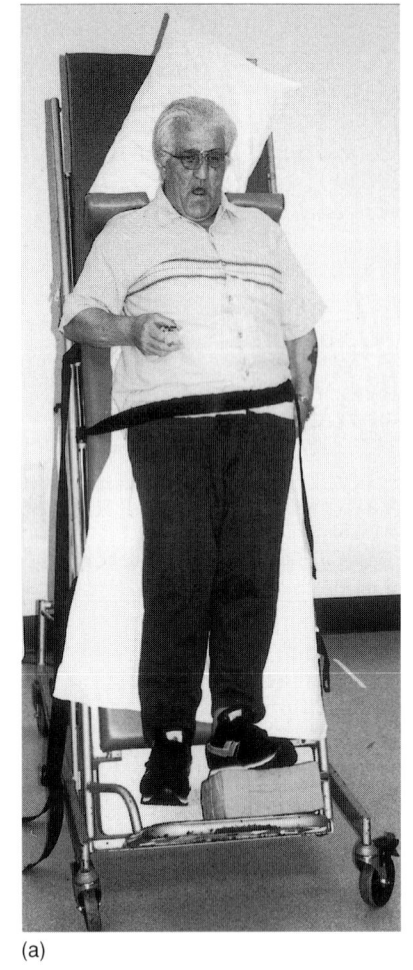

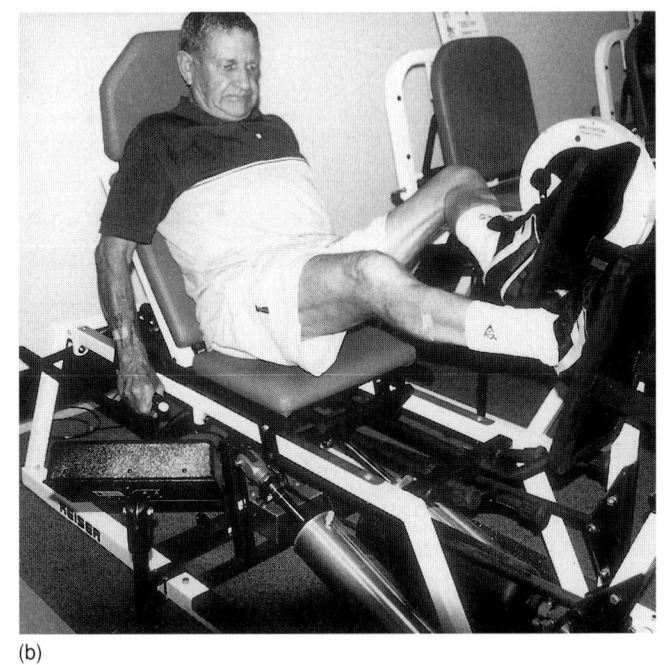

図7-2 (a)ティルトテーブル上で行うセルフレッグプレスエクササイズ（患側下肢）。カウンターを用いて反復回数を記録する。
(b)空気圧を利用した筋力トレーニング機器を用いた右下肢筋力低下に対するレッグプレスエクササイズ。背もたれを倒すことにより股関節の伸展可動域を増加させることができる。
(Keiser Sports Health Equipment Inc, Fresno, CA. より提供)

いう利点があり（Pinnigerら2000），多くの体重負荷活動に類似した機能的ストレスを下肢に加えることができる（Shelbourne, Nitz 1992）。臨床的には，脳卒中後には，求心性から遠心性へ筋活動を切り替える動作が難しい（特に荷重時に）。このことはまた高齢者にも観察される。ステップアップのような一方の収縮様式から他方の収縮様式への切り替えを要求される動作を含む運動は，協調性トレーニングとなり，また動作特異的筋力トレーニングとなる。

荷重運動連鎖によるエクササイズでは，共同筋活動が動作に重要な役割を果たす。したがって，筋力を増加するだけでなく，分節の連結をまたいで生み出される筋の力をコントロールするトレーニングにもなる。下肢に対する体重負荷運動は，筋力および能力障害がみられる人の機能的パフォーマンスを改善させるという臨床的根拠がある。たとえば，このようなタイプの筋力トレーニングのあとに，脳性麻痺児の等尺性筋力，歩行，いすからの立ち上がりパフォーマンスに改善がみられ（Blundellら2002），また，脳卒中患者および高齢者に対するステップアップ運動により歩行に改善がみられた（Zugentら

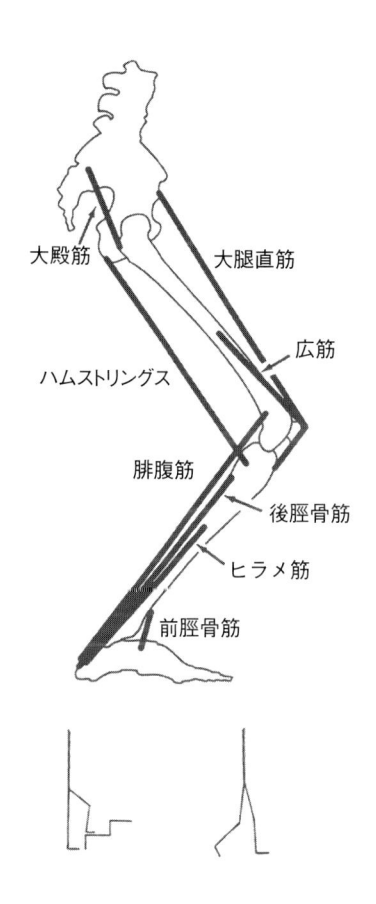

図7-3 下肢分節および固定された足部上での下肢屈伸中に分節の回転に影響する8つの筋群を示す．
(Journal of Biomechanics, Vol. 26, AD Kuo and FE Zajac, A biomechanical analysis of muscle strength as a limiting factor in atanding posture, p.139, copyright 1993 より許可を得て引用)

1994, Sherrington, Lord 1997)．

　筋力低下が著しい患者――たとえば Motricity Index (MI) score ＜ 3 ――では，遠位の分節を解放して行われる運動を含め，どのような筋力トレーニングを行っても価値があると思われる．このような状況では，筋活動を刺激し，筋が遠心性，求心性，等尺性に作用するような運動であればどれも機能的運動パフォーマンスに改善がみられるという考え方には理論的根拠がある．全可動域にわたって適切なレベルに筋活動を維持することが難しい患者では，等運動性エクササイズが特に有効である．

　しかし，筋が強くなり，ある閾値を超えた場合（たとえば，MI score ＞ 3 とした場合）は運動制御をトレーニングし，機能へのキャリーオーバーを最大にするためには，トレーニングすべき活動と動的に類似する運動で構成される筋力トレーニングを行うべきである．

　反復回数の増加，可動域の増加（例：ステップの高さ），抵抗や負荷量の増加によって運動を進行させる．

求心性運動と遠心性運動

　筋の力発生能力（張力制御（tension regulation））は，遠心性収縮と求心性収縮では異なる（Finniger ら 2000）．随意的な遠心性収縮は，求心性収縮より大きな筋力を発生するが（Komi 1973），遠心性収縮は求心性収縮よりも運動単位の発火率が低い（Tax ら 1990），すなわち，より大きな力を発生するわりには筋活動が少ない（Westing ら 1900）．したがって，遠心性エクササイズの機械的効率は大きい（Komi, Buskrik 1972）．同等の負荷において，遠心性エクササイズは求心性エクササイズよりもエネルギー代謝が小さい（Asmussen 1953）．

　健常者では，筋力トレーニングに求心性収縮と遠心性筋収縮の両者を利用することにより，求心性収縮のみを利用するよりも大きな効果が得られる（Hakkinen, Komi 1981）．遠心性収縮において筋が自動的に伸張されるときに直列の弾性要素の緊張が増加し，それにより蓄えられた弾性エネルギーがその後におこる求心性収縮に利用される（Asmussen, Bonde-Petersen 1974, Svantesson ら 1999）．神経運動機能障害患者では，弱化筋の求心性活動は，遠心性から求心性筋活動に急に切り替わることにより生じる筋紡錘活動の増強によって神経レベルで促通される可能性がある（Burke ら 1978）．健常者の研究から，求心性収縮の直前に遠心性収縮が行われた場合（例：垂直ジャンプ時の下肢伸展が行われる前に屈曲運動が先行した場合）には，伸張―短縮サイクル効果のために求心性収縮期により大きな力を発生することが知られている（Asmussen,

Bonde-Petersen 1974, Bosco ら 1982, Svantesson ら 1994)。このメカニズムは，座位からの立ち上がり (Shephered, Gentile 1994) や歩行 (Komi 1986) など多くの日常の活動に重要な役割を果たしているようである。

弾性バンドによる抵抗運動

弾性バンドは，患者自身で行うことができる安価で簡便な運動方法である。歩行および上肢機能に関する章で，このような運動の例を記載している。弾性バンドによって抵抗量が異なり，個人の筋力レベルに応じて適切な抵抗量を処方することができる。これらのバンドのテストにより，特定の色によって加わるおおよその抵抗量がわかる。たとえば，Theraband* での 100% の変形は，黄色 = 13 N，緑 = 25 N，黒 = 36 N である (Simoneau ら 2001)。その他の色があり，赤のバンドは黄色と緑の中間の抵抗を供給する。銀色のバンドは最も大きな抵抗を供給し，緑色のバンドのほぼ 2 倍である (Patterson ら 2001)。

それぞれの運動は，弾性バンドの緩みを取り除いてから開始すべきである。弾性バンドの利点の 1 つは，全可動域にわたって可変抵抗を加えることができる点である。Simoneau ら (2001) は，弾性バンドの特性および使用に際しての留意点を記載している。

弾性バンドによって加わる抵抗量をさらに正確にコントロールするのはやや難しい (Hintermeister ら 1998)。それでもやはり，脳卒中後における，筋力強化，関節可動性・筋の伸張性の維持，増加，上下肢に対する自主トレーニングとして，弾性バンドの使用が推奨される。経過は，運動の強度 (反復回数)，負荷 (抵抗を増加するためのバンドの色)，頻度 (1 日ごとの回数) を増加することによって進めていく。

等張性運動を目的とした弾性バンドを用いた運動

---

* Theraband, The Hygenic Corporation, Akron, Ohio.
訳注："セラバンド" の商品名で国内でも入手可能である。

は，高齢者の筋力強化でも効果的であり (Mikesky ら 1994, Skelton ら 1995)，バランスおよび歩行にもキャリーオーバー (持ち越し) 効果があるとするエビデンスがある (Topp ら 1993, 1996)。しかし，脳卒中後でも，このような運動によって筋力強化がなされるのか，あるいは運動パフォーマンスの向上，活動レベルの増加，上肢の場合には肩の痛みを伴う癒着性関節包炎に発展する傾向の減少などのように他の利点があるか否かについても現在も調査中である。

▶ 筋力トレーニングの特異性

筋骨格系の外傷後における萎縮および筋力低下に対しては，従来から高負荷筋力トレーニングエクササイズによって筋力の増加および質量を回復させるアプローチが行われている (Rutherford 1988)。しばしば，筋力増強によって自動的に機能的能力も向上すると仮定される。しかし，必ずしもそうではない。身体は課せられた要求に対し特異的に適応し，運動の効果は課題および内容に特異的であり (Rutherford 1988, Morrissey ら 1995)，最も大きな変化は，トレーニングエクササイズ自体におこることが多年にわたる研究により示されている。たとえば，筋力の増強は，関節角度 (筋の長さ)，被検者の姿勢 (立位や背臥位)，運動速度，筋収縮タイプのような因子に対して特異的に現れる。筋の長さの特異性は特に興味深く，等尺性エクササイズ後の最大随意収縮時の筋力増加は，常にトレーニングした角度において最大となる。研究の結果，トレーニングが行われる筋長が短いほど，最大随意収縮の利得はトレーニング角度に限定されるということを示している (Thepaut-Mathieu ら 1988)。

一般に特異的原理は，特定の筋の構造と機能，モーメントアームの長さのような生体力学的制約，共同筋連携 (synergic cooperation) の性質などの要因に関連して説明される。機能的活動は，筋力，協調性，バランスを要求する多分節連結の複雑な運動からなる。単関節筋と二関節筋 (多関節筋) の関係は特に複雑で，よくわかっていない (Bobbert,

Soest 2000)。

固定筋と他の共同筋の内在的な筋力が，主動作筋の筋力にどの程度影響を与えるかに関しては，あまり研究されていない。しかし，重量物を押す課題に関する最近の分析（Korneckiら2001）では，活動には関与しないが固定筋として作用して自由度を「硬く」する筋の重要性が注目されている。この研究では，鍵となる関節を固定する能力が，筋活動パターンに影響を与えることが見いだされた。手関節を固定することにより，押す動きの主動作筋である上腕筋群（上腕三頭筋，三角筋）にEMGの減少がみられた。

脳卒中後，筋力低下が全体的な運動制御障害の一部であるとき，特定の課題に向け，できるだけ機能的な運動パフォーマンスの向上に移行されるよう筋力トレーニングをデザインすることが重要である。筋力トレーニングは，特定の可動域（例：歩行の立脚期のために完全伸展位から中間可動域まで）において，筋のエクササイズを重点的に行う必要があるかもしれない。したがって，自動的運動課題を行うときの力の発生および力を維持する患者の能力を詳細に検査し，弱化が明らかで，機能に影響を与えていることが明らかな筋群をターゲットとした特異的エクササイズおよびトレーニングを行うことが重要である。

筋力から機能への転移

筋力と機能との間に関連があるということは直感的に理解できる。しかし，両者の関係は複雑で，筋力低下の程度により変化する。Buchnerとde Lateur（1991）は，筋力と機能との間の関係は曲線的で，活動特異性がみられるという仮説を提唱している。高齢者の研究において，Buchnerら（Buchnerら1996）は，下肢筋力と歩行速度との間に曲線的関係があることを示し，筋力低下が著明な人では筋力の小さな変化が比較的大きなパフォーマンス変化をおこすが，健常者では筋力に大きな変化がみられてもパフォーマンスにはほとんど影響しないことを指摘している。筋がある課題依存的閾値（ほとんどの日常課題の閾値は正常筋力値よりもかなり下にある）を超えると，運動には課題指向性が必要となる。Buchnerの仮説は，筋力と機能との間の関係を報告した研究における矛盾した結果の理由となるかもしれない。

健常者を対象とした最近の研究は，課題指向型筋力トレーニングの有益な転移効果を示している。テニスプレーヤーが，立位で肩関節90°外転位で行われた肩甲上腕関節の内旋と外旋運動（弾性バンドと重錘抵抗を併用）を行った結果，練習した動作の力の発生が有意に増加し，サーブのスピードが増加した（Treiberら1998）。しかし，別の状況では，被検者が学習すべき課題（前述の場合では，テニスのサーブ）を練習しない場合には転移がおこるとは考えにくい。

単関節運動から動的（体重負荷）活動への転移は，筋力低下が著しい場合を除いて限界がある。開放連鎖による膝関節伸展運動は，可動域にわたって持ち上げることができる荷重量（運動）という点では大腿四頭筋の筋力を増加させることができるが，等運動性サイクリング（ペダルを踏み込むときは閉鎖連鎖活動）で測定された最大パワー出力には改善がみられなかったことが示されている。いくつかの研究はよりあいまいな結果となっているが，学習される機能的活動に対するエクササイズの関連性や個々の筋力レベルによるものであるかもしれない。

体位の変化もまた筋活動パターンに影響を与える。早期の実験は，立位で行われた肘関節筋群の筋力トレーニングは，同様のエクササイズを背臥位で行うよりも筋力が増加したということを示した（Rasch, Morehouse 1957）。立位で示された筋力増加のかなりの部分は，バランスコントロールを含む運動に関与するすべての筋の協調性を学習した結果によるものであった。

学習されるべき活動の反復的練習を含む筋力強化トレーニングは，いくつかの方法によって負荷を漸増することによって筋力と持久力を向上することができる。たとえば，トレッドミル上（および地上）

歩行は，スピードと傾斜を増加することによって進行でき，起立と着座動作はいすの高さを次第に低くしたり，スピードを増加したりすることによって反復的に練習できる．十分な負荷によってこのようなトレーニングを反復して行うことにより，下肢筋の強化および持久力の増加だけでなく，再獲得すべき特定の動作の動的コントロールを向上させることができる．

また，効果的なパフォーマンスの再獲得にはパフォーマンスの柔軟性を向上させることが重要であり，さまざまな異なった状況下，すなわち，異なった環境および課題状況で活動を練習することによって成し遂げられる．したがって，学習すべき活動を反復練習することにより，筋力増強に加えて，活動を練習することにもなる（Rutherford 1988）．脳卒中後の筋力トレーニングの主な効果は，日常活動パフォーマンスの向上と転倒の予防として考えるべきである．また，筋力低下が著しい場合（すなわち，歩行のような特定の活動に対する特定の筋力閾値が低い場合）は，いくつかのタイプの筋力トレーニングが効果的であるかもしれない．筋力増強により，少なくとも歩行の試みに改善がみられるであろう．すなわち，筋がかなり弱化している場合には，わずかな抵抗に抗する運動であっても，筋の収縮および筋線維の伸張が必要となる運動であれば，どんな運動であっても，最初は有用であると考えられる．しかし，筋力が特定の活動特異性閾値を超えている場合には，行われた筋力強化運動がトレーニングされるべき活動に類似した動的特性を共有しない場合にはあまり効果的ではない．

▶ 非常に弱化した筋の筋活動の誘発

脳卒中後，筋力強化を目的としたエクササイズは，筋力低下の程度に応じて選択する．筋力の推定は，Medical Research Council（MRC）グレードやMRCグレードを基にしたMotricity Index（MI）を用いた簡単な検査によって行う．筋が随意的に活動するものの非常に弱い場合には（たとえばグレード2～3），筋力トレーニングとしては，部分的体重抵抗，小さな可動域における抵抗（例：高いいすからのSTS），限定された可動域における小さな重量物の持ち上げ，弾性バンドエクササイズ，等運動性ダイナモメータ上での求心性・遠心性エクササイズがある．

非常に弱化した筋あるいは麻痺した筋（グレード0～1）がトレーニングによって刺激されて収縮しているかどうかを調べる必要がある．下腿三頭筋がかなり弱化している患者に対して，下腿三頭筋の遠心性活動を誘発する方法を図5-14aに示す．同程度の力を作用させる場合には求心性運動と比較して遠心性運動では低レベルの筋活動が要求されるので，筋がかなり弱化した患者においても遠心性収縮での試みにより，これらの筋群の活動性を改善させることができるかもしれない．たとえば，大腿四頭筋を収縮できない患者に対しては，等運動性ダイナモメータにより下腿をゆっくりと下げるようにすることによって，遠心性に随意収縮が誘発されるかもしれない（**図3-26参照**）．

バイオフィードバックとエクササイズとを組み合わせることにより，努力を喚起することができる（Wolfら1994）．患者によってはイメージトレーニングもまた有用である（Pageら2001）．脳卒中後早期において随意収縮が不可能である場合に，電気刺激や筋電にトリガーされた電気刺激によって筋活動をおこす．神経筋電気刺激による反復的運動トレーニングは，特定の運動ニューロンの興奮性をコントロールすることによって運動学習を促通する可能性があることが示されている（Chae, Yu 1999）．電気刺激が関節運動，筋力，機能的パフォーマンスに効果的であることを示すいくつかのエビデンスがある（Bakerら1979, Lieber 1988, Dimitrijevicら1996, Glanzら1996, Chaeら1998, Sondeら1998）．これらの方法は上肢トレーニングのところ（第5章）で記載する．

▶ 脳卒中後の筋力トレーニングの効果

脳損傷患者に対する運動の生理学的反応に関する情報は少ない（Lexell 2000）．しかし，高齢者お

よび脳卒中後患者に対する運動が筋力および機能へ及ぼす効果に関する知見が急激に増加している。脳卒中後の筋力低下は，かなりの高齢者においても適切な強度の筋力トレーニングによって改善できることを示すエビデンスが増加している（Sharo, Brouwer 1997, Mazzeo ら 1998, Teixeira-Salmela ら 1999, Ng, Shepherd 2000）。

一定期間の筋力トレーニングおよび身体コンディショニング後に次のような変化がおこることが報告されている。

- 高齢者における筋力増加，姿勢安定性の改善，転倒の減少（Aniasson ら 1980, Aniasson, Gustrafsson 1981, Sauvage ら 1992, Fiatarone ら 1990, 1994, Judge ら 1993, Tinetti ら 1994, Campbell ら 1997, Gardner ら 2000）
- 脳卒中後の筋力増加（Sunderland ら 1992, Engardt ら 1995, Sharp, Bouwer 1997, Sherrington, Lord 1997, Brown, Kautz 1998, Duncan ら 1998, Teixeira-Salmela ら 1999, 2001）

また，これらの研究の多くは筋力増強と機能的パフォーマンスとの間に正の関連のあることを報告している。たとえば，下肢筋群（股関節と膝関節屈筋群・伸筋群，足関節背屈・底屈筋群）の筋力増強により次のような改善がみられた。

- 歩行パフォーマンス（Nakamura ら 1985, Bohannon, Andrews 1990, Nugent ら 1994, Lindmark, Hamrin 1995, Sharp, Brouwer 1997, Krebs ら 1998, Teixeira-Salmela ら 1999, 2001, Weises ら 2000）
- バランス能力（Hamrin ら 1982, Wises ら 2000）
- 階段昇り（Bohannon, Walsh 1991）

コンピュータによる力の視覚的フィードバックを伴う静的ダイナモメトリック筋力トレーニング（static dynamometric strength training）を行った一症例研究では，静的な方向特異的な筋出力の増加に加えて，Timed 'Up and Go' テスト，快適歩行スピード，耐久性に改善がみられている（Mercier ら 1999）。さらに，かなりのレベルの改善がその後 6 週間維持された。この研究は，被検者が方向と大きさの両方のフィードバックに反応して，力の方向をコントロールすることを要求される反復的な抵抗運動を評価することを目的とした研究であった。

別の研究において，大腿四頭筋とハムストリングスのストレッチと等運動性筋力トレーニングからなる 6 週間のエクササイズプログラム後に，大腿四頭筋とハムストリングスの筋力増強に加えて，歩行速度に改善がみられた（Sharp, Brouwer 1997）。また，股関節，膝関節，足関節筋群に対する 10 週間の筋力トレーニングと身体的調整運動，Human Activity Profile と Nottingham Health Profile（両者とも日常課題およびレクレーション活動を行う能力を反映する），歩行スピードとパフォーマンスに改善がみられた。トレーニング後，足関節底屈筋群と股関節屈筋・伸筋群のパワーが増加した（Teixeira-Salmela ら 2001）。別の研究において，種々の負荷に対する一定期間のペダリングを行った 15 例の患者に，麻痺側下肢の筋出力が増加した（Brown, Kautz 1998）。

高齢者を対象として，機能的自立とピーク筋パワー（力と筋短縮速度の積）の関係が研究され（Bassey ら 1997），高齢者ではパワーは筋力よりも身体パフォーマンスの障害と直接的に関連するということが示唆された。脳卒中後にはパワーが低下すると報告されているので，このことは神経系のリハビリテーションにおいて興味深い（Olney, Richards 1996）。高齢者において，力の発生に伴う速度は筋力とともに低下し，パワーは筋力よりもかなり低下する。高齢女性を対象とした最近の研究において，レッグプレス機器上で測定された最大下肢パワーが，自己報告された機能的状態の予測因子であることが報告された（Foldvari ら 2000）。高齢女性では，下肢筋力とパワーは高速度パワートレーニングによって改善できるというエビデンスがある（Fielding ら 2002）。

トレッドミルエクササイズにより筋力および持久力を増加させることができる。3 回／週，3 か月間にわたる課題指向型エアロビックトレッドミルトレ

ーニングにより，等運動性ダイナモメータで測定した大腿四頭筋の筋力に増加がみられることが最近の研究により示されている（Smithら1998）。

脳卒中後の上肢筋群に対する筋力トレーニングに関する研究はほとんどみられない。しかし，種々の負荷に抗した手，指の反復的屈曲運動からなる筋力トレーニングプログラムにより，握力，手関節伸展力，手関節伸展スピードが増加することが報告されている（Butefischら1995）。また，別の研究では，握力と手の機能の改善との間の関係について報告されている（Sunderlandら1989）。

トレーニングプログラムにより，脳卒中患者の筋力および機能が増加するか否かに関する結論は明らかではないが，在宅および地域の脳卒中患者の多くは，長期的かつ定期的な運動や特定のジムに参加する必要がある。

▶ 運動処方

筋力増強プログラムを計画する際に，考慮すべき特定の基本的事項がある。運動処方量は，反復回数，セット数，与えられる抵抗量を増加することによって増加することができる。一般に，健常者において，変化を得るためには筋疲労が生じるところまで運動すべきであるが，痛みをおこすべきではない（Wajswelner, Webb 1995）。わずかな遅発性筋痛を経験する可能性があることを患者に警告すべきである。キャリーオーバーを確実にするには，できるだけトレーニングされる機能的な活動に応じた特異的な運動を行うべきである（Morrisseyら1995）。しかし，筋力低下が著しい患者の場合には，ある程度の力の発生を引きおこすのであれば，どんなタイプの運動でもよい。

健常者における筋力トレーニングでは，被検者が高負荷（しかし最大下負荷）でトレーニングしたときに最大の筋力増強をおこすことができるようである。一般的な指標として，1回持ち上げることができる最大負荷の80%で10回の試行を行うべきである。10回の反復は10 repetition maximum (10RM)と呼ばれる。筋力低下が著しい人では最大負荷の50%から開始し，10回よりも少ない回数を設定する必要があるかもしれないが，10回を1つの目標とする（Fiataroneら1990, Teixeira-Salmelaら1999）。RM (repetition maximum)は正しいフォームを崩すことなく，行うことのできる最大の反復回数であることに注意する（Wajswelner, Webb 1995）。与えられたRM（この場合には10）に対する荷重や負荷は，大きなエラーなくその回数を持ち上げることができる負荷である。

最近の研究により運動処方のための指標が示されている。Teixeira-Salmelaら（1999）は，慢性期の脳卒中患者を対象として，筋力強化および身体的コンディショニングの効果を検討した。各セッションは次のように構成されていた。

- 5～10分間のウオームアップ（美容体操，ストレッチング，関節可動域エクササイズ）
- 有酸素運動（段階的歩行，ステッピング，サイクリング）
- 筋力トレーニング（股関節，膝関節，足関節の伸筋と屈筋）
- 5～10分間のクーリングダウン（筋リラクセーション，ストレッチング）

Fiataroneら（1990）の記載に準じて，筋力トレーニングは等尺性，求心性，遠心性運動から構成された。最初の負荷は1RMの50%で1セット10回を3セット行うように設定し，負荷を1RMの80%まで増加した。体重，砂囊，弾性バンドにより抵抗が加えられた。最大反復回数は2週ごとに再評価され，トレーニングは80%の負荷に維持されるように調節された。

各反復間にあまり休息をとらないようにしたときに，より大きな筋力増強が得られるようである（Rooneyら1994）。10回反復を1セットとし，各セット間に短い休息をとりながら3回繰り返すことを目標とする。筋力トレーニングを目的とした処方を無荷重，弾性バンド，座位から立位への練習のいずれかを利用して行う。STSでは処方された増加分だけいすの高さを低くすることによって負荷を増

加する．筋力低下が著しい場合は，通常よりも高いいすで数回の反復を3セット行うことから開始し，1セットを10回まで増加し，さらにより低いいすから10回へと進める．

目標が持久力の場合には，反復回数と抵抗量との間の関係は異なる．持久力を増大させることを目的とする場合は，低レベルの抵抗で反復回数を多くする．脳卒中後患者では，社会復帰するために持久力を改善することが重要であるので，セッションの一部にこのタイプの運動（トレッドミル歩行，固定自転車）を組み入れるべきである．固定自転車では，必要に応じて包帯で手や足をハンドルやペダルに固定する．

健常者では刺激を多様化させるほうが，同位置の条件下で同じ運動を繰り返すよりも効果的であることを示すいくつかのエビデンスがあるので，運動プログラムでは方法を多様化させるべきである（Hakkinen, Komi 1981）．特定のタイプの運動（ステップアップ，踵の昇降，固定自転車，ハーネスあり／なしのトレッドミル歩行，無荷重，弾性バンド運動，等運動性ダイナモメータ上での運動，レッグプレス・アームプレスマシンでの運動）をセットアップしてあるワークステーションを移動するグループサーキット教室によって，多様性をもたせることができる．Keiser* のような空気圧を利用した筋力トレーニング機器では，必要とされるポジションに多様性をもたせたレッグプレスのような求心性および遠心性運動が行える．教室では仲間と楽しく過ごすことができ，社会的交流のよい機会となる．この2つの要素がプログラム成功の鍵となる要素である（Barry, Eathorne 1994）．さらに，運動教室は精神的な刺激を増加することができる．教室ではセラピストや助手によって監督され，集中的トレーニングを組織する場合には時間的に効率がよい方法である．患者によっては密接な監督を必要とするが，監督を必要としない患者もいる．ハーネスによる支持によって，転倒への恐怖感が軽減し，練習

* Keiser Sports Health Equipment Inc., Fresno, CA.

が促通される．

筋が壊れずに適応するためには，十分な回復時間が必要である．たとえば，サーキットトレーニング教室のなかで，下肢運動の間に，上肢の筋力強化運動や手の操作課題の練習を分散させる．このような方法によって，エネルギーと注意が一方から他方へと移るが，異なった筋が利用される．

進歩を示すグラフ，運動パフォーマンスのビデオテープ，達成されたパフォーマンスの写真を示すことによって，エクササイズおよびトレーニングに対する患者の参加や熱意が促進される．容易に成し遂げられることを練習するのではなく，常に最適なパフォーマンスを目標とすることによって興味が持続する．

筋力トレーニングの要約を **BOX7-1** に示す．

▶ スキルの最大化

トレーニングでは，特定の機能的動作における最適のスキルを再獲得することが重要である．運動パフォーマンスにおけるスキルの最大化の方法は，健常者を対象とした運動学習の研究を基礎としている．パフォーマンスが熟練している場合には，多くの状況でうまく行われる，すなわち，異なった環境下においても最小のエネルギー消費で活動が柔軟に行われる．

運動システムに影響を与える脳損傷後にただちに行う必要があるのは，麻痺筋を活動させ，力を発生する能力を患者が再獲得するのを支援することである．筋の収縮性と筋力を増加させ，協調性パターンを生み出す手段として筋力トレーニングを行い，拘束された状況下で繰り返し行う．運動を反復することは健常者がピアノを学習するのと同じように脳卒中後の運動学習にも重要である（Butefischら 1995）．特定の運動の反復練習により運動学習のプロセスにおこる脳の再組織化を促進すると考えられている（Asanuma, Keller 1991）．しかし，同一の運動の反復練習は，スキルを促進するには不十分である．筋が弱化しているときは筋力を強化するためには反復が必要あるが，スキルを獲得するには，

| BOX7-1 | 筋力トレーニングの要約 |

- 筋力トレーニングは最大下負荷で行われる。——一般的には，1RMの50～80％負荷で10回の反復を3セット行うことを目標にする。
- 筋力トレーニングでは，体重，無荷重，弾性バンド，等運動性ダイナモメータ，エクササイズマシン，トレッドミル歩行の抵抗を利用する。
- エクササイズの処方量の増加は，反復回数，セット数，負荷の増加によって行う。
- 筋力トレーニングは，課題特異性あるいは学習される課題特性を考慮して行う。
- 持久力を改善するためには低負荷で多くの回数を練習する（固定自転車，アームサイクリング，トレッドミル歩行）。
- 筋力低下が著しい場合には，その人にとって力の発生を最も促通する方法を用いる（単純なエクササイズ，バイオフィードバック，メンタルプラクティス，電気刺激）。
- 筋力トレーニングはグループサーキットトレーニング教室で，監督下あるいは独立して行うことができる。

Bernstein（1967）がいうところの「反復を伴わない反復」のほうが望ましい。

再獲得すべき能力を考慮した運動課題を用いた筋力強化は，力発生能力の低下とスキルの再獲得の両者にアプローチすることができる利点がある。例としては筋力強化運動としての起立／着座動作の反復であり，この運動は活動それ自体の練習にもなる。他の活動と同様の動的特性をもつ活動の反復練習により移行効果がみられることが示されている。たとえば，座位において，腕の長さを越えて物に手を伸ばすことを反復して練習することにより，リーチングパフォーマンスだけでなく，起立／着座動作にも改善がみられることが示された（Dean, Shepherd 1997）。この例では，患者は腕の長さを越えて手を伸ばすことを反復して練習したが，この練習には足部上で上体を前方にコントロールすることが含まれる。一方，足部上での上体の前方にコントロールすることは，立ち上がりの初期相の特徴であるため，起立／着座動作にも改善がみられた可能性がある。

運動学習の促通およびスキルトレーニングの方法に関しては第1章で簡単に記載したが，他書に詳細に記載されている（Gentile 2000）。

▶ 筋力の測定方法

動力測定法（dynamometry）（握力，ハンドヘルド，等運動性ダイナモメータ）：最大等尺性筋力の測定。ハンドヘルドおよび等運動性動力測定法では，標準化された体位で既知の抵抗に抗して最大の筋収縮を行う（Mathiowetzら 1985, Bohannonら 1993, Murphy, Spinks 2000）。また，等運動性測定法は多関節および機能的運動を検査するためにも用いられる。

他の測定方法として以下のものがある。

- 側方ステップテスト（Lateral Step Test）（Worrellら 1993）
- Medical Research Council（MRC）グレードやMotricity Index（Medical Research Council 1976, Wade 1992）

3　筋の長さと柔軟性の維持

健常者では筋などの軟部組織の長さは，通常定期的に行われる活動には十分である。一般に，運動や慣れていないスポーツに参加するときに，「柔軟性」を高めるために，ストレッチング（股関節屈筋，下腿三頭筋）を行うことがある。しかし，柔軟性は年齢とともに低下する（Roach, Miles 1991）が，

これは，コラーゲン（靱帯と腱の線維性結合組織の要素）の変化が一因である。また，急性の神経損傷後のような長期的不動後にも長さに関連した変化がおこる。したがって，ストレッチング運動はリハビリテーションプログラムに欠くことができない。

ストレッチング後の可動域の増加には，生体力学的，神経生理学的，分子学的メカニズムが関与する。基礎的な生体力学的特性が筋／腱単位の伸張に対する反応に影響している（Taylor ら 1990）。筋の張力は他動的要素と自動的要素から構成される。伸張は，神経活動を変化させることによって自動的要素に，そして，筋の粘性および弾性特性に影響を与えることにより他動的機械的要素に影響を与える。筋の長さおよび可動域増加のメカニズムはよくはわかっていないが，最終的には筋線維の分子および抵抗メカニズムが関与している可能性がある（De Deyne 2001）。

粘弾性の1つの特性として，組織は伸張に反応し，張力が減少した一定の長さに保持される。すなわち，その長さでは組織によって生じたストレスや力が徐々に減少し，いわゆる「ストレスリラクセーション（stress relaxation）」がおこる性質がある（Duong ら 2001）。伸張時に，軟部組織は徐々に変形し，一定の力を加えると徐々に伸張される。この現象は「クリープ（creep）」と呼ばれる。

他動的伸張により，個々の筋がその構造に応じて影響を受ける。筋線維に加わるストレスの量は，筋の長軸に対する筋線維の方向によって異なる（De Deyne 2001）。短時間の他動的伸張後にみられる短期間の可動域の増加は，筋の粘弾性作用と筋の伸張性の短期的変化によって説明される（Best ら 1994）。長時間の他動的伸張後には，長期間の適応変化により筋が長くなる（Halbertsma ら 1990）。どのような生物学的メカニズムおよび分子学的メカニズムが関与しているかに関してはまだよくわかっていないが，動物実験では筋節の数の増加がおこることが報告されている（Williams 1990）。

脳卒中後に筋長の短縮（拘縮）と筋のこわばりの増加がよくみられ，比較的早期におこり，運動，トレーニング，運動作用の効果的なパフォーマンスの再獲得能力にかなりマイナスの影響をもつ。廃用，加齢に伴う退行性過程，運動系への脳卒中の影響が伸張性低下に関与する。特に下腿三頭筋の伸張性低下は，立位バランス能力，歩行，特に階段昇降，起立にマイナスの影響を与え（Vandervoort 1999），高齢者における転倒の誘因となる（Studenski ら 1991）。

拘縮により体肢の安静位置が変化するため，関節を横断する筋の安静時長と関節のレバートルク角度に影響を及ぼす。これによって筋出力を変化させ，筋不均衡を引きおこす（Vandervoort 1999）。高齢の脳卒中患者では，肩関節と脊椎の関節制限とこわばり，下腿三頭筋の短縮が発症前にみられることがある。

マイナス効果を予防するには，軟部組織のこわばりの増加と拘縮の予防が不可欠であり，脳卒中直後から熱心に患者をモニターする必要がある。介入を積極的に行うべきで，病院とリハビリテーションセンターではルーチンに行うべきである。自己ストレッチングおよびエクササイズができる患者では，数分間のストレッチを1日に数回，特にトレーニングセッション前・セッション中および自主練習のときに行うように指導する。弾性バンドを用いた単純なエクササイズの練習は，自動的な筋ストレッチングの1つの方法である。足部をかなり後ろに引いた状態で起立と着座の練習を行うことにより足部に体重が負荷されるため，ヒラメ筋の自動的ストレッチングの簡単な方法となる。

体肢を随意的に動かすことができない患者に対しては，体肢や関節のポジショニングのような他動的な方法が必要となる。筋活動がみられないときに他動的ストレッチングを行うことにより，結合組織の蓄積（短縮筋の筋のこわばりの増加の主な原因）を予防できることが示されている。たとえば，動物実験において短時間のストレッチ（1日に30分）を行うことにより，直列の筋節の喪失，筋萎縮，可動域の低下が予防できた（Williams 1990）。人間において，下腿三頭筋の短時間のストレッチによりこ

> **BOX7-2　ストレッチングの要約**
>
> - 体肢を自動的に動かせない場合には，日中のポジショニングによる持続的他動ストレッチング（15〜30分）を行い，短縮やこわばりがみられることが予想される筋（足関節底屈筋，肩関節内転筋・内旋筋，肘関節屈筋群，前腕回内筋，母指内転筋，長指屈筋群）の短縮およびこわばりを予防する。毎日の他動的ストレッチ（15〜30分）は，動物実験において筋萎縮および筋節の消失を防ぐ（Williams 1990）。
> - エクササイズ直前およびエクササイズ中に，患者やセラピストによって徒手的に行われたこわばり筋への短時間（20秒）のストレッチによりストレスリラクセーション（stress relaxation）とこわばりの低下がみられ，筋のプリコンディショニング効果がある（Vattanasilpら2000）。
> - シリアルキャスティングを用いた拘縮した軟部組織への持続的ストレッチ（Moseley 1997）に加えて，キャスティング装着中のエクササイズ・トレーニング，フォローアップエクササイズ・トレーニングを組み合わせる。

わばりの低下がみられ（Vattanasilpら2000），筋コンプライアンスが増加し（Otisら1985），短時間のストレッチはトレーニング前の「プリコンディショニング（preconditioning）」と考えられている（Tayloeら1990）。他動的ストレッチングは筋の長さを変化させる可能性があるが，動的なROMに影響を与えるのは，動的な課題—指向型練習中に行われる自動的ストレッチングである。トレッドミルトレーニングの利点の1つは，立脚肢のヒラメ筋，腓腹筋，大腿直筋のような筋に動的かつ課題—特異的ストレッチを加えることができることである。

他動的ストレッチングが筋緊張の自動的（神経的）要素に影響を与え，運動ニューロン興奮性を低下させるというエビデンスがある（Odeen 1981, Kukulkaら1986, Hummelsheim, Mauritz 1993）。しかし，他動的ストレッチングによる反射興奮性の低下は，機能的トレーニングの一部として自動的ストレッチングを併用しない場合には，反射の状態に短期的影響以上のものを与えたり，運動制御や機能の改善をもたらしたりするとは考えにくい。

早期に自動的ストレッチ（エクササイズと課題練習をとおして）を開始することが，こわばり，短縮，不活動に伴う適応的反射亢進の予防において重要である。反復的エクササイズと筋力トレーニングによってROMが増加し，他動運動に対する抵抗が減少するというエビデンスがある（Blanpied, Smidt 1993, Butefischら1995, Miller, Light 1997, Teixeira-Salmelaら1999）。

最小限の自動運動しか行えない患者では，1日のうちの短時間ポジショニングを行い，安静時の姿勢を持続的に維持することにより短縮やこわばることが予想される筋群（下腿三頭筋，長指屈筋群，肩内旋筋群，内転筋群）の長さを保つ必要がある。拘縮がみられる場合には，シリアルキャスティングによる段階的ストレッチングを行う（Moseley 1997）。また，反射の過活動が著しい場合には，ボツリヌス毒素の注射がこわばりの低下に効果的である。機能的な改善を期待する場合には，これらの方法に加えて自動運動を行うべきである。現在までのところ，脳卒中を対象とした予防的な方法に関する研究はほとんどみられない。

▶ ストレッチング処方

他動的ストレッチングが合理的に利用される指標となるような基本的な情報はほとんどない（Taylorら1990）。ストレッチングの最適処方量は明らかではないが，ストレッチを約20秒間保持し，それを4〜5回繰り返すことにより筋／腱単位に効果的であり，ストレスリラクセーション（stress relaxation）と自覚的なこわばりの低下をもたらすこと

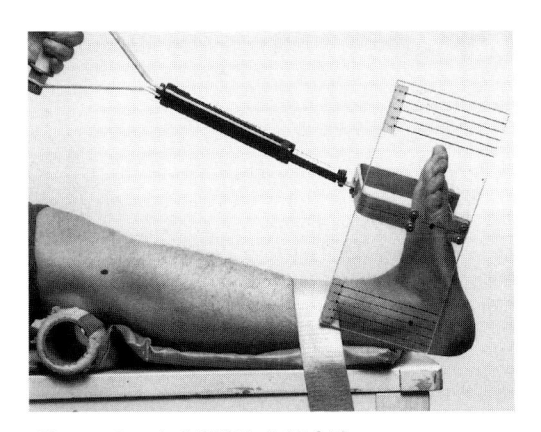

図7-4 トルクを制御した測定法
足関節角度は皮膚表面のマーカーと写真を用いて測定される。
(Moseley 1997 より許可を得て引用)

を示唆するエビデンスがある(Taylor ら 1990)。30分間の持続的ストレッチにより,対麻痺患者の足関節底屈筋の他動的制限を減少することが報告されている(Harvey, Herbert 2002)。脊椎,肩甲上腕,手関節の痛み,こわばりのある人に,他動的関節モビリゼーションが必要となることがある。筋の長さと柔軟性を維持するためのストレッチングを**BOX7-2**に要約する。

いくつかのクリニックでは短縮の予防や矯正を目的としたスプリント(例:ハンドスプリント)がよく用いられているが,そのような目的でスプリントを使用することを支持する実験的根拠はない。可能性のあるプラス効果よりも,学習された非使用(learned non-use)と作用のバイオメカニクスを変化させるというマイナスの影響のほうが大きいかもしれない。しかし,手の自動運動を再獲得されない患者には夜間スプリントが有用かもしれない。

▶ 関節可動域の測定

ダイナモメータとゴニオメータ:基準となるテスト肢位で既知のトルクを加えて運動を行う。ROMは皮膚表面のマーカーから求める。ポラロイド写真の使用,校正したばね-負荷装置,ゴニオメータを用いた足関節 ROM の測定は信頼性があることが示されている(Moseley, Adams 1991, Moseley 1997)

(図 7-4)。

4 身体コンディショニング

脳卒中後には多くの人に神経学的障害が残存し,筋線維と筋代謝における生理学的変化により引き続き機能が障害され,日常生活活動,特に歩行のパフォーマンス中に過度のエネルギーが必要となる。代謝変化には,筋血流の低下,乳酸の産生増加,筋グリコーゲン使用の増加,遊離脂肪酸の酸化能力の低下がある(Landin ら 1977)。さらに,高酸化(タイプⅠ)線維が低酸化(タイプⅡ)線維に変換されることによりタイプⅠ筋線維の比率が低下し,このような筋線維変化により酸化代謝の低下および運動持久性の低下がおこる。

心血管系制限により最大運動耐久性が低下することは明らかである。座りがちなライフスタイルは筋力および心血管系フィットネスをさらに低下させる。疾患過程による疲労の訴えは,低レベルの有酸素フィットネスと耐久性低下を示すことによる可能性が高い。いくつかの研究は,脳卒中患者は同年代の被検者と比較して活力がなく,社会的孤立や情緒的苦悩を経験していると報告している(Ahlsio ら 1984, Ebrahim ら 1986)。しかし,最近まで,脳卒中患者の運動(有酸素)能力を調べる研究は比較的少なかった。脳卒中患者では生理学的な筋質量が喪失するために健常者よりも機能的能力が低下する。したがって,健常者による標準的なデータを用いて能力を予測し,トレーニングプログラムの指標とすることは困難である(Potempa ら 1996)。

脳卒中後の有酸素運動の理論的根拠に関する議論のなかで,Potempa ら(1996)は,慢性期の脳卒中患者を対象としている入手可能な研究から,脳卒中患者の運動検査に対する反応を以下のように要約している。

● 最大運動反応の低下
● 麻痺筋の酸化能力の低下
● 耐久性の低下

したがって,脳卒中後の機能的な能力低下は,

表7-1 コンディショニング：臨床的帰結研究

参考文献	被検者	方法	期間	結果
Potempa ら 1995	42例 >脳卒中発症後7か月 年齢：21〜77歳	無作為化対照試験 E：適応的自転車エルゴメータ（トレーニング負荷最大努力30〜50％負荷から最大負荷へ漸増） C：他動ROM	30分を週3日、10週間	Eのみ最大酸素摂取量，負荷量，運動時間，漸増負荷試験中の最大下負荷における収縮期血圧の低下に有意な改善がみられた。有酸素能力は機能の改善と関係がみられた（Fugi-Meyer Scale）
Macko ら 1997	9例 >脳卒中発症後6か月 年齢：67±2.8歳	テスト前、テスト後デザイン 低強度有酸素運動（心拍数の50〜60％の漸増トレッドミルトレーニング；ウオームアップ，クールダウン期間	40分を週3日、6か月	標準的な1mph最大下トレッドミル歩行中のエネルギー消費量の有意な減少（$p<0.02$），エクササイズによる酸素消費量の低下（$p<0.02$），呼吸商の低下（$p<0.01$）
Smith ら 1998	14例 >脳卒中発症後6か月 年齢：66±3歳	テスト前、テスト後デザイン 低強度有酸素運動（心拍数の50〜60％の漸増トレッドミルトレーニング；ウオームアップ，クールダウン期間 等運動性機器（角速度30°，60°，90°，120°）による抵抗運動や筋力強化運動	40分を週3日、3か月	遠心性，求心性モードにおける両側のすべての角速度における大腿四頭筋トルクの有意な増加（$p<0.01$） 麻痺肢：遠心性モード51％；求心性モード38％。非麻痺肢：遠心性モード25％；求心性モード17％
Silver ら 2000	5例 >脳卒中発症後6か月 年齢：60.4±2.7歳	テスト前、テスト後デザイン 有酸素運動（心拍数の約60〜70％の漸増トレッドミルトレーニング）	40分を週3日、3か月	修正したGet Up and Go Testのパフォーマンス時間の有意な減少（$p<0.05$），歩行速度の増加（$p<0.01$，歩数の増加（$p<0.05$）） Get Up and Go Test中の歩行対称性には変化なし

C；対照群，E；実験群，ROM；関節可動域

程度の差はあるものの，動的運動中にリクルートできる運動単位数の低下，弱化筋の酸化能力の低下，耐久性低下，ある患者では内科的な冠状動脈疾患の合併，身体的不活動によっておこる。

脳卒中後に身体的に調整不良（deconditioning）がみられるというエビデンスがあるにもかかわらず，脳卒中患者のリハビリテーションの早期および退院後に，有酸素運動が，ルチーンに処方されていない（Smith ら 1999）。有酸素運動が処方されていない理由として，努力が痙性を強めるという根強い考え方があること，多くの患者が高齢者であることにより，セラピストが努力の集中を強いるような活動を制限してきたことが考えられる。しかし，どの理由もエビデンスに従えば妥当なものではない。運動中の努力は痙性の増加や筋のこわばりを増加させることはない。高齢者においても中等度の強度の運動によって心血管系フィットネスを改善でき，ライフスタイルならびに自己効力感が改善される（Hamdorf ら 1992, Mazzeo ら 1998）。さらに，有酸素運動は運動単位リクルートメントを強化し，高酸化線維の発展を助けることによって，筋線維変換という二次的な影響を最小限にする可能性がある（Potempa ら 1996）。適切な運動は，耐久力を増加し，心血管疾系患の症状を最小限にする（Hamm, Leon 1994）。健常な若年者，高齢者では，運動と身体的活動はプラスの心理的影響をもつことが知られている。また，身体的フィットネスと認知との間にも関係があるようである（Rogers ら 1990, Spirduso, Asplund 1995）。

最近の研究は，脳卒中後の身体的調整（physical conditioning）プログラムにより有酸素能力と機能的能力が改善することを示している（Potempa ら, Macko ら 1997, Teixeira-Salmela ら 1999）。自転車エルゴメータ（Potempa ら 1995, Bateman ら

2001），段階的トレッドミル歩行（Mackoら1997），有酸素運動と筋力強化運動の組み合わせ（Teixeira-Salmela）のような適度なトレーニングによって有酸素能力が改善するという報告がある。監視下の有酸素トレーニングプログラムはVO_{2max}を改善させ，運動機能の改善と有意な関係があることが示されている（Potempaら1995）。現時点までのエビデンスは，自転車エルゴメータ，トレッドミル歩行，漸増負荷歩行による有酸素運動が，トレーニング中の検査で身体的フィットネスを有意に改善させることを示唆している（**表7-1**）。予想されるように，効果には運動特異性がみられるものの，一般化がおこり，身体全体の健康および状態に改善がみられる。他の活動に関していずれのパフォーマンスが一般化する場合も，おそらく患者の機能障害のレベルに依存しているものと思われる（Batemanら2001）。

有酸素トレーニングは高酸化筋線維の発達と運動単位リクルートメントを促進する可能性があるので，筋力トレーニングと身体的調整プログラムにより，機能的活動パフォーマンスが有意に向上するというエビデンスがあるということは興味深い。たとえば，Silverら（2000）は，週3回，3か月間の有酸素トレッドミルトレーニングプログラムの結果，歩行速度と歩数が増加し，修正された"Go Up and Go"検査のパフォーマンス時間が減少することを報告した。運動強度は個別に設定し，最大心拍数の約60〜70%で40分間のトレーニング強度まで漸増した。Teixeira-Salmelaら（1999）は，Human Activity Profile（必要とされる代謝当量によって段階づけされた，交通機関利用，ホームメンテナンス，社会的・身体的活動を含む94活動の調査）を用いて，被検者の身体的活動の一般的なレベルを評価し，筋力強化トレーニングおよび有酸素トレーニング後に家事およびレクレーション活動がより行えるようになったことを示した。これらの被検者では数年前の報告（Brinkman, Hoskins 1979）のように，QOLにも改善がみられた。

心血管系疾患の臨床的根拠により運動およびトレーニングは，最初は制限されることがあるが，Potempaら（1996）はモニターしながらの有酸素運動は持久性および機能的能力を改善し，次のような生理学的利点があると指摘する。

- 仕事量（work capacity）の増加
- 安静および最大下心拍数，血圧の低下
- 体重減少
- リポ蛋白の改善
- 血小板凝集能の減少
- 狭心症の発症の遅延

最近の研究は，脳卒中後最初の6週以内に早期の調整不良がみられることを示し（Kellyら2000），通常行われているよりも強い運動の必要性を示唆している。またこの研究では，このような早期の段階でも対象者に運動試験を十分に行うことができることを示している。患者の心拍数と血圧を医師が連続的にモニターしながら，半仰臥位で自転車エルゴメータによる漸増的最大努力テストを行った（**図3-26参照**）。

▶ 運動処方

集中的な運動が開始できるようになったらすぐに，必要に応じて適応的デバイス（例：足部をペダルに固定するストラップ）を用いた自転車エルゴメータ（Potempaら1995），Motomed Leg Trainer*のような装置，トレッドミルを開始する。この患者群に適した運動処方の例として，Potempaら（1996）は機能的能力が低い患者の全身調整プログラムのためAmerican College of Sports Medicineの基準を用いた。

- VO_{2max}の40〜60%の負荷からトレーニングを開始し，段階的に30分，3回/週へと進める
- 30分に到達したら，無症候で耐えうる最大強度へと負荷を漸増させる
- 無負荷で10分間のウオームアップとクールダウンを行う

---

* MOTOmed Pico Leg Trainer, Reck, Reckstrasse 1-3, D-88422, Betzenweiller, Germany

別の研究でも段階的なトレッドミル歩行に関する同様のプログラムを記載している（Mackoら 1997）。

特に高齢者では，筋機能の変化を維持するためには継続的なトレーニングが必要である（Fiataroneら 1990）。脳卒中患者，特に高齢者には，在宅ベース（この場合には一定の間隔でのモニタリングが必要である）やジム，健康センターベースで行われる継続的な退院後運動プログラムが必要である。健常高齢者に対するプログラムの記述のなかで，Mazzeoら（1998）は筋力とフィットネスのための運動プログラムは，通常行われるような非特異的な「運動」プログラムではなく，エビデンスに基づいたストラテジーから構成されるべきであるということを指摘している。

一般的な健康上の注意として，高齢者では中等度の運動およびフィットネスプログラムを開始する前にメディカルチェックを受けることが推奨される。このことは脳卒中患者にも当てはまる。かなりの高齢者であっても運動トレーニングが禁忌となることはほとんどないようである（Mazzeoら 1998）。熱性疾患や不安定な狭心症のような特定の病変がみられる場合には精査が必要である。また，関節炎がみられる患者でも十分に筋力トレーニングを行うことができる（Lyngbergら 1988）。関節炎に起因する関節痛の悪化がみられる場合には，運動を修正する必要がある。たとえば，膝蓋骨下に痛みがみられる患者に対しては，開放連鎖運動よりも閉鎖連鎖運動のほうが望ましい。

▶ 運動反応の測定

最大努力運動テスト

標準的最大トレッドミルテストまたは標準的最大自転車エルゴメータテスト：脳卒中後，一般に運動テストはトレッドミルか自転車エルゴメータを用いて行われる。固定自転車は，トレッドミルや上肢エルゴメータよりも好ましいと考えられている（Potempaら 1995）。自転車エルゴメータは外部負荷を定量化しやすい。Balke Protocol（Fletcher, Schlant 1994）のような標準的な方法が用いられる（Mackoら 1997）。最大テストでは心電図をモニターする必要であり，特別にトレーニングされたスタッフにより行われる。自転車，段階的歩行，トレッドミル歩行中の与えられたパワー出力に対する体重 1 kg あたりの VO_{2peak} と O_2 消費量が運動に対する心血管系反応の評価手段となる（Jankowski, Sullivan 1990）。

最大下努力運動テスト

標準的最大下トレッドミルテスト：Mackoら（1997）は，定常状態の酸素消費量（VO_2）を開回路スパイロメトリーを行い，一般的な脳卒中後のゆっくりとした歩行のトレッドミルテスト（1 mph，傾斜なし）を記述している。患者はノーズクリップを装着し，マウスピースを介して呼吸するか，再呼吸ができないマスクを装着して呼気を収集する。すべての手順は標準化されなくてはならない。

トレーニング中の運動レベルのモニタリング

標準的心拍数テスト：心拍数（heart rate；HR）の測定は運動強度の簡便な指標となる。この方法は十分な強度の運動を行うための運動レベルのモニターおよび患者の心血管系が運動に適応しているかどうかに関する簡便なテストとして用いることができる。目標 HR は HR モニターを用いて決定される。

220 から患者の年齢を引いて年齢予測最大心拍数 maximum age-predicted HR を計算する。

　予測年齢最大心拍数 = 220 － 年齢

予測年齢最大心拍数の 60 ～ 80％の間になるように目標 HR を計算する。

　目標 HR 範囲 = 60 － 80％× 予測年齢最大心拍数

耐久性は 6 分間歩行や 12 分間歩行テストによってテストすることができる（Guyattら 1985）。このテストでは 6 分や 12 分間の歩行距離が測定される。

5 結論

脳卒中後，筋力・フィットネスの向上および軟部組織長・柔軟性の維持を目的とした運動プログラムに参加することにより，筋力，機能的運動パフォーマンス，身体的フィットネスが有意に改善する。さらに，機能的な潜在能力と障害に効果的に対処する能力を認識するとともに，態度，自己概念，自己効力感，認知，身体的活動に従事する自信の面で役立つかもしれない（Mazzeo ら 1998, Teixeira-Salmela ら 1999）。重要な課題におけるスキルを再獲得するには特別なトレーニングが必要であり，適切な内容の活動の集中的な練習を行う。しかし，その人には日常の課題を行うのに十分な体力がなければならない。

Mazzeo ら（1998）は，高齢者の運動に関する記載のなかで，高齢者にとって「じっとして動かないでいること」は，身体的活動よりもかなり危険な状態であるとコメントしている。彼らは多くのデータが運動が無益であるという神話を払いのけ，高齢者に対する運動の安全性に関して安心を与えている。リハビリテーション施設からの退院後，脳卒中後の不動および不活動による負の影響の可能性は公衆衛生上の継続課題である。

将来的な研究の1つの方向性は，運動プログラムを終了した後，その利得を維持できるかを検証することである。高齢脳卒中患者は，在宅でのエクササイズおよび定期的な監視下のグループエクササイズの両方を継続する必要があるようである。このグループエクササイズでは，健常高齢者に推奨されるように，筋質量の低下の改善，骨密度の改善，転倒の可能性の低下，リスクファクター（たとえば，糖尿病と心血管系疾患）を低下させることが重要と考えられる。

8 まとめ

　脳卒中の影響から最大限に回復させようとする場合には，最初に特別なトレーニングを受けたスタッフのいる脳卒中ユニット（stroke unit）に入室させるべきである。脳卒中ユニットでは，適切な診断に加え，予想される合併症を予防するための医学的介入を受けることができる。脳卒中ユニットでのケアは，患者の年齢，性別のような要因に関係なく，患者の死亡率および依存性の低下と関連があるとされている（Indredavikら 1997, Stroke Unit Trialist's collaboration 1997）。脳卒中ユニットは早期からの積極的介入の機会を与える。この特別なユニットでは，総合的リハビリテーションを協調して進めるようにトレーニングされたスタッフによって，患者およびその家族に対する支援，激励，教育プログラムが提供される。

　脳卒中直後に，最終的な回復の程度を予測することは難しい。脳卒中発症後約2週間の時点において，予後が良好である徴候としては，排尿自制，若年，軽度の脳卒中，急激な改善，良好な知覚能力，認知機能障害がないこと，である。予後不良の重要な予測因子としては，失禁の持続，病前の機能低下がある（Cifu and Stewart 1996）。しかし，当初予想されたよりも改善する患者もいれば，予後良好と予想されたにもかかわらず回復不良な患者もいる。

　早期かつ積極的な理学療法により，軟部組織の拘縮，学習された非使用（learned non-use），知覚認知障害（perceptual-cognitive impairment）の持続あるいは習慣化のようなおこる可能性のあるマイナスの後遺症を低下させることができる。急性期における座位での自動的トレーニングは，背臥位およびベッド安静に伴う合併症を予防するために不可欠である。早期から動かすことにより，脳卒中患者における二次的な血栓や塞栓，肺炎，死亡率を減少させることがよく知られている。また，患者を直立位にして活動的にさせることは，患者の注意状態を活性化するために必要である。座位における自動的バランストレーニングの開始が遅れれば遅れ

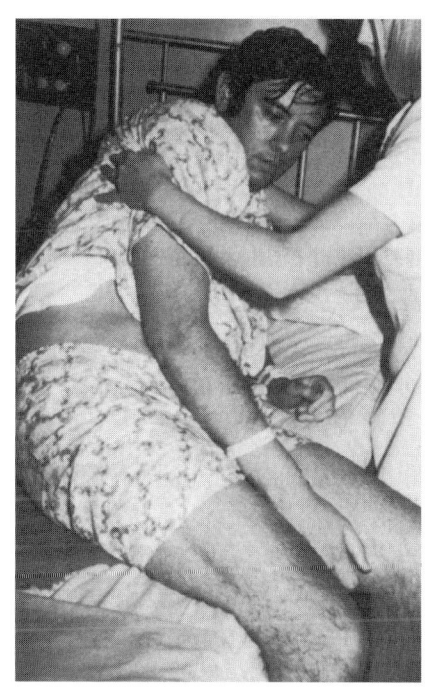

図8-1 端座位の介助
ベッドの端に腰掛けるのを援助するときには頸部の側屈を促す。足部が床に届かない場合に、足部を置くためのしっかりとした支持物を確保する。

るほど、重力に抗する試みに恐怖と不安を覚えるようになる可能性がある。かなりの虚弱患者でも、介助によって寝返り、端座位、座位での自動的バランス練習を行うことができる（図 8-1）。したがって、リハビリテーションは急性期に開始する。

動かすスピードと程度は患者の状態によって異なる。しかし、バイタルサインが安定したらすぐに座位と立位での自動的トレーニングを開始する（図8-2）。医学的合併症のためにベッドからの起き上がりや積極的に動くことが制限される場合は、定期的かつ頻回の寝返りを行い、皮膚の状態を維持することと誤嚥および分泌物の貯留を予防することが重要である。患者がベッド上に拘束されている間に、ポジショニング、他動・自動による関節可動域運動を繰り返して行い、こわばりを防ぐ必要がある。肩関節を他動的に動かすときには注意しなければならない。肩関節を挙上させるときには、必ず外

旋を伴わなければならない。

患者とその家族に情報を与え、脳卒中やリハビリテーションプロセスおよび彼らが行うべき役割に関して学習する機会を与える。初期の段階では、患者と家族は悩みを抱え、不安になっているので、情報を得る機会を与え続ける必要がある。患者と話をする際には、実際に脳卒中を自ら経験したことがある脳卒中支援グループが役に立つことがある。

多くの身体システムへの脳卒中の影響は、かなり初期の段階で特に著明である。リハビリテーションは、総合的なチームによって行われるので、すべてのメンバーがこれらの合併症と全体的なマネジメントについて理解しておく必要がある。以下に、5つの好発する合併症について簡単に述べる。脳卒中に関連するこれらの合併症と他の合併症のマネジメントに関する詳細な情報については、他書（Greshamら 1995, Carr, Shepherd 1988）を参照されたい。

嚥下障害（dysphagia）は、脳卒中後に比較的よくみられる問題であり、唾液、食物、水分の誤嚥の原因となる。有病率を決定するのは難しい。誤嚥と脱水の予防には、早期発見と治療が重要である。主な障害は、嚥下の口腔期と咽頭期の協調性の障害、嚥下反射のトリガーの遅延や消失、または両者の障害である。嚥下障害がわかり次第なるべく早期に安全な咀嚼と嚥下を支援することを目的とした口腔顔面筋に対する特別なトレーニングを開始する。マッシュポテトのような調整食は、嚥下コントロールの再獲得を援助する。早期の回復段階を過ぎても嚥下障害が残存する患者に対しては、調整したバリウムを嚥下させるビデオ X 線透視検査（videofluoscopy）を用いて、嚥下の咽頭期と誤嚥のメカニズムを評価する。

尿失禁はよくみられるが、脳卒中後に一過性にみられることが多い。尿失禁は、認知障害および尿意を認識する能力が欠如するだけでなく、運動・感覚障害、コミュニケーション障害（第三者に知らせて避ける必要性を阻害する）、不動が関連する。貯留や溢流、あるいは両者の原因となる神経学的障害の徴候があり（例：Gelber ら 1993）、カテーテ

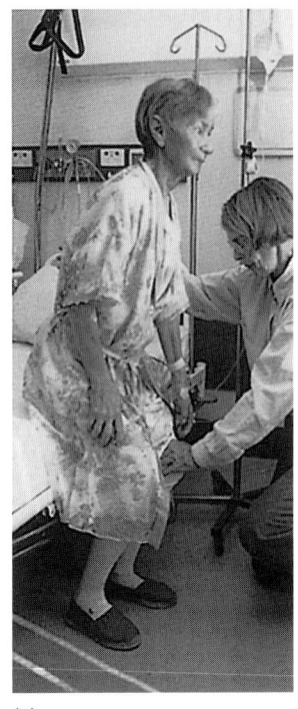

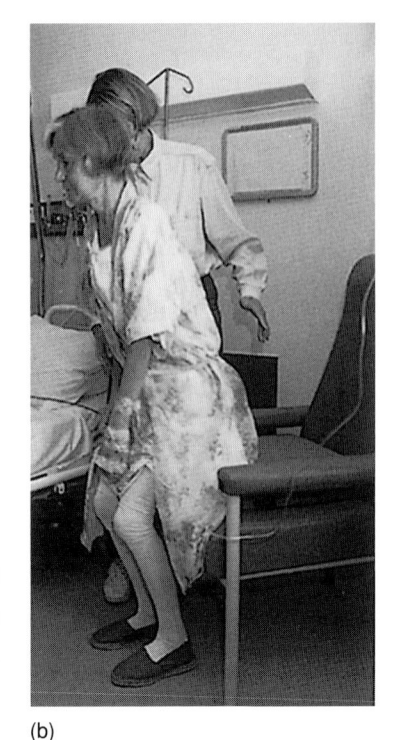

図8-2 起立および着座練習ができるように,室内のベッドといすの高さを身長に合わせて調節する。
(a)セラピストが足部を固定する。
(b)待機型援助(stand-by assistance)。

ルが必要となることがある。早期の立位および歩行は,失禁の克服を支援する。失禁が克服されない場合には,膀胱トレーニングを開始する。認知機能低下により二次的に失禁が持続することがあり,(Wade ら 1985),予後不良であることを示唆する。

コミュニケーション障害。失語(aphasia)(通常は dysphasia,全失語は稀であるので)は言語障害である。発声器官を制御する筋の筋力低下および協調性障害による言語運動障害である構音障害(dysarthria)とは明確に区別される。コミュニケーション障害は患者を孤立させ,コミュニケーションができないため怒りや欲求不満の原因となることが多い。身振り,状況的な手がかり,視覚的ヒント,簡単な短文,アイコンタクトを通してコミュニケーションを確立することが不可欠である。患者を会話に参加させないことがないよう注意すべきである。通常,言語障害がみられる人にはある程度の自然回復がみられる(Wade ら 1986)。言語聴覚士は問題のタイプと重症度を明確にし,最適なコミュニケーションの方法をアドバイスできる。

麻痺側の無防備な肩の損傷は,上肢の下に手を入れて患者を持ち上げたり,麻痺側上肢を引っ張ったりすることによりおこる可能性がある。これらのリフティング方法の代わりにスライドシーツを用いる方法により患者をベッドから起こし(**図 8-3**),重度の患者を持ち上げていすに座らせる。病院ベッドからエクササイズテーブルへ患者を動かすときにはスライドボード(Patboard)を用いる(**図 8-4a**)。いすに腰掛けるときには,肩のポジショニングが特に重要である(**図 5-23 を参照**)。

視空間無視(失認)がみられる患者では右側への過剰な注意がおこる。この障害は複雑である(第7章参照)。頭部と目が右側に強く偏位し,頭部と目を左側に向けることができない。患者は右側の手

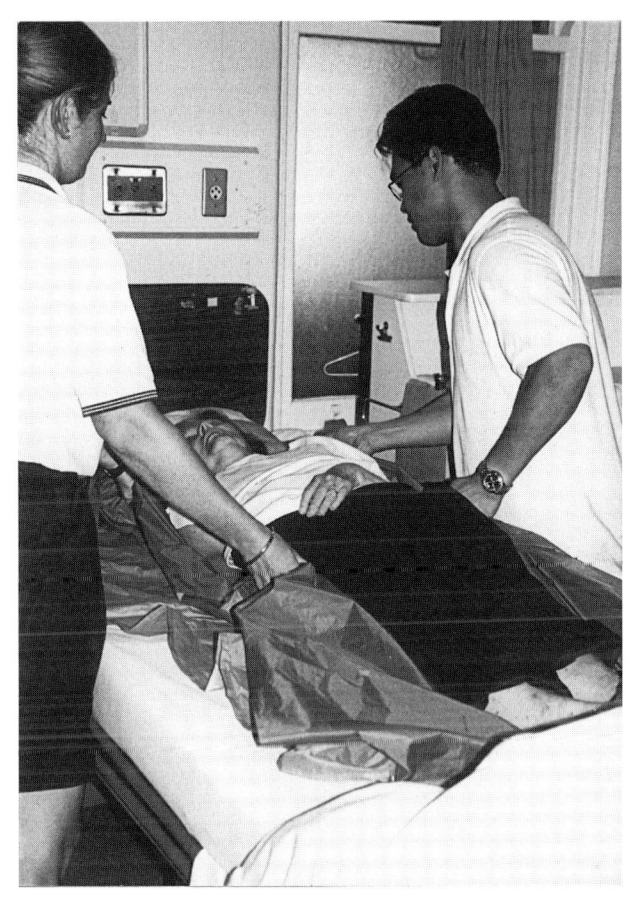

図8-3 2枚のスライドシーツ（Hemco MFG Industries, Ballarat, Australia）を用いて，患者をベッドの上方に引き上げ，ベッドの上部をギャッチアップしたときに患者が垂直位の座位をとれるようにする。

がかりのみに注意を払うようにみえる。患者が理解できないことに対して取り繕うのではなく，欠損を埋め合わせるように注意させる。頭部と目を左側に向け注意を払うようにさせるためには，強力な，一定の手がかりが必要となる。首尾よく達成させるために必要な課題および関連する手がかりを強調する。頭部を左に向けるように繰り返し指摘するのではなく（抽象的目標 abstract goal），むしろ，特定の目標（具体的目標 concrete goal）を探すようにさせる。欠損のあることを理解している親しい家族は，左側に頭部と目を再び向かせることを援助することができる。テレビやラジオのような右側からの無関係な刺激は避けるべきである。過剰な注意集中は，非常にすばやく改善することがある。視覚的不注意が持続するとリハビリテーションを困難にする。

できるだけ早期に，医学的および疾患指向性から患者の最大のニーズを考慮したエクササイズや機能的トレーニングに焦点を移し，日常生活で有効な機能を再獲得させる。リハビリテーションは各個人のニーズに対して特異的であり，運動トレーニングプログラムだけでなく，視覚，認知，知覚，嚥下，コミュニケーション，失禁などの特定の問題を克服するために計画されたプログラムを含める。持久力低下，心血管系フィットネスを含む不動と廃用の予防，さらに能力障害と地域社会統合のため

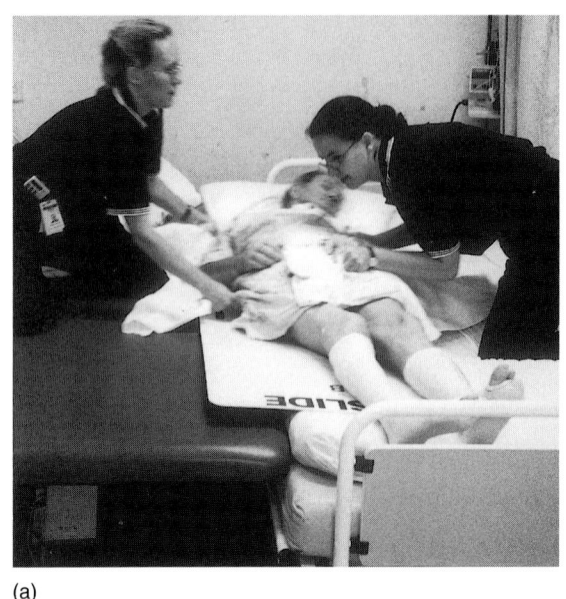

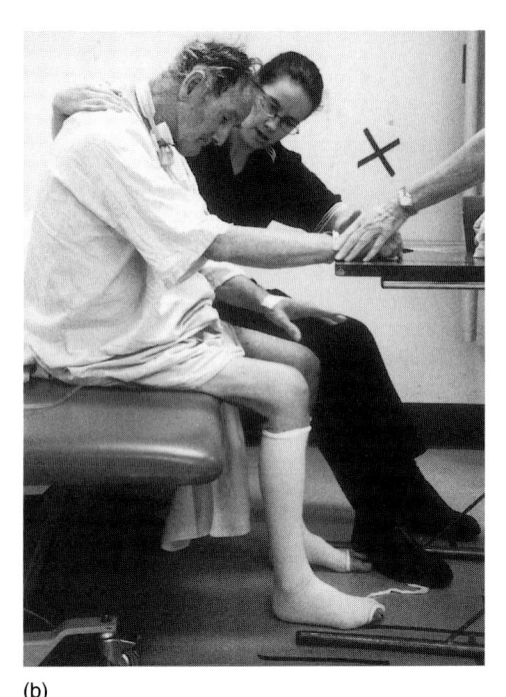

図8-4 (a) スライドボードとシーツを用いて，急性期の患者を身長に合わせて高さを調節できる硬いベッド上に動かして座位バランスを練習する．
(b) 座位の練習：セラピストは患者の左足部が前方に滑ってくるのを防ぐ．患者が一瞬しか頭部を上げることができない場合には，軟性カラーを用いて頭部を直立位にし，空間定位および患者の前方にいる人とのアイコンタクトを促通する．ここでは両股関節を屈曲し，両手をテーブル上に乗せて前方に滑らせることによって上体を前方に動かそうとしている．以前に柔らかいベッド上で座位を試みたときには，転倒しないようにするためには2名の人員が必要であった．このように硬いベットとテーブルを用いることにより，1人でトレーニングすることができる．

の心理社会的調整の促進が脳卒中患者のリハビリテーションマネージメントの中心となる．

患者を積極的学習者（active learner）として考え，リハビリテーションとそのリハビリテーションがおこる環境を計画する．患者の1日は，自信の再獲得，自主トレーニングに責任をもつこと，時間の観念の再獲得のための機会とするべきである．すべてのプランは，患者を動機づけ，運動と認知機能の学習能力を刺激するように意図する．対話とポジティブフィードバックをとおして患者とのコンタクトを確立するセラピストの能力は，ポジティブな雰囲気をつくり，患者の自信を回復することを援助する（Talvitie 2000）．

保護された雰囲気のリハビリテーションユニットの外で必要とされる課題の自動的練習が可能となるように，家具，器具，活動を考慮する．退院に向けての準備に費やされる時間が最大となるように，リハビリテーションサービスの実施を計画する．

突然，リハビリテーションユニットのなかに入るとわかった人にとっては，一般的なリハビリテーション環境は複雑で，よくわからず，予想できないものであることをスタッフが意識する必要がある．患者に理解させ，多くの異なった健康専門職および他の患者と交流させるべきである．このような状況はそれ自体患者にとってはストレスであるが，加えて，脳卒中後に，重度の能力障害のある人は自信の喪失感および将来の不安にも対処しなければならない．

以前に自分のことは自分でできた人にとっては，能力障害とリハビリテーション環境の両者に適応す

ることは難しく，能力感が損なわれる。

　理学療法士の一般的役割は，柔軟性があり，しかも強い筋骨格系をもち，身体的にも精神的にも再び活動的になることを援助することである。リハビリテーションの過程で，積極的な参加を促すことおよび身体的，精神的に活動的になり，楽しみを再獲得することを助けることがまさに理学療法士の役割である。

　脳卒中後の理学療法士の目的は，以下のことを最適化することである。
- 機能的な運動パフォーマンス
- 身体的フィットネス，筋力，持久力
- 興味と動機づけ
- 精神的，身体的活力

　そして，次のものを予防することである。
- 身体的不活動および廃用に関連した二次的な神経筋骨格系および心血管系能力障害

　脳の再組織化および何がそれを引きおこすかに関する最新の理解に加えて，どんな介入方法が有効であり，また有効でないのかに関する研究に基づいた証拠に基づき，以下のような理学療法が推奨される。
- バイタルサインが落ち着いたらなるべく早くエクササイズに適した衣服に着替え，日常活動の**積極的な課題指向型エクササイズ（座位バランス，リーチングと手の操作（reaching and manipulation），立ち上がり，立位バランス，歩行）を開始する**
- リハビリテーションのプロセスを概説し，リハビリテーションプロセスにおける患者と家族の役割を明確にする。集中的および反復的練習の必要性を説明する
- リスクのある筋，特にヒラメ筋，肩内旋筋・内転筋，前腕回内筋，手関節・手指屈筋，母指屈筋・内転筋群に対する**ストレッチングを実施する**
- **鍵となる筋群の筋力を評価し，反復抵抗による筋力トレーニングを開始する**。たとえば，下肢伸筋群，肩関節の屈筋群・外転筋群・外旋筋群，手関節・手指伸筋群。必要に応じ，エクササイズ機器を使用する
- 必要に応じて**電気刺激とEMGフィードバックを実施する**
- 運動が日課となるよう，何を練習すべきか記載した**練習ブックとチェックリストを開始する**
- 個々の身体的特徴とニーズに合った**台座を与える**。たとえば，エクササイズのための高さ調節ができる台座，座位に適したアームレストのあるいす（肩甲上腕関節回旋中間位）（**図5-23参照**）
- **日々の活動についてのベースラインの運動パフォーマンスを検査し，記録する**；一定の間隔で繰り返し，退院時，フォローアップ時に行う

　リハビリテーション研究では入院ケアが注目されている。しかし，特に脳卒中後の長期的能力障害および社会的・情緒的後遺症は退院後のQOLに影響を与えるために，より広い問題にアプローチする必要がある。

　フォローアップサービスは十分ではないか，まったく存在しない。多くの人はリハビリテーション退院後に，リハビリテーションで獲得した進歩を喪失している（Paolucciら2001）。英国で行われた最近の調査では，フォローアップサービスが不足し，ほとんどの基本的なレベルのコミュニティ　セラピーやサポートを下回っていたことを示した。フォローアップサービスの不足は，専門職間のコミュニケーション不足，患者—介護者—専門職間のコミュニケーション，高いレベルの患者の不満，患者の能力に対する専門職の期待の低さによるものであった（Tysonら2000）。この研究の意義は，その方法論にあり，供給されるサービスの欠点だけでなく，サービスの失敗の理由を明らかにしうる。

　退院後の脳卒中マネジメントにおいて，主な問題は輸送機関へのアクセスが不良であることと，障害者のための地域エクササイズ施設が不足していることである。リハビリテーション後の運動および維持だけでなく，機能的能力および体力の向上のためのトレーニングを障害のある人が継続するという明確なニーズが注目されてこなかった。最近の研究から，退院後の多くの人たちが，脳卒中発症から数年後

にも，筋力，体力，持久力，スキルに改善がみられることがわかっている。最初の入院リハビリテーション中に，脳卒中自体により引きおこされた大きな生活変化に対して調整するというストレスが完全な潜在能力を阻害することが示されている。機能制限の影響がより明らかとなる在宅環境におかれると，機能回復へのモチベーションの増加がみられるかもしれない（Tangemanら 1990）。しかし，機能的能力を維持，改善する継続的エクササイズや「お代わり」エクササイズプログラムが行われない場合には，その人がリハセッティングの外におかれると，リハビリテーションにより獲得された能力が失われる可能性がある。

能力障害は身体的機能を超えた重篤な結果である。基本的な毎日の活動を行うことが困難であることは，継続的な身体的不活動に加えて社会的孤立を強要することになり，健康およびQOLに影響を与えることになる。心理学的後遺症には自尊心の喪失，屋外歩行の恐怖，転倒の恐怖が含まれる。社会的な帰結としては，役割の喪失，孤立，ケアをする人への依存性の増大がみられるようになる。

レジャー，スポーツ，社会的活動は，QOLに重要であり，退院後も続ける必要があるので，それらを退院計画のなかに組み込む必要がある。地域の脳卒中グループは重要な役割を果たす。たとえば，オーストラリア脳卒中回復協会（Stroke Recovery Association of Australia）は，脳卒中患者とその家族に対する社会的および自己支援組織である。さまざまな場所で会員によって組織される毎週のグループミーティングは，脳卒中に罹患した人に対して，実りある経験を提供し，情緒的支持および地域復帰を援助し，毎週のエクササイズを提供している。

課題指向型トレーニングおよび筋力強化の効果に関する最近のエビデンスは次のことを明言している。人間の運動と刺激的で，意欲をかき立てるような環境でのトレーニングに関する理解が深まることによって，急性脳損傷後の脳の再組織化と機能回復の可能性に関する事実が明確になるだろう。

References

Abercrombie MLJ, Lindon RL, Tyson MC (1964) Associated movements in normal and physically handicapped children. *Dev Med Child Neurol*, 6, 573–580.

Ada L, O'Dwyer N (2001) Do associated reactions in the upper limb after stroke contribute to contracture formation? *Clin Rehabil*, 15, 186–194.

Ada L, Westwood P (1992) A kinematic analysis of recovery of the ability to stand up following stroke. *Aust J Physiother*, 38, 135–142.

Ada L, O'Dwyer NJ, Neilson PD (1993) Improvement in kinematic characteristics and coordination following stroke quantified by linear systems analysis. *Human Mov Sci*, 12, 137–153.

Ada L, Vattanasilp V, O'Dwyer NJ et al. (1998) Does spasticity contribute to walking dysfunction after stroke? *J Neurol Neurosurg Psychiatry*, 64, 628–635.

Ada L, Mackey F, Heard R et al. (1999) Stroke rehabilitation: does the therapy area provide a physical challenge? *Aust J Physiother*, 45, 33–38.

Ada L, Canning C, Dwyer T (2000) Effect of muscle length on strength and dexterity after stroke. *Clin Rehabil*, 14, 55–61.

Adams JM, Perry J (1994) Gait analysis: clinical application. In *Human Walking* (eds J Rose, JC Gamble), Williams & Wilkins, Philadelphia, 2nd edn, pp 139–164.

Adams R (1990) Attention control training and behaviour management. In *Key Issues in Neurological Physiotherapy* (eds L Ada, C Canning), Butterworth-Heinemann, Oxford, pp 81–97.

Adams RW, Gandevia SC, Skuse NF (1990) The distribution of muscle weakness in upper motoneuron lesions affecting the lower limb. *Brain*, 113, 1459–1476.

Agahari I, Shepherd RB, Westwood P (1996) A comparative evaluation of lower limb forces in two variations of the step exercise in able bodied subjects. In *Proceedings of 1st Australasian Biomechanics Conference* (eds M Lee, W Gilleard, P Sinclair et al.), University of Sydney, NSW, Australia, pp 94–95.

Ahlsio B, Britton M, Murray V et al. (1984) Disablement and quality of life after stroke. *Stroke*, 15, 886–890.

Akeson WH, Amiel D, Abel MF et al. (1987) Effects of immobilization on joints. *Clin Orthop Relat Res*, 219, 28–37.

Andrews AW, Bohannon RW (2000) Distribution of muscle strength impairments following stroke. *Clin Rehabil*, 14, 79–87.

Andrews AW, Thomas MW, Bohannon RW (1996) Normative values for isometric muscle force measurements obtained with hand-held dynamometers. *Phys Ther*, 76, 248–259.

Andriacchi TP, Ogle JA, Galante JO (1977) Walking speed as a basis for normal and abnormal gait measures. *J Biomech*, 10, 262–268.

Andriacchi TP, Andersson GBJ, Fermier RW et al. (1980) A study of lower-limb mechanics during stair-climbing. *J Bone Jt Surg*, 62A, 749–757.

Anianson A, Gustafsson E (1981) Physical training in elderly men with reference to quadriceps muscle strength and morphology. *Clin Physiol*, 1, 87–98.

Anianson A, Grimby G, Rundgren A et al. (1980) Physical training in old men. *Age Ageing*, 9, 186–187.

Annett J (1971) Acquisition of skill. *Br Med Bull*, 27, 266–271.

Arbib MA, Iberall T, Lyons D (1985) Coordinated control programs for control of the hand. In *Hand Function and the Neocortex* (eds AW Goodwin, I Darian-Smith), Experimental Brain Research Suppl 10, Springer, Berlin, pp 111–129.

Arsenault AB, Winter DA, Martenuik RG et al. (1986) Treadmill versus walkway locomotion in humans: an EMG study. *Ergonomics*, 29, 665–676.

Arsenault AB, Bilodeau M, Dutil E et al. (1991) Clinical significance of the V-shaped space in the subluxed shoulder of hemiplegia. *Stroke*, 22, 867–871.

Aruin AS, Latash ML (1996) Anticipatory postural adjustments during self-initiated perturbations of different magnitude triggered by a standard motor action. *Electroencephalogr Clin Neurophysiol*, 101, 497–503.

Arutyunyan GA, Gurfinkel VS, Mirskii ML (1969) Organization of movements on execution by man of an exact postural task. *Biofizika*, 14, 1103–1107.

Asanuma H, Keller A (1991) Neuronal mechanisms of motor learning in mammals. *Neuroreport*, 2, 217–224.

Ashburn A (1995) Behavioural deficits associated with the "pusher" syndrome. *Proceedings of World Congress of Physiotherapists*, Washington, DC, p 819.

Ashworth B (1964) Preliminary trial of carisoprodol in multiple sclerosis. *Practitioner*, 192, 540–542.

Asmussen E (1953) Positive and negative muscular work. *Acta Physiol Scand*, 28, 364–382.

Asmussen E (1980) Aging and exercise. In *Environmental Physiology: Aging, Heat and Altitude* (ed J Horvath), Elsevier North-Holland, Amsterdam, pp 419–428.

Asmussen E, Bonde-Petersen F (1974) Storage of elastic energy in skeletal muscles in man. *Acta Physiol Scand*, 91, 385–392.

Baker LL, Yeh C, Wilson D et al. (1979) Electrical stimulation of wrist and fingers for hemiplegic patients *Phys Ther*, 59, 495–499.

Balmaseda MT, Koozekanani SH, Fatehi MT et al. (1988) Ground reaction forces, center of pressure, and duration of stance with and without an ankle–foot orthosis. *Arch Phys Med Rehabil*, 69, 1009–1012.

Barry H, Eathorne S (1994) Exercise and aging: issues for the practitioner. *Med Clin North Am*, 78, 357–375.

Bassey EJ, Fiatarone MA, O'Neill EF et al. (1997) Leg extensor power and functional performance in very old men and women. *Clin Sci*, 82, 321–327.

Batemen A, Culpan FJ, Pickering AD et al. (2001) The effect of aerobic training on rehabilitation outcomes after recent severe brain injury: a randomized controlled trial. *Arch Phys Med Rehabil*, 82, 174–182.

Becher JG, Harlaar J, Lankhorst GJ et al. (1998) Measurement of impaired muscle function of the gastrocnemius, soleus, and tibialis anterior muscles in spastic hemiplegia: a preliminary study. *J Rehabil Res Dev*, 35, 314–326.

Beckerman H, Becher J, Lankhorst GJ (1996) Walking ability of stroke patients: efficacy of tibial nerve blocking and a polypropylene ankle–foot orthosis. *Arch Phys Med Rehabil*, 77, 1144–1151.

Beer RF, Given JD, Dewald JPA (1999) Task-dependent weakness at the elbow in patients with hemiparesis. *Arch Phys Med Rehabil*, 80, 766–772.

Belenkii VY, Gurfinkel VS, Pal'tsev YI (1967) Elements of control of voluntary movements. *Biofizika*, 12, 135–141.

Bendz P (1993) The functional significance of the fifth metacarpus and hypothenar in two useful grips of the hand. *Am J Phys Med Rehabil*, 72, 210–213.

Bennett EL (1976) Cerebral effects of differential experience and training. In *Neural Mechanisms of Learning and Memory* (eds MR Rosenzweig, EL Bennett), MIT Press, Cambridge MA, pp 297–287.

Berg K, Wood-Dauphinee S, Williams JI et al. (1989) Measuring balance in the elderly: preliminary development of an instrument. *Physiother Can*, 41, 304–311.

Berg KO, Maki BE, Williams JI et al. (1992) Clinical and laboratory measures of postural balance in an elderly population. *Arch Phys Med Rehabil*, 73, 1073–1080.

Berger W, Horstmann G, Dietz V (1984) Tension development and muscle activation in the leg during gait in spastic hemiparesis: independence of muscle hypertonus and exaggerated stretch reflexes. *J Neurol Neurosurg Psychiatry*, 47, 1029–1033.

Berger RA, Riley PO, Mann RW et al. (1988) Total body dynamics in ascending stairs and rising from a chair following total knee arthroplasty. *Proceedings of the 34th Annual Meeting of the Orthopedic Research Society*, Atlanta, Georgia, p 542.

Bergner M, Bobbitt RA, Carter WB et al. (1981) The sickness impact profile: development and final revision of a health status measure. *Med Care*, 19, 787–805.

Bernhardt J, Ellis P, Denisenko S (1998) Changes in balance and locomotion measures during rehabilitation following stroke. *Physiother Res Int*, 3, 109–122.

Bernstein N (1967) *The Coordination and Regulation of Movements*. Pergamon Press, London.

Best TM, McElhaney J, Garrett WE et al. (1994) Characterization of the passive responses of live skeletal muscle using the quasilinear theory of viscoelasticity. *J Biomech*, 27, 413–419.

Bisiach E, Vellor G (1988) Hemineglect in humans. In *Handbook of Neuropsychology* (eds F Bollar, J Grafman), Elsevier, Amsterdam, pp 195–222.

Blanton S, Wolf S (1999) An application of upper-extremity constraint-induced therapy in a patient with subacute stroke. *Phys Ther*, 79, 847–853.

Blanpied P, Smidt GL (1993) The difference in stiffness of the active plantarflexors between young and elderly human females. *J Gerontol*, 48, M58–M63.

Blundell SW, Shepherd RB, Dean CM et al. (2002) Functional strength training in cerebral palsy. A pilot study of a group circuit training class for children aged 4–8 years. *Clin Rehabil* (in press).

Bobath B (1990) *Adult Hemiplegia: Evaluation and Treatment*, 3rd edn, Butterworth-Heinemann, Oxford.

Bobbert MF, van Soest AJK (2000) Two-joint muscles offer the solution, but what was the problem? *Motor Control*, 4, 48–52.

Bogataj U, Gros N, Malezic M et al. (1989) Restoration of gait during two to three weeks of therapy with multichannel electrical stimulation. *Phys Ther*, 69, 319–327.

Bohannon RW (1988) Muscle strength changes in hemiparetic stroke patients during inpatient rehabilitation. *J Neurol Rehabil*, 2, 163–166.

Bohannon RW (1996) Letter: Ipsilateral pushing in stroke. *Arch Phys Med Rehabil*, 77, 524.

Bohannon RW (1998) Correction of recalcitrant lateropulsion through motor relearning. *Phys Ther Case Reports*, 1, 157–159.

Bohannon RW (1999) Observations of balance among elderly patients referred to physical therapy in an acute care hospital. *Physiother Theory Pract*, 15, 185–189.

Bohannon RW, Andrews AW (1990) Correlation of knee extensor muscle torque and spasticity with gait speed in patients with stroke. *Arch Phys Med Rehabil*, 71, 330–333.

Bohannon RW, Smith MB (1987) Interrater reliability of a modified Ashworth Scale of muscle spasticity. *Phys Ther*, 67, 206–207.

Bohannon RW, Walsh S (1991) Association of paretic lower extremity muscle strength and standing balance with stair-climbing ability in patients with stroke. *J Stroke Cerebrovasc Dis*, 1, 129–133.

Bohannon RW, Larkin PA, Smith MB et al. (1986) Shoulder pain in hemiplegia: statistical relationship with five muscles. *Arch Phys Med Rehabil*, 67, 514–516.

Bohannon RW, Walsh S, Joseph MC (1993) Ordinal and timed balance measurements: reliability and validity in patients with stroke. *Clin Rehabil*, 7, 9–13.

Bohannon RW, Smith J, Hull D et al. (1995) Deficits in lower extremity muscle and gait performance among renal transplant candidates. *Arch Phys Med Rehabil*, 76, 547–551.

Bortz WM (1982) Disuse and aging. *JAMA*, 248, 1203–1208.

Bosco C, Tarrka I, Komi PV (1982) Effect of elastic energy and myoelectrical potentiation of triceps surae during stretch-shortening cycle exercises. *Int J Sports Med*, 3, 137–140.

Bottini G, Sterzi R, Vallar G (1992) Directional hypokinesia in spatial hemineglect: a case study. *J Neurol Neurosurg Psychiatry*, 55, 562–565.

Bouisset S, Duchenne J-L (1994) Is body balance more perturbed by respiration in seating than in standing posture? *NeuroReport*, 5, 957–960.

Bourbonnais D, Vanden Noven S (1989) Weakness in patients with hemiparesis. *Am J Occup Ther*, 43, 313–319.

Bradford J, McFadyen BJ, Winter DA (1988) An integrated biomechanical analysis of normal stair ascent and descent. *J Biomech*, 21, 733–744.

Branch LG, Meyers AR (1987) Assessing physical function in the elderly. *Clin Geriatr Med*, 3, 29–51.

Brauer SG, Burns YR, Galley P (2000) A prospective study of laboratory and clinical measures of postural stability to predict community-dwelling fallers. *J Gerontol*, 55A, M469–M476.

Brinkman JR, Hoskins TA (1979) Physical conditioning and altered self-concept in rehabilitated hemiplegic patients. *Phys Ther*, 59, 859–865.

Brodal A (1973) Self-observation and neuroanatomical considerations after a stroke. *Brain*, 96, 675–694.

Broeks JG, Lankhorst GJ, Rumping K et al. (1999) The long-term outcome of arm function after stroke: results of a follow-up study. *Disabil Rehabil*, 21, 357–364.

Brown DA, Kautz SA (1998) Increased workload enhances force output during pedalling exercise in persons with poststroke hemiplegia. *Stroke*, 29, 598–606.

Brown P (1994) Pathophysiology of spasticity. *J Neurol Neurosurg Psychiatry*, 57, 773–777.

Brunnstrom S (1970) *Movement Therapy in Hemiplegia. A Neurophysiological Approach* Harper and Row, New York.

Brunt D, Liu S, Trimble M et al. (1999) Principles underlying the organization of movement initiation from quiet stance. *Gait Posture*, 10, 121–128.

Buchner DM, de Lateur BJ (1991) The importance of skeletal muscle strength to physical function in older adults. *Ann Behav Med*, 13, 91–98.

Buchner DM, Larson EB, Wagner EH et al. (1996) Evidence for a non-linear relationship between leg strength and gait speed. *Age Ageing*, 25, 386–391.

Burdett RG, Habasevich R, Pisciotta J et al. (1985) Biomechanical comparison of rising from two types of chairs. *Phys Ther*, 65, 1177–1183.

Burdett RG, Borello-France D, Blatchly C et al. (1988) Gait comparison of subjects with hemiplegia walking unbraced, with ankle–foot orthosis, and with Air-Stirrup Brace. *Phys Ther*, 68, 1197–1203.

Burke D (1988) Spasticity as an adaptation to pyramidal tract injury. *Adv Neurol*, 47, 401–423.

Burke D, Gandevia SC (1988) Interfering cutaneous stimulation and the muscle afferent contribution

to cortical potentials. *Electroencephalogr Clin Neurophysiol*, 70, 118–125.
Burke D, Andrews C, Ashby P (1971) Autogenic effect of static muscle stretch in spastic man. *Arch Neurol*, 25, 367–372.
Burke D, Hagbarth KE, Lofstedt L (1978) Muscle spindle activity in man during shortening and lengthening contractions. *J Physiol*, 277, 131–142.
Butefisch C, Hummelsheim H, Mauritz K-H (1995) Repetitive training of isolated movements improves the outcome of motor rehabilitation of the centrally paretic hand. *J Neurol Sci*, 130, 59–68.
Cahill BM, Carr JH, Adams R (1999) Inter-segmental co-ordination in sit-to-stand: an age cross-sectional study. *Physiother Res Int*, 4, 12–27.
Cailliet R (1991) *Shoulder Pain*. FA Davis, Philadelphia.
Calvanio R, Levine D, Petrone P (1993) Elements of cognitive rehabilitation after right hemisphere stroke. *Behav Neurol*, 11, 25–57.
Campbell AJ, Robertson MC, Gardner MM et al. (1997) Randomized controlled trial of a general practice programme of home based exercise to prevent falls in elderly women. *BMJ*, 315, 1065–1069.
Canning CG, Ada L, O'Dwyer N (1999) Slowness to develop force contributes to weakness after stroke. *Arch Phys Med Rehabil*, 80, 66–70.
Canning CG, Ada L, O'Dwyer NJ (2000) Abnormal muscle activation characteristics associated with loss of dexterity after stroke. *J Neurol Sci*, 176, 45–56.
Carey JR, Burghardt TP (1993) Movement dysfunction following central nervous system lesions: a problem of neurologic or muscular impairment? *Phys Ther*, 73, 538–547.
Carey JR, Allison JD, Mundale MO (1983) Electromyographic study of muscular overflow during precision handgrip. *Phys Ther*, 63, 505–511.
Carey LM (1995) Somatosensory loss after stroke. *Crit Rev Phys Med Rehabil*, 7, 51–91.
Carey LM, Matyas TA, Oke LE et al. (1993) Sensory loss in stroke patients: effective training of tactile and proprioceptive discrimination. *Arch Phys Med Rehabil*, 74, 602–611.
Carlsoo S, Dahllof A, Holm J (1974) Kinetic analysis of the gait in patients with hemiparesis and in patients with intermittent claudication. *Scand J Rehabil Med*, 6, 166–179.
Carolan B, Cafarelli E (1992) Adaptations in coactivation after isometric resistance training. *J Appl Physiol*, 73, 911–917.
Carr JH, Gentile AM (1994) The effect of arm movement on the biomechanics of standing up. *Human Mov Sci*, 13, 175–193.

Carr JH, Shepherd RB (1987) *A Motor Relearning Programme for Stroke*, 2nd edn, Butterworth-Heinemann, Oxford.
Carr JH, Shepherd RB (1998) *Neurological Rehabilitation Optimizing Motor Performance*. Butterworth-Heinemann, Oxford.
Carr JH, Shepherd RB (2000) A motor learning model for rehabilitation. In *Movement Science Foundations for Physical Therapy in Rehabilitation* (eds JH Carr, RB Shepherd), PPO-ED Austin, TX, pp 33–110.
Carr JH, Shepherd RB, Nordholm L et al. (1985) Investigation of a new motor assessment scale for stroke patients. *Phys Ther*, 65, 175–180.
Carr JH, Ow JEG, Shepherd RB (2002) Some biomechanical characteristics of standing up at three different speeds: implications for functional training. *Physiother Theory Prac*, (in press).
Castiello U, Bennett KMB, Paulignan Y (1992) Does the type of prehension influence the kinematics of reaching? *Behav Brain Res*, 50, 7–15.
Castiello U, Bennett KMB, Stelmach GE (1993) The bilateral reach to grasp movement. *Behav Brain Res*, 56, 43–57.
Cauraugh J, Light K, Kim S et al. (2000) Chronic motor dysfunction after stroke: recovering wrist and finger extension by electromyography-triggered neuromuscular stimulation. *Stroke*, 31, 1360–1364.
Chaco J, Wolf E (1971) Subluxation of the glenohumeral joint in hemiplegia. *Am J Phys Med*, 50, 139–143.
Chae J, Yu D (1999) Neuromuscular stimulation for motor relearning in hemiplegia. *Crit Rev Phys Rehabil Med*, 11, 279–297.
Chae J, Yu D (2000) A critical review of neuromuscular electrical stimulation for treatment of motor dysfunction in hemiplegia. *Asst Technol*, 12, 33–49.
Chae J, Bethoux F, Bohinc T et al. (1998) Neuromuscular stimulation for upper extremity motor and functional recovery in acute hemiplegia. *Stroke*, 29, 975–979.
Chantrain A, Baribeault A, Uebelhart D et al. (1999) Shoulder pain and dysfunction in hemiplegia: effects of functional electrical stimulation. *Arch Phys Med Rehabil*, 80, 328–331.
Chapman CE, Wiesendanger M (1982) The physiological and anatomical basis of spasticity: a review. *Physiother Can*, 34, 125–136.
Chari V, Kirby RL (1986) Lower-limb influence on sitting balance while reaching forward. *Arch Phys Med Rehabil*, 67, 730–733.
Chen C, Chen H, Wong M et al. (2001) Temporal stride and force analysis of cane-assisted gait in people with hemiplegic gait. *Arch Phys Med Rehabil*, 82, 43–48.
Chen H-C, Schultz AB, Ashton-Miller JA et al. (1996) Stepping over obstacles: dividing attention impairs performance of old more than

young adults. *J Gerontol: Med Sci*, 51A, M116–M122.

Cifu DX, Stewart DG (1996) A comprehensive annotated reference guide to outcome after stroke. *Crit Rev Phys Rehab Med*, 8, 39–86.

Cirstea MC, Levin MF (2000) Compensatory strategies for reaching in stroke. *Brain*, 123, 940–953.

Cohen LG, Roth BJ, Wasserman EM et al. (1991) Magnetic stimulation of the human cerebral cortex, an indicator of reorganization in motor pathways in certain pathological conditions. *J Clin Neurophysiol*, 8, 56–65.

Colebatch JG, Gandevia SC (1989) The distribution of muscular weakness in upper motor neuron lesions affecting the arm. *Brain*, 112, 749–763.

Colebatch JG, Rothwell JC, Day BL et al. (1990) Cortical outflow to proximal arm muscles in man. *Brain*, 113, 1843–1856.

Colle FM (1995) The measurement of standing balance after stroke. *Physiother Theory Pract*, 11, 109–118.

Collin C, Wade D (1990) Assessing motor impairment after stroke: a pilot reliability study. *J Neurol Neurosurg Psychiatry*, 53, 576–579.

Commissaris DACM, Toussaint HM, Hirschfeld H (2001) Anticipatory postural adjustments in a bimanual, whole-body lifting task seem not only aimed at minimising anterior–posterior centre of mass displacements. *Gait Posture*, 14, 44–55.

Coote S, Stokes EK (2001) Physiotherapy for upper extremity dysfunction following stroke. *Phys Ther Rev*, 6, 63–69.

Cordo PJ, Nashner LM (1982) Properties of postural adjustments associated with rapid arm movements. *J Neurophysiol*, 47, 287–302.

Coslett HB, Bowers D, Fitzpatrick E et al. (1990) Directional hypokinesia and hemispatial inattention in neglect. *Brain*, 113, 475–486.

Cramer SC, Bastings EP (2000) Mapping clinically relevant plasticity after stroke. *Neuropharmacology*, 39, 842–851.

Cramer SC, Nelles G, Benson RR et al. (1997) A functional MRI study of subjects recovered from hemiparetic stroke. *Stroke*, 28, 2518–2527.

Crenna P, Frigo C, Massion J et al. (1987) Forward and backward axial synergies in man. *Exp Brain Res*, 65, 538–548.

Critchley M (1953) *The Parietal Lobes*. Hafner, New York.

Crompton S, Khemlani M, Batty J et al. (2001) Practical issues in retraining walking in severely disabled patients using treadmill and harness support systems. *Aust J Physiother*, 47, 211–213.

Crosbie J (1993) Kinematics of walking frame ambulation. *Clin Biomech*, 8, 31–36.

Crosbie J, Ko V (2000) Changes in the temporal and distance parameters of gait evoked by negotiation of curbs. *Aust J Physiother*, 46, 103–112.

Crosbie J, Shepherd RB, Squire TJ (1995) Postural and voluntary movement during reaching in sitting: the role of the lower limbs. *J Hum Mov Stud*, 28, 103–126.

Crosbie J, Vachalathiti R, Smith R (1997a) Patterns of spinal motion during walking. *Gait Posture*, 5, 6–12.

Crosbie J, Vachalathiti R, Smith R (1997b) Age, gender and speed effects on spinal motion during walking. *Gait Posture*, 5, 13–20.

Cruz-Martinez A (1984) Electrophysiological study in hemiparetic subjects: electromyography, motor conduction and response to repetitive nerve stimulation. *Electroencephalogr Clin Neurophysiol*, 23, 139–148.

Culham EG, Noce RR, Bagg SD (1995) Shoulder complex position and glenohumeral subluxation in hemiplegia. *Arch Phys Med Rehabil*, 76, 857–864.

Dannenbaum RM, Dykes RW (1988) Sensory loss in the hand after sensory stroke: therapeutic rationale. *Arch Phys Med Rehabil*, 69, 833–839.

Danneskiold-Samsoe B, Kofod V, Munter J et al. (1984) Muscle strength and functional capacity in 78–81-year-old men and women. *Eur J Appl Physiol*, 52, 310–314.

Darien-Smith I, Galea MP, Darien-Smith C (1996) Manual dexterity: how does the cerebral cortex contribute? *Clin Exp Pharmacol Physiol*, 23, 948–956.

Davies JM, Mayston MJ, Newham DJ (1996) Electrical and mechanical output of the knee muscles during isometric and isokinetic activity in stroke and healthy subjects. *Disabil Rehabil*, 18, 83–90.

Davies PM (1985) *Steps to Follow, A Guide to the Treatment of Adult Hemiplegia*. Springer, New York.

Davies PM (1990) *Right in the Middle – Selective Trunk Activity in the Treatment of Adult Hemiplegia*. Springer, Berlin.

Day BL, Steiger MJ, Thompson PD et al. (1998) Effect of vision and stance width on human body motion when standing: implications for afferent control of lateral sway. *J Physiol*, 469, 479–499.

Dean C, Mackey F (1992) Motor assessment scale scores as a measure of rehabilitation outcome following stroke. *Aust J Physiother*, 38, 31–35.

Dean CM, Shepherd RB (1997) Task-related training improves performance of seated reaching tasks after stroke: a randomized controlled trial. *Stroke*, 28, 722–728.

Dean C, Shepherd R, Adams R (1999a) Sitting balance I: trunk–arm and the contribution of the lower limbs during self-paced reaching in sitting. *Gait Posture*, 10, 135–144.

Dean C, Shepherd RB, Adams RD (1999b) Sitting balance II: reach direction and thigh support affect the contribution of the lower limbs when reaching beyond arm's length in sitting. *Gait Posture*, 10, 147–153.

Dean CM, Richards CL, Malouin F (2000) Task-related training improves performance of locomotor tasks in chronic stroke. A randomized controlled pilot trial. *Arch Phys Med Rehabil*, 81, 409–417.

Dean CM, Richards CL, Malouin F (2001) Walking speed over 10 metres overestimates locomotor capacity after stroke. *Clin Rehabil*, 15, 415–421.

De Deyne PG (2001) Application of passive stretch and its implications for muscle fibres. *Phys Ther*, 81, 819–827.

Desrosiers J, Bourbonnais D, Bravo G et al. (1996) Performance of 'unaffected' upper extremity of elderly stroke patients. *Stroke*, 27, 1564–1570.

Dettman MA, Linder MT, Sepic SB (1987) Relationships among walking performance, postural stability, and functional assessments of the hemiplegic patient. *Am J Phys Med*, 66, 77–90.

De Weerdt W, Spaepen A (1999) Balance. In *Functional Human Movement: Measurement and Analysis* (eds BR Durward, GD Baer, PJ Rowe), Butterworth-Heinemann, Oxford, pp 203–218.

De Weerdt W, Nuyens G, Feys H et al. (2001) Group physiotherapy improves time use by patients with stroke in rehabilitation. *Aust J Physiother*, 47, 53–61.

Dickstein R, Nissan M, Pillar T et al. (1984) Foot–ground pressure pattern of standing hemiplegic patients. *Phys Ther*, 64, 19–23.

Dickstein R, Heffes Y, Abulaffio N (1996) Electromyographic and positional changes in the elbows of spastic hemiparetic patients during walking. *Electroencephalogr Clin Neurophysiol*, 101, 491–496.

Dickstein R, Heffes Y, Laufer Y et al. (1999) Activation of selected trunk muscles during symmetric functional activities in poststroke hemiparetic and hemiplegic patients. *J Neurol Neurosurg Psychiatry*, 66, 218–221.

Diener HC, Bacher M, Guschlbauer B et al. (1993) The coordination of posture and voluntary movement in patients with hemiparesis. *J Neurol*, 240, 161–167.

Dieterich M, Brandt T (1992) Wallenberg's syndrome: lateropulsion, cyclorotation and subjective visual vertical in thirty-six patients. *Ann Neurol*, 31, 399–408.

Dietz V, Berger W (1983) Normal and impaired regulation of muscle stiffness in gait: a new hypothesis about muscle hypertonia. *Exp Neurol*, 79, 680–687.

Dietz V, Quintern J, Berger W (1981) Electrophysiological studies of gait in spasticity and rigidity. Evidence that altered mechanical properties of muscle contribute to hypertonia. *Brain*, 104, 431–449.

Dietz V, Quintern J, Berger W (1984) Corrective reactions to stumbling in man: functional significance of spinal and transcortical reflexes. *Neurosci Lett*, 44, 131–135.

Dietz V, Ketelsen U-P, Berger W et al. (1986) Motor unit involvement in spastic paresis. Relationship between leg muscle activation and histochemistry. *J Neurol Sci*, 75, 89–103.

di Fabio RP (1997) Adaptation of postural stability following stroke. *Topics Stroke Rehabil*, 3, 62–75.

di Fabio RP, Badke MB (1990) Extraneous movement associated with hemiplegic postural sway during dynamic goal-directed weight redistribution. *Arch Phys Med Rehabil*, 71, 365–371.

Dimitrijevic M, Stokic S, Wawro A et al. (1996) Modification of motor control of wrist extension by mesh-glove electrical afferent stimulation in stroke patients. *Arch Phys Med Rehabil*, 77, 252–258.

Do MC, Bussel B, Breniere Y (1990) Influence of plantar cutaneous afferents on early compensatory reactions to forward fall. *Exp Brain Res*, 79, 319–324.

Dobkin BH (1999) An overview of treadmill locomotor training with partial body weight support: a neurophysiologically sound approach whose time has come for randomized clinical trials. *Neurorehabil Neural Repair*, 13, 157–165.

Dromerick AW, Edwards DF, Hahn M (2000) Does the application of constraint-induced movement therapy during acute rehabilitation reduce arm impairment after ischaemic stroke? *Stroke*, 31, 2984–2988.

Duncan PW (1997) Synthesis of intervention trials to improve motor recovery following stroke. *Topics Stroke Rehabil*, 3, 1–20.

Duncan PW, Weiner DK, Chandler J et al. (1990) Functional reach: a new clinical measure of balance. *J Gerontol*, 45, M192–M197.

Duncan PW, Goldstein LB, Horner RD et al. (1994) Similar motor recovery of upper and lower extremities after stroke. *Stroke*, 25, 1181–1188.

Duncan P, Richards L, Wallace D et al. (1998) A randomized controlled pilot study of a home-based exercise program for individuals with mild and moderate stroke. *Stroke*, 29, 2055–2060.

Duong B, Low M, Moseley AM et al. (2001) Time course of stress relaxation and recovery in human ankles. *Clin Biomech*, 16, 601–607.

Dvir Z, Panturin E, Prop I (1996) The effect of graded effort on the severity of associated reactions in hemiplegic patients. *Clin Rehabil*, 10, 159–165.

Eastlake ME, Arvidson J, Snyder-Mackler L et al. (1991) Interrater reliability of videotaped observational gait-analysis assessments. *Phys Ther*, 71, 465–472.

Ebrahim S, Barer D, Nouri F (1986) Use of Nottingham health profile with patients after stroke. *J Epidemiol Community Health*, 40, 166–169.

Edstrom L, Grimby L (1986) Effect of exercise on the motor unit. *Muscle Nerve*, 9, 104–126.

Elbert T, Pantev C, Wienbruch C et al. (1995) Increased cortical representation of the fingers of the left hand in string players. *Science*, 270, 305–307.

Eng JJ, Winter CD, Patla AE et al. (1992) Role of the torque stabilizer in postural control during rapid voluntary arm movements. In *Posture and Gait: Control Mechanisms* (eds M Woollacott, F Horak), XIth Int Symposium of Society for Postural and Gait Research. University of Oregon Books, Portland, OR.

Engardt M (1994) Long term effects of auditory feedback training on relearned symmetrical body weight distribution in stroke. A follow-up study. *Scand J Rehabil Med*, 26, 65–69.

Engardt M, Olsson E (1992) Body weight-bearing while rising and sitting down in patients with stroke. *Scand J Rehabil Med*, 24, 67–74.

Engardt M, Ribbe T, Olsson E (1993) Vertical ground reaction force feedback to enhance stroke patients' symmetrical body-weight distribution while rising/sitting down. *Scand J Rehabil Med*, 25, 41–48.

Engardt M, Knutsson E, Jonsson M et al. (1995) Dynamic muscle strength training in stroke patients: effects on knee extension torque, electromyographic activity, and motor function. *Arch Phys Med Rehabil*, 76, 419–425.

Enright PL, Sherrill DL (1998) Reference equations for the six-minute walk in healthy adults. *Am J Respir Crit Care Med*, 158, 1384–1387.

Esmonde T, McGinley J, Goldie P et al. (1997) Stroke rehabilitation: patient activity during non-therapy time. *Aust J Physiother*, 43, 43–51.

Faghri PD, Rodgers MM, Glaser RM et al. (1994) The effects of functional stimulation on shoulder pain in hemiplegic stroke patients. *Arch Phys Med Rehabil*, 75, 73–79.

Farmer SF, Swash M, Ingram DA et al. (1993) Changes in motor unit synchronization following central nervous lesions in man. *J Physiol*, 463, 83–105.

Fellows SJ, Kaus C, Thilmann AF (1994) Voluntary movement at the elbow in spastic hemiparesis. *Ann Neurol*, 36, 397–407.

Feltz DL, Landers DM, Becker BJ (1988) A revised meta-analysis of the mental practice literature on motor skill learning. In *Enhancing Human Performance: Issue, Theories and Techniques* (eds D Druckman, J Swets) National Academy Press, Washington, pp 61–101.

Fiatarone MA, Marks EC, Ryan ND et al. (1990) High-intensity strength training in nonagenarians. *JAMA*, 263, 3029–3034.

Fiatarone MA, O'Neill EF, Doyle N et al. (1993) The Boston FICSIT study: the effects of resistance training and nutritional supplementation on physical frailty in the oldest old. *J Am Geriatr Soc*, 41, 333–337.

Fiatarone MR, O'Neill EF, Ryan ND et al. (1994) Exercise training and nutritional supplementation for physical frailty in very elderly people. *N Engl J Med*, 330, 1769–1775.

Fielding RA, Le Brasseur NK, Cuoco A et al. (2002) High velocity power training increases skeletal muscle peak power in older women. *J Am Geriatr Soc*, 50, 655–662.

Finch L, Barbeau H, Arsenault B (1991) Influence of body weight support on normal human gait: development of a gait retraining strategy. *Phys Ther*, 71, 842–856.

Finger S (1978) Environmental attenuation of brain lesion symptoms. In *Recovery from Brain Damage* (ed S Finger), Plenum Press, New York.

Finley FR, Cody KA (1970) Locomotive characteristics of urban pedestrians. *Arch Phys Med Rehabil*, 51, 423–426.

Fisher SV, Gullickson G Jr (1978) Energy cost of ambulation in health and disability: a literature review. *Arch Phys Med Rehabil*, 59, 124–133.

Fishman MN, Colby LA, Sachs LA et al. (1997) Comparison of upper-extremity balance tasks and force platform testing in persons with hemiparesis. *Phys Ther*, 77, 1052–1062.

Fisk JD, Goodale MA (1988) The effects of unilateral brain damage on visually guided reaching: hemispheric differences in the nature of the deficit. *Exp Brain Res*, 72, 425–435.

Fitts PM, Posner MI (1967) *Human Performance*. Brooks/Cole, Belmont, CA.

Fix A, Daughton D (1988) *Human Activity Profile Professional Manual*. Psychological Assessment Resources Inc, Odessa, FL.

Fleckenstein SJ, Kirby RL, MacLeod DA (1988) Effect of limited knee-flexion range on peak hip moments of force while transferring from sitting to standing. *J Biomech*, 21, 915–918.

Fletcher GF, Schlant RC (1994) The exercise test. In *The Heart: Arteries and Veins* (eds RC Schlant, RW Alexander), McGraw-Hill, New York, 8th edn, pp 423–440.

Foldvari M, Clark M, Laviolette LC et al. (2000) Association of muscle power with functional status in community-dwelling elderly women. *J Gerontol*, 55A, M192–M199.

Forssberg H (1982) Spinal locomotion functions and descending control. In *Brain Stem Control of Spinal Mechanisms* (eds B Sjolund, A Bjorklund), Elsevier Biomedical Press, New York.

Forster A, Young J (1995) Incidence and consequences of falls due to stroke: a systematic inquiry. *BMJ*, 311, 83–86.

Fowler V, Carr JH (1996) Auditory feedback: effects on vertical force production during standing up following stroke. *Int J Rehabil Res*, 19, 265–269.

Fowler V, Canning CG, Carr JH et al. (1997) The effect of muscle length on the pendulum test. *Arch Phys Med Rehabil*, 79, 169–171.

Francisco G, Chae J, Chawla H et al. (1998) Electromyogram-triggered neuromuscular stimulation for improving the arm function of acute stroke survivors: a randomized pilot study. *Arch Phys Med Rehabil*, 79, 570–575.

Friel KM, Nudo RJ (1998) Restraint of the unimpaired hand is not sufficient to retain spared hand representation after focal cortical injury. *Soc Neurosci Abst*, 24: 405.

Frontera WR, Meredith CN, O'Reilly KP et al. (1988) Strength conditioning in older men: skeletal muscle hypertrophy and improved function. *J Appl Physiol*, 64, 1038–1044.

Fuhr P, Cohen LG, Dang N et al. (1992) Physiological analysis of motor reorganization following lower limb amputation. *Electroencephalogr Clin Neurophysiol*, 85, 53–60.

Furlan M, Marchal G, Vialder F et al. (1996) Spontaneous neurological recovery after stroke and the fate of the ischemic penumbra. *Ann Neurol*, 40, 216–226.

Gabell A, Nayak VSC (1984) The effect of age on variability in gait. *J Gerontol*, 39, 662–666.

Gabell A, Simons MA, Mayak USL (1986) Falls in the healthy elderly: predisposing causes. *Ergonomics*, 28, 965–975.

Gallistel CR (1980) *The Organization of Action: A New Synthesis*. Lawrence Erlbaum, Hillsdale. NJ.

Gardner MM, Robertson MC, Campbell AJ (2000) Exercise in preventing falls and fall related injuries in older people: a review of randomized controlled trials. *Br J Sports Med*, 34, 7–17.

Gatev P, Thomas S, Kepple T et al. (1999) Feedforward strategy of balance during quiet stance in adults. *J Physiol*, 514, 915–928.

Gehlsen GA, Whaley MH (1990) Falls in the elderly: part II, balance, strength, and flexibility. *Arch Phys Med Rehabil*, 71, 739–741.

Gelber DA, Good DC, Laven LJ et al. (1993) Causes of urinary incontinence after stroke. *Stroke*, 24, 378–382.

Gemperline JJ, Allen S, Walk D et al. (1995) Characteristics of motor unit discharge in subjects with hemiparesis. *Muscle Nerve*, 18, 1101–1114.

Gentile AM (1987) Skill acquisition: action, movement, and neuromotor processes. In *Movement Science Foundations for Physical Therapy in Rehabilitation* (eds JH Carr, RB Shepherd), Aspen Publishers, Rockville, MD, pp 93–154.

Gentile AM (2000) Skill acquisition: action, movement, and neuromotor processes. In *Movement Science Foundations for Physical Therapy in Rehabilitation* (eds JH Carr, RB Shepherd), PRO-ED Austin, TX, 2nd edn, pp 111–187.

Ghez C (1991) Posture. In *Principles of Neural Science* (eds ER Kandell, JH Schwartz, TM Jessell), Appleton and Lange, Norwalk, CT, 3rd edn, pp 596–608.

Gibson JJ (1977) The theory of affordances. In *Perceiving, Action and Knowing: Towards an Ecological Psychology* (eds R Shaw, J Bransford), Erlbaum, Hillsdale, NJ, pp 67–82.

Gill-Body K, Krebs D (1994) Usefulness of biomechanical measurements approaches in rehabilitation. *Topics Geriatr Rehabil*, 10, 82–96.

Gioux M, Petit J (1993) Effects of immobilizing the cat peroneus longus muscle on the activity of its own spindles. *J Appl Physiol*, 75, 2629–2635.

Glanz M, Klawansky S, Stason W et al. (1996) Functional electrostimulation in poststroke rehabilitation: a meta-analysis of the randomized controlled trials. *Arch Phys Med Rehabil*, 77, 549–553.

Goldie P, Matyas T, Kinsella G (1992) Movement rehabilitation following stroke. Research Report, Department of Health, Housing and Community Services, Victoria, Australia.

Goldie PA, Matyas TA, Evans OM et al. (1996a) Maximum voluntary weight-bearing by the affected and unaffected legs in standing following stroke. *Clin Biomech*, 11, 333–342.

Goldie PA, Evans O, Matyas T (1996b) Performance in the stability limits test during rehabilitation following stroke. *Gait Posture*, 4, 315–322.

Goodale MA, Milner AD, Jakobson LS et al. (1990) Kinematic analysis of limb movements in neuropsychological research: subtle deficits and recovery of function. *Can J Psychol*, 44, 180–195.

Gordon J (2000) Assumptions underlying physical therapy interventions: theoretical and historical perspectives. In *Movement Science Foundations for Physical Therapy in Rehabilitation* (eds JH Carr, RB Shepherd), Aspen Publishers, Rockville, MD, 2nd edn, pp 1–31.

Gottlieb GL, Corcos DM, Jaric S et al. (1988) Practice improves even the simplest movements. *Exp Brain Res*, 73, 436–440.

Gowland C (1982) Recovery of motor function following stroke: profile and predictors. *Physiother Can*, 34, 77–84.

Gowland C, deBruin H, Basmajian JV et al. (1992) Agonist and antagonist activity during voluntary

upper-limb movement in patients with stroke. *Phys Ther*, 72, 624–633.
Grabiner MD, Koh TJ, Lundin TM et al. (1993) Kinematics of recovery of a stumble. *J Gerontol*, 3, M97–M102.
Gracies J-M, Wilson L, Gandevia SC et al. (1997) Stretched position of spastic muscles aggravates their co-contraction in hemiplegic patients. *Ann Neurol*, 42, 438–439.
Gracies J-M, Marosszeky JE, Renton R et al. (2000) Short term effects of dynamic lycra splints on upper limb in hemiplegic patients. *Arch Phys Med Rehabil*, 81, 1547–1555.
Granger CV, Hamilton BB, Sherwin FS (1986) *Guide for the Use of the Uniform Data Set for Medical Rehabilitation*. Project Office, Buffalo General Hospital, New York.
Gregory JE, Morgan DL, Proske U (1988) After-effects in the responses of cat muscle spindles and errors in limb position sense in man. *J Neurophysiol*, 59, 1220–1230.
Gresham G, Duncan P, Stason W et al. (1995) *Post-stroke rehabilitation: clinical practice guidelines, no 16*. US Department of Health and Human Services, Public Health Service, AHCPR 95-0662, Rockville, MD.
Griffin MP, Olney SJ, McBride ID (1995) Role of symmetry in gait performance of stroke subjects with hemiplegia. *Gait Posture*, 3, 132–142.
Grillner S, Shik ML (1973) On the descending control of the lumbosacral spinal cord from 'mesencephalic locomotor region'. *Acta Physiol Scand*, 87, 320–333.
Grimby G (1983) On the energy cost of achieving mobility. *Scand J Rehabil Med Suppl*, 9, 49–54.
Guiliani CA (1990) Adult hemiplegic gait. In *Gait in Rehabilitation* (ed G Smidt), Churchill Livingstone, New York, pp 253–266.
Guyatt GH, Pugsley SO, Sullivan MJ et al. (1984) Effect of encouragement on walking test performance. *Thorax*, 39, 818–822.
Guyatt GH, Sullivan MJ, Thompson PJ et al. (1985) The 6-minute walk: a new measure of exercise capacity in patients with chronic heart failure. *Can Med J*, 132, 919–923.
Hachisuka K, Umezu Y, Ogata B (1997) Disuse muscle atrophy of lower limbs in hemiplegic patients. *Arch Phys Med Rehabil*, 78, 13–18.
Hagbarth K-E, Hagglund JV, Norkin M et al. (1985) Thixotropic behaviour of human finger flexor muscles with accompanying changes in spindle and reflex responses to stretch. *J Physiol*, 368, 323–342.
Hakkinen K, Komi PV (1981) Effect of different combined concentric and eccentric muscle work regimens on maximal strength development. *J Hum Mov Stud*, 7, 33–44.
Hakkinen K, Komi PV (1983) Electromyographic changes during strength training and detraining. *Med Sci Sports Exercise*, 15, 455–460.

Hakkinen K, Newton RU, Gordon SE et al. (1998) Changes in muscle morphology, electromyographic activity, and force production characteristics during progressive strength training in young and older men. *J Gerontol Biol Sci*, 53A, B415–B423.
Halbertsma JP, van Bolhuis AI, Goeken LN (1996) Sports stretching: effect on passive muscle stiffness of short hamstrings. *Arch Phys Med Rehabil*, 77, 688–692.
Halkjaer-Kristensen J, Ingemann-Hansen T (1985) Wasting of the human quadriceps muscle after knee ligament injuries. 1. Anthropometric consequences. *Scand J Rehabil Med Suppl*, 13, 5–55.
Hall EJ, Flament D, Fraser C et al. (1990) Non-invasive brain stimulation reveals reorganized cerebral output in amputees. *Neurosci Lett*, 116, 379–386.
Halligan PW, Marshall JC (1992) Left visuo-spatial neglect: a meaningless entity? *Cortex*, 28, 525–535.
Hamdorf P, Withers R, Penhall R et al. (1992) Physical training effects on the fitness and habitual activity patterns of elderly women. *Arch Phys Med Rehabil*, 73, 603–608.
Hamm LF, Leon AS (1994) Exercise training for the coronary patient. In *Rehabilitation of the Coronary Patient* (eds NK Wenger, HK Hellerstein), Churchill Livingstone, New York.
Hammond MC, Kraft GH, Fitts SS (1988) Recruitment and termination of electromyographic activity in the hemiparetic forearm. *Arch Phys Med Rehabil*, 69, 106–110.
Hamrin E, Eklund G, Hillgren A-K et al. (1982) Muscle strength and balance in post-stroke patients. *Uppsala Med Sci*, 87, 11–26.
Harlaar J, Becher JG, Snijders CJ et al. (2000) Passive stiffness characteristics of ankle plantar flexors in hemiplegia. *Clin Biomech*, 15, 261–270.
Harridge SDR, Kryger A, Stensgaard A (1999) Knee extensor strength, activation, and size in very elderly people following strength training. *Muscle Nerve*, 22, 831–839.
Harris ML, Polkey MI (2001) Quadriceps muscle weakness following acute hemiplegic stroke. *Clin Rehabil*, 15, 274–281.
Harvey LA, Herbert RD (2002) Muscle stretching for treatment and prevention of contracture in people with spinal cord injury. *Spinal Cord*, 40, 1–9.
Hase K, Stein RB (1999) Turning strategies during human walking. *J Neurophysiol*, 81, 2914–2922.
Hauptmann B, Hummelsheim H (1996) Facilitation of motor evoked potentials in hand extensor muscles of stroke patients: correlation to the level of voluntary contraction. *Electroencephalogr Clin Neurophysiol*, 101, 387–394.

Hausdorff JM, Rios DA, Edelberg HK (2001) Gait variability and fall risk in community-living older adults: a 1-year prospective study. *Arch Phys Med Rehabil*, 82, 1050–1056.

Hazlewood ME, Brown JK, Rowe PJ et al. (1994) The use of therapeutic electrical stimulation in the treatment of hemiplegic cerebral palsy. *Dev Med Child Neurol*, 36, 661–673.

Heilman KM, van den Abell T (1980) The right hemisphere dominance for attention: the mechanism underlying hemispheric asymmetries of inattention (neglect). *Neurology*, 30, 327–330.

Heilman KM, Bowers D, Valenstein E et al. (1987) Hemispace and hemispatial neglect. In *Neurophysiological and Neuropsychological Aspects of Spatial Neglect* (ed M Jeannerod), Elsevier, Amsterdam, pp 115–150.

Held JM, Gordon J, Gentile AM (1985) Environmental influences on locomotor recovery following cortical lesions in rats. *Behav Neurosci*, 99, 678–690.

Herbert RD, Balnave RJ (1993) The effect of position of immobilization on resting length, resting stiffness, and weight of the soleus muscle of the rabbit. *J Anat*, 116, 45–55.

Herbert EP, Landin D (1994) Effects of a learning model and augmented feedback on tennis skill acquisition. *Res Q Exercise Sport*, 65, 250–257.

Herbert R (1988) The passive mechanical properties of muscle and their adaptations to altered patterns of use. *Aust J Physiother*, 34, 141–149.

Herbert RD, Sherrington C, Maher C et al. (2001) Evidence-based practice – imperfect but necessary. *Physiother Theory Prac*, 17, 201–211.

Herman EWM (1992) Spatial neglect: new issues and their implications for occupational therapy practice. *Am J Occup Ther*, 46, 207–216.

Hermsdorfer J, Mai N (1996) Disturbed grip-force control following cerebral lesions. *J Hand Ther*, 9, 33–40.

Herzog W, Hasler E, Abrahams SK (1991a) A comparison of knee extensor strength curves obtained theoretically and experimentally. *Med Sci Sport Exercise*, 23, 108–114.

Herzog W, Koh T, Hasler E et al. (1991b) Specificity and plasticity of mammalian skeleton muscles. *J Appl Biomech*, 16, 98–109.

Hesse S (1999) Treadmill training with partial body weight support in hemiparetic patients – further research needed. *Neurorehabil Neural Repair*, 13, 179–181.

Hesse S, Schauer M, Malezic M et al. (1994) Quantitative analysis of rising from a chair in healthy and hemiparetic subjects. *Scand J Rehabil Med*, 26, 161–166.

Hesse S, Bertelt C, Jahnke MT et al. (1995) Treadmill training with partial body weight support compared with physiotherapy in nonambulatory hemiparetic patients. *Stroke*, 26, 976–981.

Hesse S, Helm B, Krajnik J et al. (1997) Treadmill training with partial body weight support: influence of body weight release on the gait of hemiparetic patients. *J Neurol Rehabil*, 11, 15–20.

Hesse S, Schauer M, Petersen M et al. (1998) Sit-to-stand manoeuvre in hemiparetic patients before and after a 4-week rehabilitation programme. *Scand J Rehabil Med*, 30, 81–86.

Hewson L (1996) *The Stroke Jigsaw: Lorna's Story*. An Integrated Resource Package. University of Newcastle, Newcastle, Australia.

Hill KM, Harburn KL, Kramer JF et al. (1994) Comparison of balance responses to an external perturbation test, with and without an overhead harness safety system. *Gait Posture*, 2, 27–31.

Hill K, Bernhardt J, McGann A et al. (1996) A new test of dynamic standing balance for stroke patients: reliability and comparison with healthy elderly. *Physiother Can*, 48, 257–262.

Hill K, Ellis P, Bernhardt J et al. (1997) Balance and mobility outcomes for stroke patients: a comprehensive audit. *Aust J Physiother*, 43, 173–180.

Hintermeister RA, Bey MJ, Lange GW et al. (1998) Quantification of elastic resistance knee rehabilitation exercises. *J Orthop Sports Phys Ther*, 28, 40–50.

Hoff B, Arbib MA (1993) Models of trajectory formation and temporal interaction of reach and grasp. *J Motor Behav*, 25, 175–192.

Hogan N, Winters JM (1990) Principles underlying movement organization: upper limb. In *Multiple Muscle Systems: Biomechanics and Movement Organization* (eds JM Winters, SL-Y Woo), Springer, New York, pp 182–194.

Holden MK, Gill KM, Magliozzi MR (1986) Gait assessment for neurologically impaired patients: standards for outcome assessment. *Phys Ther*, 66, 1530–1539.

Holt RR, Simpson D, Jenner JR et al. (2000) Ground reaction force after a sideways push as a measure of balance in recovery from stroke. *Clin Rehabil*, 14, 88–95.

Horak F (1987) Clinical measurement of postural control in adults. *Phys Ther*, 67, 1881–1885.

Horak F (1997) Invited commentary. *Phys Ther*, 77, 382–383.

Horak FB, Nashner LM (1986) Central programming of postural movements: adaptation to altered support-surface configuration. *J Neurophysiol*, 55, 1369–1381.

Horak FB, Esselman ME, Anderson ME et al. (1984) The effects of movement velocity, mass displaced, and task certainty on associated postural adjustments made by normal and hemiplegic individuals. *J Neurol Neurosurg Psychiatry*, 48, 1020–1028.

Horak FB, Shupert CL, Mirka A (1989) Components of postural dyscontrol in the elderly: a review. *Neurobiol Ageing*, 10, 727–738.

Horak FB, Henry SM, Shumway-Cook A (1997) Postural perturbations: new insights for treatment of balance disorders. *Phys Ther*, 77, 517–533.

Hortobagyi T, Tunnel D, Moody J et al. (2001) Low- or high-intensity strength training partially restores impaired quadriceps force accuracy and steadiness in aged adults. *J Gerontol: Biol Sci*, 56A, B38–B47.

Hu M-H, Woollacott MH (1994) Multisensory training of standing balance in older adults: 1. Postural stability and one-leg stance balance. *J Gerontol: Med Sci*, 49, M52–M61.

Hufschmidt A, Mauritz K-H (1985) Chronic transformation of muscle in spasticity: a peripheral contribution to increased tone. *J Neurol Neurosurg Psychiatry*, 48, 676–685.

Hummelsheim H, Mauritz K-H (1993) Neurophysiological mechanisms of spasticity modification by physiotherapy. In *Spasticity: Mechanisms and Management* (eds AF Thilmann, DJ Burke, WZ Rymer), Springer, New York.

Hummelsheim H, Munch B, Butefisch C et al. (1994) Influence of sustained stretch on late muscular response to magnetic brain stimulation in patients with upper motor neuron lesions. *Scand J Rehabil Med*, 26, 3–9.

Hummelsheim H, Maier-Loth ML, Eickhof C (1997) The functional value of electrical muscle stimulation for the rehabilitation of the hand in stroke patients. *Scand J Rehabil Med*, 29, 3–10.

Humphreys GW, Riddoch MJ (1992) Interactions between object- and space-vision revealed through neuropsychology. In *Attention and Performance* IX (eds DE Meyer, S Kornblum), Lawrence Erlbaum, Hove.

Hunt SM, McEwen J, McKenna SP (1985) Measuring health status: a new tool for clinicians and epidemiologists. *J Royal Coll Gen Pract*, 35, 185–188.

Huxham FE, Goldie PA, Patla AE (2001) Theoretical considerations in balance assessment. *Aust J Physiother*, 47, 89–100

Hyvarinen J, Poranen A, Jokinen Y (1980) Influence of attentive behavior on neuronal responses to vibration in primary somatosensory cortex of the monkey. *J Neurophysiol*, 43, 870–883.

Iberall T, Bingham G, Arbib MA (1986) Opposition space as a structuring concept for the analysis of skilled hand movements. *Brain Res*, 15, 158–173.

Ibrahim IK, Berger W, Trippel M et al. (1993) Stretch-induced electromyographic activity and torque in spastic elbow muscles. *Brain*, 116, 971–989.

Ikai T, Tei K, Yoshida K et al. (1998) Evaluation and treatment of shoulder subluxation in hemiplegia. *Am J Phys Med Rehabil*, 77, 421–426.

Ikeda ER, Schenkman ML, O'Riley P et al. (1991) Influence of age on dynamics of rising from a chair. *Phys Ther*, 71, 473–481.

Indredavik B, Slordahl SA, Bakke F et al. (1997) Stroke unit treatment long-term effects. *Stroke*, 28, 1861–1866.

Ingen Schenau GJ, Bobbert MF, Rozendal RH (1987) The unique action of bi-articular muscles in complex movements. *J Anat*, 155, 1–5.

Jackson JH (1958) Selected writings. In *John Hughlings Jackson* (ed J Taylor), Basic Books, New York.

Janelle CM, Barba DA, Frehlich SG et al. (1997) Maximizing performance effectiveness through videotape replay and a self-controlled learning environment. *Res Q Exercise Sport*, 68, 269–279.

Jankowski LW, Sullivan SJ (1990) Aerobic and neuromuscular training: effect on the capacity, efficiency and fatigability of patients with traumatic brain injuries. *Arch Phys Med Rehabil*, 71, 500–504.

Jeannerod M (1981) Intersegmental coordination during reaching at natural visual objects. In *Attention and Performance* (eds J Long, A Baddeley), vol 9, Erlbaum, Hillsdale, NJ, pp 153–168.

Jeannerod M (1988) *Neural and Behavioural Organization of Goal-directed Movements*. Oxford University Press, Oxford.

Jeannerod M, Michel F, Prablanc C (1984) The control of hand movements in a case of hemianaesthesia following a parietal lesion. *Brain*, 107, 899–920.

Jenkins WM, Merzenich MM, Ochs MT et al. (1990) Functional reorganization of primary somatosensory cortex in adult owl monkeys after behaviorally controlled tactile stimulation. *J Neurophysiol*, 68, 82–104.

Jenner JR, Kirker S, Simpson D et al. (1997) Sideways balance after stroke – a serial study of hip abductors and adductors. *Eur J Neurol*, 3, 127.

Johansson BB (2000) Brain plasticity and stroke rehabilitation: the Willis Lecture. *Stroke*, 31, 223–230.

Johansson G, Jarnlo G-B (1991) Balance training in 70-year-old women. *Physiother Theory Pract*, 7, 121–125.

Johansson RS, Westling G (1984) Roles of glabrous skin receptors and sensorimotor memory in automatic control of precision grip when lifting rougher or more slippery objects. *Exp Brain Res*, 56, 550–564.

Johansson RS, Westling G (1988) Programmed and triggered actions to rapid load changes during precision grip. *Exp Brain Res*, 71, 72–86.

Johansson RS, Westling G (1990) Tactile afferent signals in the control of precision grip. In *Attention and Performance* (ed M Jeannerod), Erlbaum, Hillsdale, NJ, pp 677–713.

Johansson RS, Riso R, Hager C et al. (1992a) Somatosensory control of precision grip during unpredictable pulling loads. I. Changes in load force amplitude. *Exp Brain Res*, 89, 181–191.

Johansson RS, Hager C, Riso R et al. (1992b) Somatosensory control of precision grip during unpredictable pulling loads. II. Changes in load force rate. *Exp Brain Res*, 89, 192–203.

Johansson RS, Hager C, Backstrom L (1992c) Somatosensory control of precision grip during unpredictable pulling loads. III. Impairments during digital anesthesia. *Exp Brain Res*, 89, 204–213.

Joyce BM, Kirby RL (1991) Canes, crutches and walkers. *Am Fam Physician*, 43, 535–542.

Judge JO, Underwood M, Gennosa T (1993) Exercise to improve gait velocity in older persons. *Arch Phys Med Rehabil*, 74, 400–406.

Kaminski TR, Bock C, Gentile AM (1995) The coordination between trunk and arm motion during pointing movements. *Exp Brain Res*, 106, 457–466.

Kapanji AI (1992) Clinical evaluation of the thumb's opposition. *J Hand Ther*, 2, 102–106.

Karnath HO, Schenkel P, Fischer B (1991) Trunk orientation as the determining factor of the 'contralateral' deficit in the neglect syndrome and as the physical anchor of the internal representation of body orientation in space. *Brain*, 114, 1997–2014.

Kautz SA, Brown DA (1998) Relationships between timing of muscle excitation and impaired motor performance during cyclical lower extremity movement in post-stroke hemiplegia. *Brain*, 121, 515–526.

Kay TM, Myers AM, Huijbregts MPJ (2001) How far have we come since 1992? A comparative survey of physiotherapists' use of outcome measures. *Physiother Can*, Fall, 268–275.

Keith RA (1980) Activity patterns in a stroke rehabilitation unit. *Soc Sci & Med*, 14A, 575–580.

Keith RA (1995) Conceptual basis of outcome measures. *Am J Phys Med & Rehabil*, 74, 73–80.

Keith RA, Cowell KS (1987) Time use of stroke patients in three rehabilitation hospitals. *Soc Sci & Med*, 24, 529–533.

Kelley DL, Dainis A, Wood GK (1976) Mechanics and muscular dynamics of rising from a seated position. In *Biomechanics V-B* (ed PV Komi), University Park Press, Baltimore, pp 127–134.

Kelly J (2002) Cardiorespiratory fitness and walking ability in acute stroke patients. Master thesis.

Kelso JAS, Buchanan JJ, Murata T (1994) Multifunctionality and switching in the coordination dynamics of reaching and grasping. *Hum Mov Sci*, 13, 63–94.

Kenney WL, Humphrey RH, Bryant CX (eds) (1995) *ACSM's Guidelines for Exercise Testing and Prescription*. Williams & Wilkins, Philadelphia, 5th edn.

Khemlani MM, Carr JH, Crosbie WJ (1998) Muscle synergies and joint linkages in sit-to-stand under two initial foot positions. *Clin Biomech*, 14, 236–246.

Kilbreath SL, Gandevia SC (1994) Limited independent flexion of the thumb and fingers in human subjects. *J Physiol*, 479, 487–497.

King TI (1993) Hand strengthening with a computer for purposeful activity. *Am J Occup Ther*, 47, 635–637.

Kinsella G, Ford B (1980) Acute recovery patterns in stroke patients. Neuropsychological factors. *Med J Aust*, 2, 663–666.

Kirby RL, Price NA, MacLeod DA (1987) The influence of foot position on standing balance. *J Biomech*, 20, 423–427.

Kirker SGB, Simpson S, Jenner JR et al. (2000) Stepping before standing: hip muscle function in stepping and standing balance after stroke. *J Neurol Neurosurg Psychiatry*, 68, 458–464.

Kirsteins AE, Dietz F, Hwang S (1991) Evaluating the safety and potential use of a weight-bearing exercise, Tai-Chi Chuan, for rheumatoid arthritis patients. *Am J Phys Med Rehabil*, 70, 136–141.

Knutsson E, Richards C (1979) Different types of distributed motor control in gait of hemiparetic patients. *Brain*, 102, 404–430.

Koceja DM, Allway D, Earles DR (1999) Age differences in postural sway during volitional head movement. *Arch Phys Med Rehabil*, 80, 1537–1541.

Kolb B, Gibb R (1991) Environmental enrichment and cortical injury: behavioral and anatomical consequences of frontal cortex lesions. *Cerebral Cortex*, 1, 189–198.

Komi PV (1973) Relationships between muscle tension, EMG and velocity of contraction under concentric and eccentric work. In *New Developments in Electromyography and Clinical Neurophysiology* (ed JE Desmedt), Karger, Basel, pp 596–606.

Komi PV (1986) The stretch-shortening cycle and human power output. In *Human Muscle Power* (eds NC Jones et al.), Human Kinetics Publishers, Champaign, IL.

Komi PV, Buskirk ER (1972) Effects of eccentric and concentric muscle conditioning on tension and electrical activity of human muscle. *Ergonomics*, 15, 417–434.

Kopp B, Kunkel A, Flor H et al. (1997) The Arm Motor Ability Test: reliability, validity, and sensitivity to change of an instrument for assessing disabilities in activities of daily living. *Arch Phys Med Rehabil*, 78, 615–620.

Kopp B, Kunkel A, Muhlnickel W et al. (1999) Plasticity in the motor system related to therapy-induced improvement of movement after stroke. *Clin Neurosci*, 4, 807–810.

Kornecki S, Kebel A, Siemienski S (2001) Muscular co-operation during joint stabilisation, as reflected by EMG. *Eur J Appl Physiol*, 84, 453–461.

Kotake T, Dohi N, Kajiwara T et al. (1993) An analysis of sit-to-stand movement. *Arch Phys Med Rehabil*, 74, 1095–1099.

Kralj A, Jaeger RJ, Munih M (1990) Analysis of standing up and sitting down in humans: definitions and normative data presentation. *J Biomech*, 23, 1123–1138.

Krebs DE, Wong D, Jevsevar D (1992) Trunk kinematics during locomotor activities. *Phys Ther*, 72, 505–514.

Krebs DE, Jette AM, Assmann SF (1998) Moderate exercise improves gait stability in disabled elders. *Arch Phys Med Rehabil*, 79, 1489–1495.

Krichevets AN, Sirokina EB, Yevsevicheva IV et al. (1995) Computer games as a means of movement rehabilitation. *Disabil Rehabil*, 17, 100–105.

Kuan T, Tsou J, Fong-Chin S (1999) Hemiplegic gait of stroke patients: the effect of using a cane. *Arch Phys Med Rehabil*, 80, 777–784.

Kukulka CG, Beckman SM, Holte JB et al. (1986) Effects of intermittent tendon pressure on alpha motor neurone excitability. *Phys Ther*, 66, 1091–1094.

Kumar R, Matter EJ, Mehta AJ et al. (1990) Shoulder pain in hemiplegia. *Am J Phys Med Rehabil*, 69, 205–208.

Kunkel A, Kopp B, Muller G et al. (1999) Constraint-induced movement therapy for motor recovery in chronic stroke patients. *Arch Phys Med Rehabil*, 80, 624–628.

Kuo AD, Zajac FE (1993) A biomechanical analysis of muscle strength as a limiting factor in standing posture. *J Biomech*, 26 (suppl 1), 137–150.

Kuster M, Sakurai S, Wood GA (1995) Kinematic and kinetic comparison of downhill and level walking. *Clinical Biomech*, 10, 79–84.

Kuypers HGJM (1973) The anatomical organization of the descending pathways and their contributions to motor control especially in primates. In *New Developments in Electromyography and Clinical Neurophysiology 3* (ed JE Desmedt), Karger, Basel, pp 38–68.

Kuzoffsky A (1990) *Sensory Function and Recovery after Stroke*. Karolinska Institute, Stockholm.

Kwakkel G, Wagenaar RC, Koelman TW et al. (1997) Effects of intensity of rehabilitation after stroke: a research synthesis. *Stroke*, 28, 1550–1556.

Kwakkel G, Wagenaar RC, Twisk JWR et al. (1999) Intensity of arm training after primary middle-cerebral-artery stroke: a randomised trial. *Lancet*, 354, 191–196.

Ladavas E, Del Pesce M, Provinciali L (1989) Unilateral attention deficits and hemispheric asymmetries in the control of visual attention. *Neuropsychologia*, 27, 353–366.

Ladavas E, Petronio A, Umilta C et al. (1990) The deployment of visual attention in the intact field of hemineglect patients. *Cortex*, 26, 307–317.

Ladavas E, Menghini G, Umilta C (1994) On the rehabilitation of hemispatial neglect. In *Cognitive Neuropsychology and Cognitive Rehabilitation* (eds MJ Riddoch, GW Humphreys), Erlbaum, London, pp 151–172.

Lance JM (1980) Symposium synopsis. In *Spasticity: Disorder of Motor Control* (eds RG Feldman, RR Young, WP Koella), Year Book, Chicago, pp 485–494.

Landau WM (1980) Spasticity: What is it? What is it not? In *Spasticity: Disorder Motor Control* (eds RG Feldman, RR Young, WP Koella), Year Book, Chicago, pp 17–24.

Landau WM (1988) Parables of palsy, pills, and PT pedagogy: a spastic dialectic. *Neurology*, 38, 1496–1499.

Landin S, Hagenfeldt L, Saltin B et al. (1977) Muscle metabolism during exercise in hemiparetic patients. *Clin Sci Mol Med*, 53, 257–269.

Latash LP, Latash ML (1994) A new book by N.A. Bernstein: 'On Dexterity and its Development'. *J Mot Behav*, 26, 56–62.

Laufer Y, Dickstein R, Resnik S et al. (2000) Weight-bearing shifts of hemiparetic and healthy adults upon stepping on stairs of various heights. *Clin Rehabil*, 14, 125–129.

Ledin T, Kronhed AC, Moller C et al. (1991) Effects of balance training in elderly evaluated by clinical tests and dynamic posturography. *J Vestibular Res*, 1, 129–138.

Lee DN, Aronson E (1974) Visual proprioceptive control of standing in human infants. *Percept Psychoanalysis*, 15, 529–532.

Lee KC, Soderberg GL (1981) Relationship between perception of joint position sense and limb synergies in patients with hemiplegia. *Phys Ther*, 10, 1433–1437.

Lee RG, van Donkelaar P (1995) Mechanisms underlying functional recovery following stroke. *Can J Neurol Sci*, 22, 257–263.

Lee RG, Tonolli I, Viallet F et al. (1995) Preparatory postural adjustments in Parkinsonian patients with postural instability. *Can J Neurol Sci*, 22, 126–135.

Lee WA (1980) Anticipatory control of postural and task muscles during rapid arm flexion. *J Motor Behav*, 12, 185–196.

Lee WA, Deming L, Sahgal V (1988) Quantitative and clinical measures of static standing balance in hemiparetic and normal subjects. *Phys Ther*, 68, 970–976.

Lehman JF, Condon SM, Price R et al. (1987) Gait abnormalities in hemiplegia: their correction by ankle–foot orthoses. *Arch Phys Med Rehabil*, 68, 763–771.

Lemon RN, Bennett KM, Werner W (1991) The cortico-motor substrate for skilled movements of the primate hand. In *Tutorials in Motor Neuroscience* (eds J Requin, GE Stelmark), Kluwer, Dordrecht, pp 477–495.

Leont'ev AN, Zaporozhets AV (1960) *Rehabilitation of Hand Function*. Pergamon Press, London.

Levin MF (1996) Interjoint coordination during pointing movements is disrupted in spastic hemiparesis. *Brain*, 119, 281–293.

Lexell J (2000) Muscle structure and function in chronic neurological disorders: the potential of exercise to improve activities of daily living. *Exercise Sports Sci Rev*, 28, 80–84.

Li ZM, Latash ML, Newell KM et al. (1998a) Motor redundancy during maximal voluntary contraction in four-finger tasks. *Exp Brain Res*, 122, 71–78.

Li ZM, Latash ML, Zatsiorsky VM (1998b) Force sharing among fingers as a model of the redundancy problem. *Exp Brain Res*, 119, 276–286.

Lieber RL (1988) Comparison between animal and human studies of skeletal muscle adaptation to chronic stimulation. *Clin Orthop Relat Res*, 233, 19–24.

Lieber RL (1992) *Skeletal Muscle and Function*. Williams & Wilkins, Baltimore, MD.

Liepert J, Tegenthoff M, Malin JP (1995) Changes in cortical motor area size during immobilization. *Electroencephalogr Clin Neurophysiol*, 97, 382–386.

Liepert J, Miltner WHR, Bauder H et al. (1998) Motor cortex plasticity during constraint-induced movement therapy in stroke patients. *Neurosci Lett*, 250, 5–8.

Liepert J, Bauder H, Miltner W et al. (2000) Treatment-induced cortical reorganization after stroke in humans. *Stroke*, 31, 1210–1216.

Liepert J, Uhde I, Graf S et al. (2001) Motor cortex plasticity during forced-use therapy in stroke patients: a preliminary study. *J Neurol*, 248, 315–321.

Lincoln NB, Gamlen R, Thomason H (1989) Behavioural mapping of patients in a stroke unit. *Int Dis Stud*, 11, 149–154.

Lincoln NB, Jackson JM, Adams SA (1998) Reliability and revision of the Nottingham Sensory Assessment for stroke patients. *Physiotherapy*, 84, 358–365.

Lincoln NB, Parry RH, Vass CD (1999) Randomized, controlled trial to evaluate increased intensity of physiotherapy treatment of arm function after stroke. *Stroke*, 30, 573–579.

Lindboe CF, Platou CS (1984) Effect of immobilization of short duration on the muscle fibre size. *Clin Physiol*, 4, 183–188.

Lindmark B, Hamrin F (1995) Relation between gait speed, knee muscle torque and motor scores in post-stroke patients. *Scand J Caring Sci*, 9, 195–202.

Lipshits MI, Mauritz K, Popov KE (1981) Quantitative analysis of anticipatory components of a complex voluntary movement. *Hum Physiol*, 7, 165–173.

Loewen SC, Anderson BA (1990) Predictors of stroke outcome using objective measurement scales. *Stroke*, 21, 78–81.

Lord S, Castell S (1994) Physical activity program for older persons. Effect on balance strength, neuromuscular control and reaction time. *Arch Phys Med Rehabil*, 78, 208–212.

Lord SR, Clark RD, Webster IW (1991) Postural stability and associated physiological factors in a population of aged persons. *J Gerontol*, 46, M69–M76.

Lundvik GA, Gard G, Salford E et al. (1999) Interaction between patient and physiotherapist: a qualitative study reflecting the physiotherapist's perspective. *Physiother Res Int*, 4, 89–109.

Lyngberg K, Danneskiold-Samsoe B, Halskov O (1988) The effect of physical training on patients with rheumatoid arthritis: changes in disease activity, muscle strength and aerobic capacity. *Clin Exp Rheumatol*, 6, 253–260.

McAuley E, Rudolph D (1995) Physical activity, aging, and psychological well-being. *J Aging Phys Activity*, 3, 67–96.

McComas AJ (1994) Human neuromuscular adaptations that accompany changes in activity. *Med Sci Sports Exercise*, 26, 1498–1509.

McComas AJ, Miller RG, Gandevia SG (1995) Fatigue brought on malfunction of the central and peripheral nervous systems. In *Fatigue* (eds SG Gandevia et al.), Plenum Press, New York.

McCrum R (1998) *My Year Off: Rediscovering Life after Stroke*. Picador, London.

McGavin CR, Gupta SP, McHardy GJ (1976) Twelve-minute walking test for assessing disability in chronic bronchitis. *BMJ*, 1, 822–823.

Mackenzie-Knapp M (1999) Electrical stimulation in early stroke rehabilitation of the upper limb within attention. *Aust J Physiother*, 45, 223–227.

MacKinnon CD, Winter DA (1993) Control of whole body balance in the frontal plane during human walking. *J Biomech*, 26, 633–644.

McLeod PC, Kettelkamp DB, Srinivasan SR et al. (1975) Measurements of repetitive activities of the knee. *J Biomech*, 8, 369–373.

McNevin NH, Wulf G, Carlson C (2000) Effects of attentional focus, self-control, and dyad training on motor learning: implications for physical therapy. *Phys Ther*, 80, 373–385.

Mackey F, Ada L, Heard R et al. (1996) Stroke rehabilitation: are highly structured units more conducive to physical activity than less structured units? *Arch Phys Med Rehabil*, 77, 1066–1070.

Macko RF, De Souza CA, Tretter LD et al. (1997) Treadmill aerobic exercise training reduces the energy and cardiovascular demands of hemiparetic gait in chronic stroke patients. *Stroke*, 28, 326–330.

Magill RA (1998) *Motor Learning Concepts and Applications*. McGraw-Hill, New York, 5th edn.

Magill RA (2001) *Motor Learning Concepts and Applications*. McGraw-Hill, New York, 6th edn.

Mahoney FI, Barthel DW (1965) Functional evaluation: the Barthel Index. *Maryland Med J*, 14, 61–65.

Maki BE, McIlroy WE (1997) The role of limb movements in maintaining upright stance: the "change-in-support" strategy. *Phys Ther*, 77, 488–507.

Maki BE, McIlroy WE (1998) Control of compensatory stepping reactions: age-related impairment and the potential for remedial intervention. *Physiother Theory Pract*, 15, 69–90.

Malezic M, Kljajic M, Acimovic-Jamezic et al. (1987) Therapeutic effects of multi-site electric stimulation of gait in motor-disabled patients. *Arch Phys Med Rehabil*, 68, 553–560.

Malouin F (1995) Observational gait analysis. In *Gait Analysis. Theory and Applications* (eds RL Craik, CA Oatis), St Louis, Mosby, pp 112–124.

Malouin F, Potvin M, Prevost J et al. (1992) Use of an intensive task-oriented gait training program in a series of patients with acute cerebrovascular accidents. *Phys Ther*, 72, 781–793.

Malouin F, Picard L, Bonneau C et al. (1994) Evaluating motor recovery early after stroke: comparison of the Fugl-Meyer Assessment and the Motor Assessment Scale. *Arch Phys Med Rehabil*, 75, 1206–1212.

Malouin F, Bonneau C, Pichard L et al. (1997) Non-reflex mediated changes in plantarflexor muscles early after stroke. *Scand J Rehabil Med*, 29, 147–153.

Mark VW, Kooistra CA, Heilmann KM (1988) Hemispatial neglect affected by non-neglected stimuli. *Neurology*, 38, 1207–1211.

Martiniuk RB, Leavitt JL, MacKenzie CL et al. (1990) Functional relationships between grasp and transport components in a prehension task. *Human Mov Sci*, 9, 149–176.

Massion J (1992) Movement, posture, and equilibrium: interaction and coordination. *Prog Neurobiol*, 38, 35–56.

Mathiowetz V (1990) Effects of three trials on grip and pinch strength measurements. *J Hand Ther*, Oct–Dec, 195–198.

Mathiowetz V, Wade MG (1995) Task constraints and functional motor performance of individuals with and without multiple sclerosis. *Ecolog Psych*, 7, 99–123.

Mathiowetz V, Weber K, Kashman N et al. (1985) Adult norms for the nine-hole peg test of finger dexterity. *Occup Ther J Res*, 5, 24–37.

Mauritz K-H (1990) General rehabilitation. *Curr Opin Neurol Neurosurg*, 3, 714–718.

Mazzeo RS, Cavanagh P, Evans WJ et al. (1998) ACSM Position Stand: exercise and physical activity for older adults. *Med Sci Sports Exercise*, 30, 992–1008.

Means KM, Rodell DE, O'Sullivan PS (1996) Use of an obstacle course to assess balance and mobility in the elderly. *Am J Phys Med Rehabil*, 75, 88–95.

Mecagni C, Smith JP, Roberts KE et al. (2000) Balance and ankle range of motion in community-dwelling women aged 64–87 years: a correlational study. *Phys Ther*, 80, 1004–1011.

Medical Research Council (1976) *Aid to the Examination of the Peripheral Nervous System*. HMSO, London.

Mercer VS, Sahrmann SA (1999) Postural synergies associated with a stepping task. *Phys Ther*, 79, 1142–1152.

Mercier C, Bourbonnais D, Bilodeau S et al (1999) Description of a new motor re-education programme for the paretic lower limb aimed at improving the mobility of stroke patients. *Clin Rehabil*, 13, 199–206.

Mikesky AE, Topp R, Wigglesworth JK et al. (1994) Efficacy of home-based training program for older adults using elastic tubing. *Eur J Appl Physiol*, 69, 316–320.

Milczarek JJ, Lee Kirby R, Harrison ER et al. (1993) Standard and four-footed canes: their effect on the standing balance of patients with hemiparesis. *Arch Phys Med Rehabil*, 74, 281–285.

Miller GJT, Light KE (1997) Strength training in spastic hemiparesis: should it be avoided? *NeuroRehabil*, 9, 17–28.

Millington PJ, Myklebust BM, Shambes GM (1992) Biomechanical analysis of the sit-to-stand motion in elderly persons. *Arch Phys Med Rehabil*, 73, 609–617.

Miltner W, Bauder H, Sommer M et al. (1999) Effects of constraint-induced movement therapy on patients with chronic motor

deficits after stroke: a replication. *Stroke*, 30, 586–592.
Mizrahi J, Solzi P, Ring H et al. (1989) Postural stability in stroke patients: vectorial expression of asymmetry, sway activity and relative sequence of reactive forces. *Med & Biol Eng & Comput*, 27, 181–190.
Mngoma NF, Culham EG, Bagg SD (1990) Resistance to passive shoulder external rotation in persons with hemiplegia: evaluation of an assessment system. *Arch Phys Med Rehabil*, 80, 531–535.
Moritani T (1993) Neuromuscular adaptations during the acquisition of muscle strength, power and motor tasks. *J Biomech*, 26, 95–107.
Morris DM, Crago JE, DeLuca SC et al. (1997) Constraint-induced movement therapy for motor recovery after stroke. *NeuroRehabil*, 9, 29–43.
Morrissey MC, Harman ES, Johnson MJ (1995) Resistance training modes: specificity and effectiveness. *Med Sci Sports Exercise*, 27, 648–660.
Moseley A (1997) The effect of casting combined with stretching on passive ankle dorsiflexion in adults with traumatic head injuries. *Phys Ther*, 77, 240–247.
Moseley A, Adams R (1991) Measurement of passive ankle dorsiflexion: procedure and reliability. *Aust J Physiother*, 37, 175–181.
Moseley A, Dean C (2000) Treadmill training with body weight support after stroke. *Aust Synapse*, July, 5–6.
Mountcastle VB, Lynch JC, Georgopoulos A et al. (1975) Posterior parietal association cortex of the monkey: command functions for operations with extrapersonal space. *J Neurophysiol*, 38, 871–908.
Mudie MH, Matyas TA (1996) Upper extremity retraining following stroke: effects of practice. *J Neurol Rehabil*, 10, 167–184.
Mudie MH, Matyas TA (2000) Can simultaneous bilateral movement involve the undamaged hemisphere in reconstruction of neural networks damaged by stroke? *Disabil Rehabil*, 22, 23–37.
Munton JS, Ellis MI, Chamberlain MA et al. (1981) An investigation into the problems of easy chairs used by the arthritic and the elderly. *Rheumatol Rehabil*, 20, 164–173.
Murphy AJ, Spinks WL (2000) The importance of movement specificity in isokinetic assessment. *J Human Mov Stud*, 38, 167–183.
Murray MP (1967) Gait as a total pattern of movement. *Am J Phys Med*, 46, 290–333.
Murray MP, Spurr GB, Sepic SB et al. (1985) Treadmill vs floor walking: kinematics, electromyogram, and heart rate. *J Appl Physiol*, 59, 87–91.
Myers AM, Fletcher PC, Myers AH et al. (1998) Discriminative and evaluative properties of the Activities-specific Balance Confidence (ABC) Scale. *J Gerontol Med Sci*, 53A, M287–294.
Nakamura R, Hosokawa T, Tsuji I (1985) Relationship of muscle strength for knee extension to walking capacity in patients with spastic hemiparesis. *Tohoku J Exp Med*, 145, 335–340.
Nakayama H, Jorgensen HS, Raaschou HO et al. (1994) Recovery of upper extremity function in stroke patients: the Copenhagen Stroke Study. *Arch Phys Med Rehabil*, 75, 394–398.
Napier JR (1956) The prehensile movement of the human hand. *J Bone Jt Surg*, 38, 902–913.
Nardone A, Schieppati M (1988) Postural adjustments associated with voluntary contraction of leg muscles in standing man. *Exp Brain Res*, 69, 469–480.
Nashner LM (1982) Adaptation of human movement to altered environments. *Trends Neurosci*, 5, 358–361.
Nashner LM (1983) Analysis of movement control in man using the movable platform. In *Motor Control Mechanisms in Health and Disease* (ed JE Desmedt), Raven Press, New York, pp 607–619.
Nashner NL, McCollum G (1985) The organization of human postural movements: a formal basis and experimental synthesis. *Behav Brain Sci*, 8, 135–172.
Neilson JF, Sinkjaer TA (1996) A comparison of clinical and laboratory measures of spasticity. *Multiple Sclerosis*, 1, 296–301.
Nelles G, Spiekmann G, Markus J et al. (1999) Reorganization of sensory and motor systems in hemiplegia stroke patients: a positron emission tomography study. *Stroke*, 30, 1510–1516.
Nelles G, Jentzen W, Jueptner M et al. (2001) Arm training induced plasticity in stroke studied with serial positron emission tomography. *NeuroImage*, 13, 1146–1154.
Newham DJ, Hsiao S-F (2001) Knee muscle isometric strength, voluntary activation and antagonist co-contraction in the first six months after stroke. *Disabil Rehabil*, 23, 379–386.
Ng S, Shepherd RB (2000) Weakness in patients with stroke: implications for strength training in neurorehabilitation. *Phys Ther Rev*, 5, 227–238.
Niam S, Cheung W, Sullivan PE et al. (1999) Balance and physical impairments after stroke. *Arch Phys Med Rehabil*, 80, 1227–1233.
Nudo RJ, Friel KM (1999) Cortical plasticity after stroke: implications for rehabilitation. *Rev Neurol*, 9, 713–717.
Nudo RJ, Milliken GW (1996) Reorganization of movement representation in primary motor cortex following focal ischemia infarcts in adult squirrel monkeys. *J Neurophysiol*, 75, 2144–2149.

Nudo RJ, Wise BM, SiFuentes F et al. (1996) Neural substrates for the effects of rehabilitation on motor recovery after ischemic infarct. *Science*, 272, 1791–1794.

Nudo RJ, Plautz EJ, Frost SB (2001) Role of adaptive plasticity in recovery of function after damage to motor cortex. *Muscle Nerve*, 8, 1000–1019.

Nugent J, Schurr K, Adams R (1994) A dose response relationship between amount of weight-bearing exercise and walking outcome following cerebrovascular accident. *Arch Phys Med Rehabil*, 75, 399–402.

Odeen I (1981) Reduction of muscular hypertonus by long-term muscle stretch. *Scand J Rehabil Med*, 13, 93–99.

O'Dwyer NJ, Ada L, Neilson PD (1996) Spasticity and muscle contracture following stroke. *Brain*, 119, 1737–1749.

Ohlsson A-L, Johansson BB (1995) Environment influences functional outcome of cerebral infarction in rats. *Stroke*, 26, 644–649.

Olney SJ, Monga TN, Costigan PA (1986) Mechanical energy of walking of stroke patients. *Arch Phys Med Rehabil*, 67, 92–98.

Olney SJ, Richards C (1996) Hemiparetic gait following stroke. Part 1: characteristics. *Gait Posture*, 4, 136–148.

Otis JC, Root L, Kroll MA (1985) Measurement of plantarflexor spasticity during treatment with tone-reducing casts. *J Pediatr Orthop*, 5, 682–686.

Oxendine A (1984) *Psychology of Motor Learning*. Prentice-Hall, Englewood Cliffs, NJ, 2nd edn.

Page SJ, Levine P, Sisto S et al. (2001) A randomized efficacy and feasibility study of imagery in acute stroke. *Clin Rehabil*, 15, 233–240.

Pai Y-C, Patton J (1997) Center of mass velocity position predictions for balance control. *J Biomech*, 30, 347–354.

Pai Y, Rogers MW (1990) Control of body mass transfer as a function of speed of ascent in sit-to-stand. *Med Sci Sports Exercise*, 22, 378–384.

Pai Y, Rogers MW (1991) Segmental contributions to total body momentum in sit-to-stand. *Med Sci Sports Exercise*, 23, 225–230.

Pai Y-C, Rogers MW, Hedman LD et al. (1994) Alterations in weight-transfer capabilities in adults with hemiparesis. *Phys Ther*, 74, 647–657.

Palmitier RA, An KN, Scott SG et al. (1991) Kinetic chain exercise in knee rehabilitation. *Sports Med*, 11, 402–413.

Pandyan AD, Johnson GR, Price CIM et al. (1999) A review of the properties and limitations of the Ashworth and modified Ashworth Scales as measures of spasticity. *Clin Rehabil*, 13, 373–383.

Paolucci S, Grasso MG, Antonucci G et al. (2001) Mobility status after inpatient stroke rehabilitation: 1 year follow-up and prognostic factors. *Arch Phys Med Rehabil*, 82, 2–8.

Parry RH, Lincoln NB, Vass CD (1999a) Effect of severity of arm impairment on response to additional physiotherapy early after stroke. *Clin Rehabil*, 13, 187–198.

Parry RH, Lincoln NB, Appleyard MA (1999b) Physiotherapy for the arm and hand after stroke. *Physiotherapy*, 85, 417–425.

Pascual-Leone A, Torres F (1993) Plasticity of the sensorimotor cortex representation of the reading finger in Braille readers. *Brain*, 116, 39–52.

Pascual-Leone A, Wassermann EM, Sadato N et al. (1995) The role of reading activity on the modulation of motor cortical outputs to the reading hand in Braille readers. *Ann Neurol*, 38, 910–915.

Pashley J (1989) Grip strengthening with adapted computer switches. *Am J Occup Ther*, 43, 121–123.

Patla AE (1993) Age-related changes in visually guided locomotion over different terrains: major issues. In *Sensorimotor Impairments in the Elderly* (eds GE Stelmack, V Homberg), Kluwer, Dordrecht, pp 231–252.

Patla AE (1995) A framework for understanding mobility problems in the elderly. In *Gait Analysis: Theory and Application* (eds RL Craik, CA Oatis), Mosby, St Louis, pp 436–449.

Patla AE (1997) Understanding the roles of vision in the control of human locomotion. *Gait Posture*, 5, 54–69.

Patla A, Prentice S, Robinson C et al. (1991) Visual control of locomotor strategies for changing direction and for going over obstacles. *J Exp Psychol Hum Percept Perform*, 17, 603–634.

Patterson RM, Stegink Jansen CW, Hogan HA et al. (2001) Material properties of Thera-Band tubing. *Phys Ther*, 81, 1437–1445.

Peat M (1986) Functional anatomy of the shoulder complex. *Phys Ther*, 66, 1855–1865.

Peat M, Dubo HIC, Winter DA et al. (1976) Electromyographic temporal analysis of gait: hemiplegic locomotion. *Arch Phys Med Rehabil*, 57, 421–425.

Pedersen PM, Wandel A, Jorgenson HS et al. (1996) Ipsilateral pushing in stroke: incidence, relation to neuropsychological symptoms, and impact on rehabilitation. The Copenhagen Stroke Study. *Arch Phys Med Rehabil*, 77, 25–28.

Pennisi G, Rapisarda G, Bella R et al. (1999) Absence of response to early transcranial magnetic stimulation in ischaemic stroke patients: prognostic value for hand motor recovery. *Stroke*, 30, 2666–2670.

Perry J (1992) *Gait Analysis. Normal and Pathological Function*. Slack, Thorofare, NJ.

Pierrot-Deseilligny E (1990) Electrophysiological assessment of the spinal mechanisms underlying spasticity. *Electroencephalogr Clin Neurophysiol Suppl*, 41, 264–273.

Pinniger GJ, Steele JR, Thorstensson A, Cresswell AG (2000) Tension regulation during lengthening and shortening actions of the human soleus muscle. *Eur J Appl Physiol*, 81, 375–383.

Podsialo D, Richardson S (1991) The timed 'up and go': a test of basic functional mobility for frail elderly persons. *JAGS*, 39, 142–148.

Pohl M, Mehr-Olz J, Ritschel C et al. (2002) Speed-dependent treadmill training in ambulatory hemiparetic patients. A randomized controlled trial. *Stroke*, 33, 553–558.

Pollock ML, Foster C, Knapp D et al. (1987) Effect of age and training on aerobic capacity and body composition of master athletes. *J Appl Physiol*, 62, 725–731.

Pomeroy VM, Dean D, Sykes L et al. (2000) The unreliability of clinical measures of muscle tone: implications for stroke therapy. *Age Ageing*, 29, 229–233.

Poole JL, Whitney SL (1988) Motor Assessment Scale for stroke patients: concurrent validity and interrater reliability. *Arch Phys Med Rehabil*, 69, 195–197.

Posner MI, Walker JA, Friedrich FA et al. (1987) How do the parietal lobes direct covert attention? *Neuropsychology*, 25, 135–145.

Potempa K, Lopez M, Braun LT et al. (1995) Physiological outcomes of aerobic exercise training in hemiparetic stroke patients. *Stroke*, 26, 101–105.

Potempa K, Braun LT, Tinknell T et al. (1996) Benefits of aerobic exercise after stroke. *Sports Med*, 21, 337–346.

Powell J, Pandyan AD, Granat M et al. (1999) Electrical stimulation of wrist extensors in poststroke hemiplegia. *Stroke*, 30, 1384–1389.

Powell LE, Myers AM (1993) The Activities-specific Balance Confidence (ABC) Scale. *J Gerontol Med Sci*, 50A, M28–34.

Price CIM, Pandyan AD (2001) Electrical stimulation for preventing and treating post-stroke shoulder pain: a systematic Cochrane review. *Clin Rehabil*, 15, 5–19.

Pritzel M, Huston JP (1991) Unilateral ablation of telencephalon induces appearance of contralateral cortical and subcortical projection to thalamic nuclei. *Behav Brain Res*, 3, 43–54.

Prudham D, Evans JG (1981) Factors associated with falls in the elderly: a community study. *Age Ageing*, 10, 141–146.

Putnam CA (1993) Sequential motions of body segments in striking and throwing skills: descriptions and explanations. *J Biomech*, 26(suppl 1), 125–135.

Rab GT (1994) Muscle. In *Human Walking* (eds J Rose, JG Gamble), Williams & Wilkins, Baltimore, MD, 2nd edn, pp 101–122.

Rasch PT, Morehouse LE (1957) Effect of static and dynamic exercise on muscular strength and hypertrophy. *Appl Physiol*, 11, 29–34.

Redfern MS, Di Pasquale J (1997) Biomechanics of descending ramps. *Gait Posture*, 6, 119–125.

Reiter F, Danni M, Lagalla G et al. (1998) Low-dose botulinum toxin with ankle taping for the treatment of spastic equinovarus foot after stroke. *Arch Phys Med Rehabil*, 79, 532–535.

Richards CL, Malouin F, Wood-Dauphinee S (1993) Task-specific physical therapy for optimization of gait recovery in acute stroke patients. *Arch Phys Med Rehabil*, 74, 612–620.

Richards CL, Malouin F, Dean C (1999) Gait in stroke: assessment and rehabilitation. *Clin Geriatr Med*, 15, 833–855.

Riddoch MJ, Humphrey GW (1994) Towards an understanding of neglect. In *Cognitive Neuropsychology and Cognitive Rehabilitation* (eds MJ Riddoch, GW Humphreys), Erlbaum, London, pp 125–149.

Roach KE, Miles TP (1991) Normal hip and knee active range of motion: the relationship to age. *Phys Ther*, 71, 656–665.

Rodosky MV, Andriacchi TP, Andersson GBJ (1989) The influence of chair height on lower limb mechanics during rising. *J Orthop Res*, 7, 266–271.

Roebroeck ME, Doorenbosch CAM, Harlaar J et al. (1994) Biomechanics and muscular activity during sit-to-stand transfer. *Clin Biomech*, 9, 235–244.

Rogers MW, Pai Y-C (1990) Dynamic transitions in stance phase accompanying leg flexion movements in man. *Exp Brain Res*, 81, 398–402.

Rogers MW, Pai Y-C (1993) Patterns of muscle activation accompanying transition in stance during rapid leg flexion. *J Electromyogr Kinesiol*, 3, 149–156.

Rogers MW, Hedman LD, Pai Y-C (1993) Kinetic analysis of dynamic transitions in stance support accompanying voluntary leg flexion movements in hemiparetic subjects. *Arch Phys Med Rehabil*, 74, 19–25.

Rogers RL, Meyer JS, Mortel KF (1990) After reaching retirement age physical activity sustains cerebral perfusion and cognition. *JAGS*, 38, 123–128.

Roland PE (1973) Lack of appreciation of compressibility, adynamaesthesia and akinaesthesia. *J Neurol Sci*, 20, 51–56.

Rooney KJ, Herbert RD, Balnave RJ (1994) Fatigue contributes to the strength training stimulus. *Med Sci Sports Exercise*, 26, 1160–1164.

Rosenbaum DA, Vaughan J, Barnes HJ et al. (1992) Time course of movement planning: selection of handgrips for object manipulation. *J Exp Psychol: Learning, Memory, Cognition*, 18, 1058–1073.

Rosenbaum DA, Meulenbroek RGJ, Vaughan J et al. (1999) Coordination of reaching and grasping by capitalizing on obstacle avoidance and other constraints. *Exp Brain Res*, 128, 92–100.

Rosenfalck A, Andreassen S (1980) Impaired regulation of force and firing pattern of single motor units in patients with spasticity. *J Neurol Neurosurg Psychiatry*, 43, 907–916.

Rothstein JM (1997) It is our choice! *Phys Ther*, 77, 800–801.

Rutherford OM (1988) Muscular coordination and strength training: implications for injury rehabilitation. *Sports Med*, 5, 196–202.

Rutherford OM, Jones DA (1986) The role of learning and coordination in strength training. *Eur J Appl Physiol*, 55, 100–105.

Sackett D, Strauss S, Richardson W et al. (2000) *Evidence-based Medicine: How to Teach and Practice EBM*, 2nd edn. Churchill Livingstone, Edinburgh.

Sackley CM, Lincoln NB (1997) Single blind randomized controlled trial of visual feedback after stroke: effects on stance symmetry and function. *Disabil Rehabil*, 19, 536–546.

Sahrmann SA, Norton BJ (1977) The relationship of voluntary movement to spasticity in the upper motor neuron syndrome. *Ann Neurol*, 2, 460–465.

Said CM, Goldie PA, Patla AE et al. (1999) Obstacle crossing in subjects with stroke. *Arch Phys Med Rehabil*, 80, 1054–1059.

Sale DG (1987) Influence of exercise and training on motor unit activation. In *Exercise and Sports Science Reviews 15* (ed KB Pandolf), Macmillan, New York, pp 95–151.

Saling M, Stelmach GE, Mescheriakov S et al. (1996) Prehension with trunk-assisted reaching. *Behav Brain Res*, 80, 153–160.

Sandin KJ, Smith BS (1990) The measure of balance in sitting in stroke rehabilitation prognosis. *Stroke*, 21, 82–86.

Saravanamuthu R, Shepherd RB (1994) The effect of foot placement on the movement pattern of sit-to-stand in the elderly. In *Second World Congress of Biomechanics Abstracts* (eds L Blankevoort, JGM Kooloos), Stichting World Biomechanics, Nijmegen, p 175.

Saunders JB, Inman VT, Eberhart HD (1953) The major determinants in normal and pathological gait. *J Bone Jt Surg*, 35A, 543–558.

Sauvage L, Myklebust B, Crow-Pan J et al. (1992) A clinical trial of strengthening and aerobic exercises to improve gait and balance in elderly male home residents. *Am J Phys Med Rehabil*, 71, 333–342.

Scarborough DM, Krebs DE, Harris BA (1999) Quadriceps muscle strength and dynamic stability in elderly persons. *Gait Posture*, 10, 10–20.

Schenkman M, Berger RA, O'Riley P et al. (1990) Whole-body movements during rising to standing from sitting. *Phys Ther*, 70, 638–651.

Schiene K, Brandt C, Zilles K et al. (1996) Neuronal hyperexcitability and reduction of GABAA receptor expression in the surround of cerebral photothrombosis. *J Cereb Blood Flow Metab*, 16, 906–914.

Schultz AB, Alexander NB, Ashton-Miller JA (1992) Biomechanical analyses of rising from a chair. *J Biomech*, 25, 1383–1391.

Seelen HAM, van Wiggen KL, Halfens JHG et al. (1995) Lower limb postural responses during sit-to-stand transfer in stroke patients during neurorehabilitation. In *Book of Abstracts of the XVth Congress of the International Society of Biomechanics* (eds K Hakkinen, KL Keskinen, PV Komi et al.), University of Jyvaskyla, Jyvaskyla, Finland, pp 826–827.

Seidler RD, Stelmach GE (2000) Trunk-assisted prehension: specification of body segments with imposed temporal constraints. *J Mot Behav*, 32, 379–389.

Sharp SA, Brouwer BJ (1997) Isokinetic strength training of the hemiparetic knee: effects on function and spasticity. *Arch Phys Med Rehabil*, 78, 1231–1236.

Shea CH, Wulf G, Whitacre C (1999) Enhancing training efficiency and effectiveness through the use of dyad training. *J Motor Behav*, 31, 119–125.

Shelbourne KD, Nitz P (1992) Accelerated rehabilitation after anterior cruciate ligament reconstruction. *J Orthop Sports Phys Ther*, 15, 256–264.

Shepherd RB (2001) Exercise and training to optimize functional motor performance in stroke: driving neural reorganization? *Neural Plasticity*, 8, 121–129.

Shepherd RB, Gentile AM (1994) Sit-to-stand: functional relationships between upper body and lower limb segments. *Hum Mov Sci*, 13, 817–840.

Shepherd RB, Koh HP (1996) Some biomechanical consequences of varying foot placement in sit-to-stand in young women. *Scand J Rehabil Med*, 28, 79–88.

Sherrington C, Lord SR (1997) Home exercise to improve strength and walking velocity after hip fracture: a randomized controlled trial. *Arch Phys Med Rehabil*, 78, 208–212.

Sherrington C, Moseley A, Herbert R et al. (2001) Guest editorial. *Physiother Theory Prac*, 17, 125–126.

Shiavi R (1985) Electromyographic patterns in adult locomotion: A comprehensive review. *J Rehabil Res*, 22, 85–98.

Shumway-Cook A, Gruber W, Baldwin M et al. (1997) The effect of multidimensional exercises on balance, mobility, and fall risk in community-dwelling older adults. *Phys Ther*, 77, 46–57.

Shumway-Cook A, Brauer S, Woollacott M (2000) Predicting the probability for falls in community-dwelling older adults using the Timed Up & Go test. *Phys Ther*, 80, 896–903.

Sidaway B, Yook D, Fairweather M (2001) Visual and verbal guidance in the learning of a novel motor skill. *J Hum Mov Stud*, 40, 43–63.

Sietsema JM, Nelson DL, Mulder RM et al. (1993) The use of a game to promote arm reach in persons with traumatic brain injury. *Am J Occup Ther*, 47, 19–24.

Silver KHC, Macko RF, Forrester LW et al. (2000) Effects of aerobic treadmill training on gait velocity, cadence, and gait symmetry in chronic hemiparetic stroke: a preliminary report. *Neurorehabil Neural Repair*, 14, 65–71.

Simoneau GG, Bereda SM, Sobush DC et al. (2001) Biomechanics of elastic resistance in therapeutic exercise programs. *J Orthop Sports Phys Ther*, 31, 16–24.

Simpson JM, Salkin S (1993) Are elderly people at risk of falling taught how to get up again? *Age Ageing*, 22, 294–296.

Sims KJ, Brauer SG (2000) A rapid upward step challenges medio-lateral postural stability. *Gait Posture*, 12, 217–224.

Singer B, Dunne J, Allison G (2001) Clinical evaluation of hypertonia in the triceps surae muscles. *Phys Ther Rev*, 6, 71–80.

Singer RN, Lidor R, Cauraugh JH (1993) To be aware or not aware? What to think about while learning and performing a motor skill. *Sport Psychologist*, 7, 19–30.

Sinkjaer T, Magnussen I (1994) Passive, intrinsic and reflex-mediated stiffness in the ankle extensors of hemiparetic patients. *Brain*, 117, 355–363.

Skelton DA, Young A, Greig CA et al. (1995) Effects of resistance training on strength, power, and selected functional abilities of women aged 75 and over. *J Am Geriatr Soc*, 43, 1081–1087.

Skilbeck CE, Wade DT, Hewer RL, Wood VA (1983) Recovery after stroke. *J Neurol Neurosurg Psychiatry*, 46, 5–8.

Slobounov S, Newell KM (1993) Postural dynamics as a function of skill level and task constraints. *Gait Posture*, 2, 85–93.

Sluijs EM, Kok GJ, van deer Zee J (1993) Correlates of exercise compliance in physical therapy. *Phys Ther*, 73, 771–782.

Small S, Solodkin A (1998) The neurobiology of stroke rehabilitation. *Neuroscientist*, 4, 426–434.

Smeets JBJ, Brenner E (1999) A new view on grasping. *Motor Control*, 3, 237–271.

Smith GV, Macko RF, Silver KHC et al. (1998) Treadmill aerobic exercise improves quadriceps strength in patients with chronic hemiparesis following stroke: a preliminary report. *J Neurol Rehab*, 12, 111–118.

Smith GV, Silver KHC, Goldberg AP et al. (1999) Task-oriented exercise improves hamstring strength and spastic reflexes in chronic stroke patients. *Stroke*, 30, 2112–2118.

Smits JG, Smits-Boone E (2000) *Hand Recovery after Stroke: Exercises and Results Measurements*. Butterworth-Heinemann, Oxford.

Son K, Miller JAA, Schultz AB (1988) The mechanical role of the trunk and lower extremities in a seated weight-moving task in the sagittal plane. *J Biomech Eng*, 110, 97–103.

Sonde L, Gip C, Fernaeus SE et al. (1998) Stimulation with low frequency (1.7Hz) transcutaneous electrical nerve stimulation (low-TENS) increases motor function of the post-stroke paretic arm. *Scand J Rehabil Med*, 30, 95–99.

Sonde L, Kalimo H, Fernaeus SE et al. (2000) Low-TENS treatment on post-stroke paretic arm: a three year follow-up. *Clin Rehabil*, 14, 14–19.

Sorock G, Pomerantz R (1980) A case-control study of falling episodes among hospitalized elderly. *Gerontologist*, 20, 240.

Spirduso WW, Asplund LA (1995) Physical activity and cognitive function in the elderly. *Quest*, 47, 395–410.

Stapleton T, Ashburn A, Stack E (2001) A pilot study of attention deficits, balance control and falls in the acute stage following stroke. *Clin Rehabil*, 15, 437–444.

Stelmach GE, Worringham C (1985) Sensorimotor deficits related to postural stability: implications for falling in the elderly. *Clin Geriatr Med*, 1, 679–694.

Stephenson R, Edwards S, Freeman J (1998) Associated reactions: their value in clinical practice? *Physiother Res Int*, 3, 69–75.

Stevenson TJ, Garland J (1996) Standing balance during internally produced perturbations in subjects with hemiplegia: validation of the Balance Scale. *Arch Phys Med Rehabil*, 77, 656–662.

Strathy GM, Chao EY, Laughman RK (1983) Changes in knee function associated with treadmill ambulation. *J Biomech*, 16, 517–522.

Stroke Unit Trialists' Collaboration (1997) Collaborative systematic review of the randomized trials of organized in-patient (stroke unit) care. *BMJ*, 314, 1151–1159.

Studenski S, Duncan PW, Chandler J (1991) Postural responses and effector factors in persons with unexplained falls: results and methodologic issues. *J Am Geriatr Soc*, 39, 229–234.

Sun J, Walters M, Svenson N et al. (1996) The influence of surface slope on human gait characteristics: a study of urban pedestrians walking on an inclined surface. *Ergonomics*, 39, 677–692.

Sunderland A, Tinson D, Bradley L et al. (1989) Arm function after stroke. An evaluation of grip strength as a measure of recovery and a prognostic indicator. *J Neurol Neurosurg Psychiatry*, 52, 1267–1272.

Sunderland A, Tinson DJ, Bradley L et al. (1992) Enhanced physical therapy improves recovery of arm function after stroke: a randomised controlled trial. *J Neurol Neurosurg Psychiatry*, 55, 530–535.

Sunderland A, Fletcher D, Bradley L et al. (1994) Enhanced physical therapy for arm function after stroke: a one year follow-up study. *J Neurol Neurosurg Psychiatry*, 57, 856–858.

Sutherland DH, Kaufman KR, Moitoza JR (1994) Kinematics of normal human walking. In *Human Walking* (eds J Rose, JG Gamble), Williams & Wilkins, Baltimore, MD, 2nd edn, pp 23–44.

Svantesson U, Grimby G, Thomeé R (1994) Potentiation of concentric plantar flexion torque following eccentric and isometric muscle actions. *Acta Physiol Scand*, 152, 287–293.

Svantesson UM, Sunnerhagen KS, Carlsson US et al. (1999) Development of fatigue during repeated eccentric–concentric muscle contractions of plantar flexors in patients with stroke. *Arch Phys Med Rehabil*, 80, 1247–1252.

Taira M, Mine S, Georgopoulos AP et al. (1990) Parietal cortex neurons of the monkey related to the visual guidance of hand movement. *Exp Brain Res*, 83, 29–36.

Talvitie U (2000) Socio-affective characteristics and properties of extrinsic feedback in physiotherapy. *Physiother Res Int*, 5, 173–188.

Tang A, Rymer WZ (1981) Abnormal force-EMG relations in paretic limbs of hemiparetic human subjects. *J Neurol Neurosurg Psychiatry*, 44, 690–698.

Tangeman PT, Banaitis DA, Williams AK (1990) Rehabilitation of chronic stroke patients: changes in functional performance. *Arch Phys Med Rehabil*, 71, 876–880.

Tardieu G, Shentoub S, Delarue R (1954) A la recherche d'une technique de measure de la spasticite. *Rev Neurol*, 91, 143–144.

Taub E (1980) Somatosensory deafferentation research with monkey: implications for rehabilitation medicine. In *Behavioral Psychology in Rehabilitation Medicine: Clinical Applications* (ed LP Ince), Williams & Wilkins, New York, pp 371–401.

Taub E, Uswatte G (2000) Constraint induced movement therapy and massed practice. (Letter) *Stroke*, 31, 986–988.

Taub E, Wolf SL (1997) Constraint induced movement techniques to facilitate upper extremity use in stroke patients. *Top Stroke Rehabil*, 3, 38–61.

Taub E, Miller NE, Novak TA et al. (1993) A technique for improving chronic motor deficit after stroke. *Arch Phys Med Rehabil*, 74, 347–354.

Tax AAM, Denier van den Gon JJ, Erkelens CJ (1990) Differences in coordination of elbow flexors in force tasks and in movement. *Exp Brain Res*, 81, 567–572.

Taylor DC, Dalton JD, Seaber AV et al. (1990) Viscoelastic properties of muscle-tendon units. The biomechanical effects of stretching. *Am J Sports Med*, 18, 300–309.

Teixeira-Salmela LF, Olney SJ, Nadeau S et al. (1999) Muscle strengthening and physical conditioning to reduce impairment and disability in chronic stroke survivors. *Arch Phys Med Rehabil*, 80, 1211–1218.

Teixeira-Salmela LF, Nadeau S, McBride I et al. (2001) Effects of muscle strengthening and physical conditioning training on temporal, kinematic and kinetic variables during gait in chronic stroke survivors. *J Rehabil Med*, 33, 53–60.

Telian SA, Shepard NT, Smith-Wheelock M et al. (1990) Habituation therapy for chronic vestibular dysfunction: preliminary results. *J Otolaryngol Head Neck Surg*, 103, 89–95.

Thepaut Mathieu C, Van Hoecke J, Maton B (1988) Myoelectric and mechanical changes linked to length specificity during isometric training. *J Appl Physiol*, 64, 1500–1505.

Thilmann AF, Fellows SJ (1991) The time-course of bilateral changes in the reflex excitability of relaxed triceps surae muscle in human hemiparetic spasticity. *J Neurol*, 238, 293–298.

Thilmann AF, Fellows SJ, Garms E (1991a) The mechanism of spastic muscle hypertonus. *Brain*, 114, 233–244.

Thilmann AF, Fellows SJ, Ross HF (1991b) Biomechanical changes at the ankle joint after stroke. *J Neurol Neurosurg Psychiatry*, 54, 134–139.

Thorstensson A, Oddsson L, Carlson H (1985) Motor control of voluntary trunk movements in standing. *Acta Physiol Scand*, 125, 309–321.

Tinetti ME, Williams FT, Mayewski R (1986) Fall risk for elderly patients based on number of chronic disabilities. *Am J Med*, 80, 429–434.

Tinetti ME, Speechley M, Ginter SF (1988) Risk factors for falls among elderly persons living in the community. *N Engl J Med*, 319, 1701–1707.

Tinetti ME, Liu W, Claus EB (1993) Predictors and prognosis of inability to get up after falls among elderly persons. *JAMA*, 269, 65–70.

Tinetti ME, Baker DI, McAvay G et al. (1994) A multifactorial intervention to reduce the risk of falling among elderly women living in the community. *N Engl J Med*, 331, 821–827.

Tinson DJ (1989) How stroke patients spend their days. *Int Disabil Stud*, 11, 45–49.

Tobis JS, Nayak L, Hoehler F (1981) Visual perception of verticality and horizontality among elderly fallers. *Arch Phys Med Rehabil*, 62, 619–622.

Topp R, Mikesky A, Wigglesworth J et al. (1993) The effect of a 12-week dynamic resistance strength training program on gait velocity and balance of older adults. *Gerontologist*, 33, 501–506.

Topp R, Mikesky A, Dayhoff NE et al. (1996) Effects of resistance training on strength, postural control, and gait velocity among older adults. *Clin Nurs Res*, 5, 407–427.

Treiber FA, Lott J, Duncan J et al. (1998) Effects of Theraband and lightweight dumbbell training on shoulder rotation torque and serve performance in college tennis players. *Am J Sports Med*, 26, 510–515.

Trombly CA (1992) Deficits of reaching in subjects with left hemiparesis: a pilot study. *Am J Occup Ther*, 46, 887–897.

Trombly CA (1993) Observations of improvement of reaching in five subjects with left hemiparesis. *J Neurol Neurosurg Psychiatry*, 56, 40–45.

Tse S, Bailey DM (1991) T'ai Chi and postural control in the well elderly. *Am J Occup Ther*, 46, 295–300.

Turnbull GI, Chateris J, Wall JC (1996) Deficiencies in standing weight shifts by ambulant hemiplegic subjects. *Arch Phys Med Rehabil*, 77, 356–362.

Tyson S, Turner G (2000) Discharge and follow-up for people with stroke: what happens and why. *Clin Rehabil*, 14, 381–392.

van der Lee JH, Wagenaar RC, Lankhorst GJ et al. (1999) Forced use of the upper extremity in chronic stroke patients: results from a single-blind randomized clinical trial. *Stroke*, 30, 2369–2375.

van der Lee JH, De Groot V, Beckerman H et al. (2001) The intra- and interrater reliability of the action research arm test: a practical test of upper extremity function in patients with stroke. *Arch Phys Med Rehabil*, 82, 14–19.

Vander Linden DW, Brunt D, McCulloch MU (1994) Variant and invariant characteristics of the sit-to-stand task in healthy elderly adults. *Arch Phys Med Rehabil*, 75, 653–660.

van der Meche FGA, van Gijn J (1986) Hypotonia: an erroneous clinical concept? *Brain*, 109, 1169–1178.

van der Ploeg RJO, Fidler V, Oosterhuis HJGH (1991) Hand-held myometry: reference values. *J Neurol Neurosurg Psychiatry*, 54, 244–247.

Vandervoort AA (1999) Ankle mobility and postural stability. *Physiother Theory Prac*, 15, 91–103.

Vandervoort AA, Chesworth BM, Jones M et al. (1990) Passive ankle stiffness in young and elderly men. *Can J Aging*, 9, 204–212.

Vandervoort AA, Chesworth BM, Cunningham DA et al. (1992) Age and sex effects on mobility of the human ankle. *J Gerontol: Med Sci*, 47, M17–M21.

van der Weel FR, van der Meer AL, Lee DN (1991) Effect of task on movement control in cerebral palsy: implications for assessment and therapy. *Dev Med Child Neurol*, 33, 419–426.

Van Leeuwen R, Inglis JT (1998) Mental practice and imagery: a potential role in stroke rehabilitation. *Phys Ther Rev*, 3, 47–52.

van Straten A, de Haan RJ, Limburg M et al. (1997) A stroke-adapted 30-item version of the Sickness Impact Profile to assess quality of life. *Stroke*, 28, 2155–2161.

van Vliet P (1993) An investigation of the task specificity of reaching: implications for retraining. *Physiother Theory Pract*, 9, 69–76.

van Vliet P (1999) Reaching, pointing and using two hands together. In *Functional Human Movement: Measurement and Analysis* (eds BR Durward, GD Baer, PJ Rowe), Butterworth-Heinemann, Oxford, pp 159–179.

van Vliet P, Kerwin DG, Sheridan M et al. (1995) The influence of goals on the kinematics of reaching following stroke. *Neurol Rep*, 19, 11–16.

Vattanasilp W, Ada L (1999) The relationship between clinical and laboratory measures of spasticity. *Aust J Physiother*, 45, 135–139.

Vattanasilp W, Ada L, Crosbie J (2000) Contribution of thixotropy, spasticity, and contracture to ankle stiffness after stroke. *J Neurol Neurosurg Psychiatry*, 69, 34–39.

Verfaelli M, Bowers D, Heilman KM (1988) Attentional factors in the occurrence of stimulus–response compatibility effects. *Neuropsychology*, 26, 435–444.

Verkerk PH, Schouten JP, Oosterhuis HJGH (1990) Measurement of the hand coordination. *Clin Neurol Neurosurg*, 92, 105–109.

Viallet F, Massion J, Massarino R et al. (1992) Coordination between posture and movement in a bimanual load-lifting task: putative role of a medial frontal region including the supplementary motor area. *Exp Brain Res*, 88, 674–684.

Visintin M, Barbeau H, Korner-Bitensky N et al. (1998) A new approach to retrain gait in stroke patients through body weight support and treadmill stimulation. *Stroke*, 29, 1122–1128.

von Schroeder HP, Coutts RD, Lyden PD et al. (1995) Gait parameters following stroke: a practical assessment. *J Rehabil Res Dev*, 32, 25–31.

Wade DT (1992) *Measurement in Stroke Rehabilitation*. Oxford University Press, Oxford.

Wade DT, Langton-Hewer R, Wood VA et al. (1983) The hemiplegic arm after stroke: measurement and recovery. *J Neurol Neurosurg Psychiatry*, 46, 521–524.

Wade DT, Wood VA, Langton Hewer R (1985) Recovery after stroke – the first three months. *J Neurol Neurosurg Psychiatry*, 48, 7–13.

Wade DT, Langton Hewer R, David RM et al. (1986) Aphasia after stroke: natural history and associated deficits. *J Neurol Neurosurg Psychiatry*, 49, 11–16.

Wade DT, Wood VA, Heller A et al. (1987) Walking after stroke. *Scand J Rehabil Med*, 19, 25–30.

Wagenaar RC (1990) *Functional Recovery after Stroke*. VU University Press, Amsterdam.

Wagenaar RC, Beek WJ (1992) Hemiplegic gait: a kinematic analysis using walking speed as a basis. *J Biomech*, 25, 1007–1015.

Wajswelner H, Webb G (1995) Therapeutic exercise. In *Sports Physiotherapy Applied Science and Practice* (eds M Zuluaga, C Briggs, J Carlisle et al.), Churchill-Livingstone, Melbourne, pp 208–215.

Walker C, Brouwer BJ, Culham EG (2000) Use of visual feedback in retraining balance following acute stroke. *Phys Ther*, 80, 886–895.

Wall JC (1999) Walking. In *Functional Human Movement: Measurement and Analysis* (eds BR Durward, GD Baer, PJ Rowe), Butterworth-Heinemann, Oxford, pp 93–105.

Wall JC, Nottrody JW, Charteris J (1981) The effects of uphill and downhill walking on pelvic oscillations in the transverse plane. *Ergonomics*, 24, 807–816.

Walsh EG (1992) Postural thixotropy: a significant factor in the stiffness of paralysed limbs? *Paraplegia*, 30, 113–115.

Walsh RN, Cummins RA (1975) Mechanisms mediating the production of environmentally induced brain changes. *Psychol Bull*, 82, 986–1000.

Walshe F (1923) On certain tonic or postural reflexes in hemiplegia, with special reference to the so-called 'associated movements'. *Brain*, 46, 1–37.

Wanklyn P, Forster A, Young J (1996) Hemiplegic shoulder pain (HSP): natural history and investigation of associated features. *Disabil Rehabil*, 18, 497–501.

Weiller C, Chollet F, Friston KJ et al. (1992) Functional reorganization of the brain in recovery from striatocapsular infarction in man. *Ann Neurol*, 31, 463–472.

Weiner DK, Bongiorni DR, Studenski SA et al. (1993) Does functional reach improve with rehabilitation? *Arch Phys Med Rehabil*, 74, 796–800.

Weiss A, Suzuki T, Bean J et al. (2000) High intensity strength training improves strength and functional performance after stroke. *Am J Phys Med Rehabil*, 79, 369–376.

Wernick-Robinson M, Krebs DE, Giorgetti MM (1999) Functional reach: does it really measure dynamic balance? *Arch Phys Med Rehabil*, 80, 262–269.

Westing SH, Seger JY, Thorstensson A et al. (1990) Effects of electrical stimulation on eccentric and concentric torque–velocity relationship during knee extension in man. *Acta Physiol Scand*, 140, 17–22.

Wheeler J, Woodward C, Ucovich RL et al. (1985) Rising from a chair. Influence of age and chair design. *Phys Ther*, 65, 22–26.

Whipple RH, Wolfson LI, Amerman PM (1987) The relationship of knee and ankle weakness to falls in nursing home residents: an isokinetic study. *JAGS*, 35, 13–20.

Whitall J, Waller SM, Silver KHC et al. (2000) Repetitive bilateral arm training with rhythmic auditory cueing improves motor function in chronic hemiparetic stroke. *Stroke*, 31, 2390–2395.

Whiting HTA (1980) Dimensions of control in motor learning. *Tutorials in Motor Behavior* (eds GE Stelmach, J Requin), North Holland, New York, pp 537–550.

Wiesendanger M, Kazennikov O, Perrig S et al. (1996) Two hands–one action. In *Hand and Brain. Neurophysiology and Psychology of Hand Movements* (eds AM Wing, P Haggard, R Flanagan), Academic Press, Orlando, FL, pp 283–300.

Will B, Kelche C (1992) Environmental approaches to recovery of function from brain damage: a review of animal studies. In *Recovery from Brain Damage: Reflections and Directions* (eds FD Rose, DA Johnson), Plenum Press, New York, pp 79–104.

Williams PE (1990) Use of intermittent stretch in the prevention of serial sarcomere loss in immobilised muscle. *Ann Rheum Dis*, 49, 316–317.

Williams PE, Catanese T, Lucey EG et al. (1988) The importance of stretch and contractile activity in the prevention of connective tissue accumulation in muscle. *J Anat*, 158, 109–114.

Wilson B, Cockburn J, Halligan P (1987) Development of a behavioural test of visuospatial neglect. *Arch Phys Med Rehabil*, 68, 98–102.

Wing AM, Fraser C (1983) The contribution of the thumb to reaching movements. *Quart J Exp Psychol*, 35, 297–309.

Wing AM, Turton A, Fraser C (1986) Grasp size and accuracy of approach in reaching. *J Motor Behav*, 18, 245–260.

Wing AM, Lough S, Turton A et al. (1990) Recovery of elbow function in voluntary positioning of the hand following hemiplegia due to stroke. *J Neurol Neurosurg Psychiatry*, 53, 126–134.

Wing AM, Goodrich S, Virji-Babul N et al. (1993) Balance evaluation in hemiparetic stroke patients using lateral forces applied to the hip. *Arch Phys Med Rehabil*, 74, 292–299.

Winstein CJ, Gardner ER, McNeal DR et al. (1989) Standing balance training: effect on balance and locomotion in hemiplegic adults. *Arch Phys Med Rehabil*, 70, 755–762.

Winter DA (1980) Overall principle of lower limb support during stance phase of gait. *J Biomech*, 13, 923–927.

Winter DA (1983) Biomechanical motor patterns in normal walking. *J Motor Behav*, 15, 302–330.

Winter DA (1985) Concerning the scientific basis for the diagnosis of pathological gait and for rehabilitation protocols. *Physiother Can*, 37, 245–252.

Winter DA (1987) *The Biomechanics and Motor Control of Human Gait*, University of Waterloo Press, Waterloo, Ontario.

Winter DA (1991) *Biomechanics and Motor Control of Human Gait: Normal, Elderly and Pathological*. University of Waterloo Press, Waterloo, Ontario.

Winter DA (1995) *A.B.C. of Balance during Standing and Walking*. Waterloo Biomechanics, Waterloo, Ontario.

Winter DA, Patla AE, Frank JS et al. (1990) Biomechanical walking pattern changes in the fit and healthy elderly. *Phys Ther*, 70, 340–347.

Winter DA, McFadyen BJ, Dickey JP (1991) Adaptability of the CNS in human walking. In *Adaptability of Human Gait* (ed AE Patla), Elsevier Science, Amsterdam, pp 127–143.

Winter DA, Deathe AB, Halliday S et al. (1993) A technique to analyse the kinetics and energetics of cane-assisted gait. *Clin Biomech*, 8, 37–43.

Winters JM, Kleweno DG (1993) Effect of initial upper-limb alignment on muscle contributions to isometric strength curves. *J Biomech*, 26, 143–153.

Winward CE, Halligan PW, Wade DT (1999) Somatosensory assessment after central nerve damage: the need for standardized clinical measures. *Phys Ther Rev*, 4, 21–28.

Wolf SL, Catlin PA, Blanton S et al. (1994) Overcoming limitations in elbow movement in the presence of antagonist hyperactivity. *Phys Ther*, 74, 826–835.

Wolf SL, Barnhart HX, Ellison et al. (1997) The effect of Tai Chi Quan and computerized balance training in older subjects. *Phys Ther*, 77, 371–381.

Wolfson L, Whipple R, Judge J et al. (1993) Training balance and strength in the elderly to improve function. *J Am Geriatr Soc*, 41, 341–343.

Wong AM, Lin Y, Chou S et al. (2001) Coordination exercise and postural stability in elderly people: effect of Tai Chi Chuan. *Arch Phys Med Rehabil*, 82, 608–612.

Woollacott M, Shumway-Cook A, Nashner LM (1986) Aging and posture control: changes in sensory organization and muscular coordination. *Int J Aging Hum Dev*, 23, 97–114.

Woollacott M, Inglin B, Manchester D (1988) Response preparation and posture control. *Ann NY Acad Sci*, 525, 42–53.

Worrell TW, Borchert B, Erner K (1993) Effect of a lateral step-up exercise protocol on quadriceps and lower extremity performance. *J Orthop Sports Phys Ther*, 187, 646–653.

Wu C, Trombly CA, Lin K et al. (2000) A kinematic study of contextual effects on reaching performance in persons with and without stroke: influences of object availability. *Arch Phys Med Rehabil*, 81, 95–101.

Wulf G, McNevin N, Shea C (1999a) Learning phenomena: future challenges for the dynamical systems approach to understanding the learning of complex motor skills. *Int J Psychol*, 30, 531–557.

Wulf G, Lauterbach B, Toole T (1999b) The learning advantage of an external focus of attention in golf. *Res Quart Exercise Sport*, 70, 120–126.

Wynn-Parry CB, Salter M (1975) Sensory reeducation after median nerve lesions. *Hand*, 8, 250–257.

Yang JF, Winter DA, Wells RP (1990) Postural dynamics in the standing human. *Biol Cybern*, 62, 309–320.

Yekutiel M, Guttman E (1993) A controlled trial of the retraining of the sensory function of the hand in stroke patients. *J Neurol Neurosurg Psychiatry*, 56, 241–244.

Yoshida K, Iwakura H, Inoue F (1983) Motion analysis in the movements of standing up from and sitting down on a chair. *Scand J Rehabil Med*, 15, 133–140.

Yu DT, Chae J, Walker ME et al. (2001) Percutaneous intramuscular neuromuscular electric stimulation for the treatment of shoulder subluxation and pain in patients with chronic hemiplegia: a pilot study. *Arch Phys Med Rehabil*, 82, 20–25.

Yue G, Cole KJ (1992) Strength increases from the motor program: a comparison of training with maximal voluntary and imagined muscle contractions. *J Neurophysiol*, 67, 1114–1123.

Zajac FE (1989) Muscle and tendon: properties, models, scaling, and application to biomechanics and motor control. *Crit Rev Biomed Eng*, 17, 359–411.

Zatsiorsky VM, Li ZM, Latash ML (1998) Coordinated force production in multi-finger tasks: finger interaction and neural network modelling. *Biol Cybern*, 79, 139–150.

Zatsiorsky VM, Li Z, Latash ML (2000) Enslaving effects in multi-finger force production. *Exp Brain Res*, 131, 187–195.

Zattara M, Bouisset S (1988) Chronometric analysis of the posturo-kinetic programming of voluntary movement. *J Motor Behav*, 18, 215–225.

Zorowitz RD (2001) Recovery patterns of shoulder subluxation after stroke: a six-month follow-up study. *Top Stroke Rehabil*, 8, 1–9.

索引

*用語は，片仮名，平仮名，漢字（第1文字目の読み）の順の電話帳方式で配列した。
*数字で始まる用語は「数字・欧文索引」に掲載した。

和文

あ
アフォーダンス　130
握力　166
圧中心　33, 66

い
インピンジメント　159
いすの高さ　111
痛みの予防　156
陰性徴候　172

う
ヴァレンベルグ症候群　188
後ろ歩き　90
運動学
　――，起立動作の　107
　――，歩行の　67
運動処方　200, 207
運動スキルの分類　18
運動速度，起立時の　110
運動単位　172
　――，発火率の低下　178
運動パフォーマンスの測定指標　22
運動反応の測定　208
運動力学
　――，起立動作の　107
　――，歩行の　68
運動連鎖運動　193

え・お
遠心性運動　195
演示，運動学習における　14
嚥下障害　211
大振り歩行　68

か
カーブでの歩行　71
下肢筋力トレーニング　61
下腿筋の持続伸張，傾斜台による　87
下腿筋の伸張，立位における　87
下腿筋（腓腹筋）長テスト　101
加齢による変化
　――，起立・着座動作の　113
　――，バランス能力の　40
　――，歩行の　72
開放連鎖運動　193
階段昇降　71
踵の持ち上げ・引き下げ　94
角度計　181
学習の転移　18
片脚支持　56
患者の自己効力感　23
患者の注意集中　14
感覚機能障害　184
感覚機能の測定　189
感覚知覚障害　140
感覚入力　32
関節可動域の測定　205
観察による分析
　――，起立・着座動作の　114
　――，バランス能力の　45
　――，歩行の　74

き
キャリーオーバー　188
起立　39
　―― 時の運動速度　110
　―― 時の足部の位置　109
　―― 時の体幹の回旋　110
　―― 時のバランス　39
起立・着座動作
　―― の加齢による変化　113
　―― の観察による分析　114
　―― の測定　127
　―― の臨床的帰結研究　116
起立動作　106
　―― の運動学　107
　―― の運動力学　107
　―― の生体力学的記述　107
　―― の練習　121
帰結測定　21
器用さの欠如　175
機能障害　171
機能的電気刺激　143, 165
求心性運動　195
共同筋連携　196
強制的使用　161
強制誘発運動療法　161
筋活動
　――，起立時の　112
　―― の誘発　88, 123, 146, 198
筋緊張　171
　―― 亢進　171, 176
筋長の短縮　203
筋電図フィードバック　17, 146
筋のこわばり　182, 203
筋の同時収縮　178
筋の粘弾性　203
筋力低下　176, 191
筋力トレーニング　90, 93, 125, 156, 190
　―― の効果　198
筋力の測定　202
緊張性伸張反射　176

く
クリープ　203
グループトレーニング　9
具体的課題　16

空間障害　186

け

系統的感覚再トレーニング　185
経頭蓋磁気刺激　163
経皮質磁気刺激　136
痙性　104, 140, 171, 175, 181
肩甲上腕関節亜脱臼　156
肩甲帯の挙上　151

こ

コミュニケーション障害　212
コンディショニングの臨床的帰結研究　206
コンピュータ支援トレーニング　164
コンピュータ式フットプレートシステム　57
ゴニオメータ　181, 205
固有受容弁別検査　166
股関節伸展　89
拘縮　182, 203
拘束誘発療法　6
後方への歩行　90
高齢者　40

さ

サーキットクラス　9, 23
座位アライメント　46
座位におけるバランス　36
座位バランスのトレーニング　48
最大下努力運動テスト　208
最大努力運動テスト　208

し

シーティング　121
ジストニー　179
支持面の動揺　36
支持力　69
指示，運動学習における　14
姿勢システム　32
姿勢セット　135
姿勢動揺　33
　──，頭部回施時の　40
姿勢反射　33
視覚的機能障害　186
視覚入力　32
視覚によるフィードバック　18
視空間機能障害　140, 184
視空間無視　212
自転車エルゴメータテスト　208
失語　212

失認　212
重心　37
床力　69
障害物の回避　71, 99
上位運動ニューロン　171
　──　症候群　172
　──　損傷　173
上肢機能
　──　の回復　136
　──　の観察による分析　140
　──　の検査　166
　──　の自動的エクササイズ　148
　──　の測定　167
　──　の臨床帰結研究　162
上肢使用時の適応的運動　140
触覚機能障害　184
触覚性失認症　184
触覚弁別検査　166
心拍数　208
身体コンディショニング　191, 205
身体のアライメント　46
身体の移動中のバランス　37

す

スキルの最大化
　──，運動パフォーマンスの　201
　──，起立・着座動作の　126
　──，座位バランスの　51
　──，立位バランスの　59
　──，歩行の　99
スキルの最適化　13
ステッピング　36
ステップアップ　93
ステップアップ・ステップダウン運動　92
ステップ運動　60, 61
ステップ長　67
ステップの練習　56
ストライド長　67
ストラッピング　161
ストレスリラクセーション　203
ストレッチング　145
　──　処方　204
ストロークユニット　210
スライドシーツ　212
スライドボード　212
スリング　160
垂直床反力フィードバック装置　128
垂直リフティング力　136
随意運動　171

滑り誘発性把持力　136

せ

静止立位　33
繊細握り　134

そ

早期理学療法　210
装具　103
足部の軌跡　67
足部のクリアランス　71
側方骨盤移動，歩行時の　78
側方ステップテスト　202
側方への歩行　90
測定
　──，起立・着座動作の　127
　──，上肢機能の　167
　──，バランスの　61
　──，歩行の　100

た

タッピング課題　152
ダイナモメータ　181, 205
立ち上がり，床からの　61
太極拳によるバランストレーニング　41
体肢姿勢の持続　179
体重支持　66
体重負荷エクササイズ　91
体性感覚機能障害　184
体力低下　191
大腿直筋の伸張，腹臥位における　87
大脳皮質地図技法　5
単関節運動　193
短下肢装具　103
弾性バンド　196
　──　エクササイズ　156

ち

知覚認知機能障害　186
知覚認知障害　184
力握り　134
力の支持モーメント　69
着座時のバランス　39
着座動作　106
　──　の生体力学的記述　113
　──　の練習　122
抽象的課題　16
張力制御　195

索引

つ
つま先立ち 36
つま先離地 73
杖 104

て
手の操作 129, 142
　——，生体力学的記述 134
適応的運動パターン 183
転倒 33, 72
　——，脳卒中患者の頻度 42
　——，バランスの喪失による 39
　——の回避 65
　——のリスクファクター 40
電気刺激 103, 165
電気刺激装置 88

と
トウクリアランス 67
トレッドミル上の歩行 84
トレッドミルテスト 208
トレッドミルトレーニング 101
等運動性運動 193
等尺性運動 193
等尺性筋力検査 175
等張性運動 193
頭部と身体の運動，立位での 52
頭部と体幹の運動，座位での 49
道具を使用したフィードバック 17
動力測定法 202

な
内的フィードバック 16
軟部組織の伸張 61, 86, 122, 144

に・ね
尿失禁 211
認識的ストラテジー 14
年齢予測最大心拍数 208

の
脳卒中の合併症 159, 211
脳の機能回復 4
脳の再組織化 4, 136, 201

は
ハーネス 52, 84
バイオフィードバック 198

バランス 31, 151
　——，起立時の 39
　——，座位における 36
　——，身体の移動中の 37
　——，着座時の 39
　——，立位における 33
　——の障害 31
　——の喪失，歩行中の 39
　——の測定 61
　——の臨床的帰結研究 62
バランス障害の生体力学的分析 42
バランス制御 31
バランス能力の加齢による変化 40
バランス能力のトレーニング 46
バランス反応 33
刃物類の使用 156
把持 131, 134, 142
把持開口 131
反射過活動 176
　——の測定 180
反射亢進 171
反復的上肢トレーニング 144
反復練習 19, 127, 201
半側空間無視 186

ひ
ピックアップ式歩行器 105
皮膚感覚入力 32
非認識的ストラテジー 14
膝の過伸展，歩行時の 78
標準的心拍数テスト 208
病態失認 187

ふ
フィードバック 16
　——，コンピュータによる 57
　——の回数 17
プリコンディショニング，筋の 204
付加的フィードバック 16, 128
部分的体重支持 102

へ
平行棒 104
平衡反応 33
閉鎖運動スキル 18

ほ
ボツリヌス毒素 180
歩行

　——，加齢による変化 72
　——，坂道での 71
　——，側方への 57
　——，杖による 104
　——速度 64, 67, 73
　——中のバランス制御 37
　——の運動学 67
　——の運動力学 68
　——の測定 99
　——の臨床的帰結研究 83
歩行器 104
歩行時の筋活動 69
歩行周期 65
　——，健常者の 75
歩行補助具 103, 104
歩行用杖 104
歩行練習 82
　——，傾斜面での 96
　——，前方への 85
　——，地上での 85
歩調 67
方向性低運動症 186
包括的指標 22

ま
麻痺筋 182
麻痺側下肢への負荷 91
麻痺側肩の損傷 212

め・も
メンタルプラクティス 20, 146
目標設定 16
物を拾い上げる動作 57

ゆ
癒着性関節包炎 159
有酸素運動 205
遊脚後期，運動学の偏倚 81
遊脚初期・中期，運動学的偏倚 78
遊脚相 66
　——，運動学的特徴 77
床反力 68
　——，起立時の 109

よ
陽性徴候 172
揺変性 182
横歩き 57, 90

り

リーチ　66
リーチ動作
　——, 座位での　49
　——, 立位での　55
リーチング　129, 142
　——, 生体力学的記述　131
リハビリテーションの環境　7
リリース　142
離床, 遊脚相の　66

立位アライメント　46
立位におけるバランス　33
立位バランスのトレーニング　51
立脚から遊脚への移行, 運動学的特徴　77
立脚後期, 運動学的偏倚　78
立脚初期, 運動学的偏倚　77
立脚相　66
　——, 運動学的特徴　75
立脚中期　66
　——, 運動学的偏倚　78
両手エクササイズ　144

両手の練習　154

れ・ろ

レッグプレスエクササイズ　193
連合運動　179
連合反応　179
練習の時間　8
練習の量　8
ロッキング把持　134

数字・欧文

2点識別低下　184
3点・4点杖　104
6分・12分間歩行テスト　100
10 repetition maximum（10RM）　200
10 m歩行　100

A

Action Research Arm Test（ARA）　166
Actual Amount of Use Test（AAUT）　166
affordance　130
ankle-foot orthosis（AFO）　103
aphasia　212
Arm Motor Mobility Test（AMAT）　166
Ashworth scale　177, 180
associated reaction　179

B

balance reactions　33
Balke Protocol　208
Berthel Index　22
Brunnstrom-Fugl-Meyer scale　138

C

centre of body mass（CBM）　32

centre of gravity（COG）　37
centre of pressure（COP）　33, 66
Chattecx Balance System　63
Clinical Test of Sensory Interaction and Balance　63
closed motor skill　18
Constraint-induced therapy　6
constraint-induced movement therapy　161
creep　203

D

demonstration　14
dexterity　175
directional hypokinesia　186
dynamaesthesia　130
dynamometry　202
dysphagia　211
dysarthria　212
dystonia　179

E

electrical stimulation（ES）　103
EMG バイオフィードバックモニタ　88
equilibrium reactions　33

F

Falls Efficacy Scale　63

focal transcranial magnetic stimulation　163
foot clearance　71
Fugl-Meyer scale　180
functional electrical stimulation（FES）　143, 165
Functional Independence Measure　22
Functional Reach Test（FR）　62

G

Get Up and Go Test　206
ground force　69
ground reaction forces（GRF）　68

H

heart rate（HR）　208
Human Activity Profile（HAP）　23
hyper tonus　171
hypertonia　176

I

impingement　159
instructions　14
instrumented feedback　17

K

kinaesthesia　130

kinetic chain exercise　193

L

Lateral Step Test　202
Lateral Step-up test　175
LIDO Active System　166
locking grasp　134

M

mapping technique　5
maximum age-predicted HR　208
Medical Research Council muscle tests　175
Medical Research Council（MRC）グレード　198
minimum motor criteria　163
Motor Activity Log: Amount of Use Scale（AOU）　166
Motor Assessment Scale　166
Motricity Index（MI）　175, 198

N

Nine-hole Peg Test（NHPT）　166
Nottingham Health Profile　23
Nottingham Sensory Assessment　166

O

open-chain 運動　193

outcome measures　21

P

Pendulum test　177, 180
postural reflexes　33
postural set　135
postural sway　33
postural system　32
push off　66, 74
pusher syndrome　187

Q・R

QOL の評価　23
RM（repetition maximum）　200

S

SA-SIP30　23
Sickness Impact Profile（SIP）　23
single joint exercise　193
slip-triggered grip force　136
spasticity　171, 176
Spiral test　166
standing up and sitting down　10
Step Test　100
step-up エクササイズ　10
stiffness　182
stress relaxation　203
stroke unit　210
support moment of force（SM）　69

supporting grasp　135
supportive force　69
synergic cooperation　196
Synergic linkage　175

T

Tardieu scale　181
tension regulation　195
The Physiotherapy Evidence Database　21
Thighs-off（TO）　107
thixotropy　182
Timed 'Up and Go' Test（TUG）　62
toe clearance　67
tone　171
transcortical magnetic stimulation（TMS）　136
TUG　100

U

upper motoneuron lesion（UMNL）　173
upper motoneuron（LMN）　171
upper motor neuron syndrome　172

V・W

vertical lifting force　136
Wallenberg's 症候群　188
Wolf's Minimum Motor Criteria　143